코로나-19 후유증의 진단 및 치료

코로나-19 후유증의 진단 및 치료

발행 2024년 8월 15일

지은이 전기엽
발행인 윤상문
디자인 박진경, 표소영
발행처 킹덤북스
등록 제2009-29호(2009년 10월 19일)
주소 경기도 용인시 기흥구 동백동 622-2
문의 전화 031-275-0196 팩스 031-275-0296

ISBN 979-11-5886-316-6 13510

HEALING PROTOCOLS AND **TOXICOLOGY TESTS** FOR SEQUELAE OF **COVID-19**

코로나19 후유증의 진단 및 치료

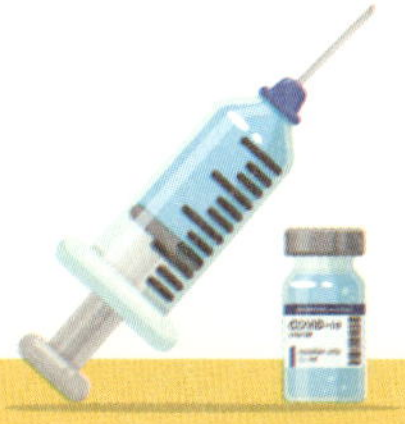

Ki-Yeob Jeon MD, PhD, ScD, hDD

전기엽 내과/가정의 전문의, 의학박사, 과학박사, 명예 신학박사

English Healing Protocols and Toxicology Tests for Sequelae of COVID-19 Injectables

Swedish Läkningsprotokoll och toxikologiska tester för följdsjukdomar av injicerbara läkemedel med covid-19

French Protocoles de guérison et tests toxicologiques pour les séquelles des produits injectables COVID19

German Heilungsprotokolle und Toxikologietests für die Folgen von COVID19-Injektionsmitteln

Italian Protocolli di guarigione e test tossicologici per le sequele di COVID19 iniettabile

Spanish Protocolos de curación y pruebas toxicológicas para las secuelas de los inyectables COVID19

Japanese COVID19 注射剤の治癒プロトコールと毒性試験

Korean 코로나19 주사제 후유증에 대한 치유 프로토콜 및 독성학 테스트

킹덤북스 Kingdom Books

"소위 백신이 전염병 비상사태에 대한 해결책이라는 선전으로 인해 날이 갈수록 수많은 사람들이 사망하거나 부작용을 겪고 있습니다." _비가노 대주교

목 차

저자의 인사말 8

Healing Protocols and Toxicology Tests for Sequelae of COVID-19 Injectables 12

Recommendation Letter by John W. Oller, PhD 70

Läkningsprotokoll och toxikologiska tester för följdsjukdomar av injicerbara läkemedel med covid-19 75

Protocoles de guérison et tests toxicologiques pour les séquelles des produits injectables COVID19 116

Heilungsprotokolle und Toxikologietests für die Folgen von COVID19-Injektionsmitteln 161

Protocolli di guarigione e test tossicologici per le sequele di COVID19 iniettabile 207

Protocolos de curación y pruebas toxicológicas para las secuelas de los inyectables COVID19 251

COVID19 注射剤の治癒プロトコールと毒性試験 295

코로나19 주사제 후유증에 대한 치유 프로토콜 및 독성학 테스트 334

추천서 370

이 속된 세상에는 마귀의 꼭두각시로 일하는 세상의 세력 잡은 위정자들, 기업가들, 신문 방송(mass media, 매스 미디어), 많은 공무원들, 일부 의사들, 예수 그리스도를 따르지 않는 거짓 목자들이 있어서, COVID-19 실험용(생물학적 무기) 주사를 사람들이 강제적으로 또는 속아서라도 접종하도록 만들었습니다. 이들은 강제된 살인/노예 백신으로 보통의 인간들을 죽이고 노예화하고 Didital ID(인간과 컴퓨터를 연결하는 로봇화된 Humanoid, Human 2.0 사회)를 만들고, CBDC(현금 없는 디지털 화폐를 사용하는 통제 사회), 15분 도시(사람들이 밖으로 나가 일하는 대신 컴퓨터 가상 사회 속에서 메말라 가는 배급제 사회), WHO pandemic treaty/agreement(세계보건기구의 팬데믹 조약/합의), New World Order(신세계 질서), One World Government(세계 단일 국가 정부), One World Religion(세계 단일 종교, 종교 통합) 등을 만들고, 바빌론 음녀 국가를 만들어가고 있습니다. 이들은 우리나라에서도 조류독감, 변형된 코로나 질환(COVID-19), Disease X(무명의 질환)으로 공포를 부추겨서 여러 종류의 백신들과 국가필수예방접종을 통하여 연령에 상관없이, 0세 유아부터 100세 노인들에 이르기까지 백신을 접종하도록 강제하고 있습니다.

백신에는 불활성화 백신, 약독화 백신(弱毒化, live attenuated vaccine, 또는 생백신)이 있습니다. 불활성화 백신은 비교적 안정되고 제조 단가도 싸지만, 혈액성 면역만 일으킬 수 있고 면역 형성이 불완전하여 질병 예방 효과 등이 부족합니다. 약독화 백신은 혈액성 면역, 세포성 면역, 점액성 면역(IgA)도 생기나 면역력이 약한 사람들에게는 백신으로 인한 병이 발생할 수 있고, 항체가 생기는 기간까지는 다른 사람들에게 전염시킬 수 있고, 다른 바이러스와 연합하여 변이종을 일으킬 수 있으며, 면역원죄로 인한 VAIDS(백신으로 생긴 에이즈병), ADE(항체의존성 감염증강 반응), 자가면역질환 등이 발생하고 터보암, 자폐증, 심근염, 뇌신경 질환, 갑작스런 사망, 과잉 사망률 등이 높아졌습니다. 이러한 상황이므로, 이미 COVID-19(코로나 실험용 살인 주사)들을 접종한 사람들이 접종하게 될 조류 백신이나 해마다 맞는 독감 백신, 기타의 대상포진, B형 간염 백신, 자궁암 백신들 및 0세부터 맞는 국가필수예방주사(백신) 등을 강제적으로 접종해서는 안 됩니다. 이중 대표적으로 악한인 것이 mRNA 백신입니다. 천부의 인권은 존중받아야 하고 자기 의사 결정권을 인정해야 합니다.

거짓과 유혹에 속아서 COVID-19 실험용 주사 접종에 앞장선 기존의 의사들과는 반대로, 의과대학 학생들과 전공의 의사들이 윤 정부의 2,000명 강제 증원에 반대하여 각자가 또 다 같이 어려움을 인내하는 모습에 기쁘고 뿌듯한 마음이 벅차 오릅니다. 악한 자들에 속아서 COVID-19 실험용 살인 주사 접종에 참여한 모든 의사들이 과거의 잘못을 국민들에게 고하고, 자신들에게 주어진

피 묻은 돈의 15%을 배상금으로 내놓아서, COVID-19 해독 연구 및 해독 치료에 사용해야 합니다. 악한 세계 정부의 위정자들, 국제적 제약 회사들, 병원 경영 기업가들, 신문 방송에 빌붙어서 살았던 우리 의새들의 모습을 청산하고 진정으로 국가과 민족, 가족과 나 자신의 생명과 인권을 보호하는 진정한 의사들로서 다시 태어나야 합니다. 그때에 우리 의사들의 의권도 존중받게 될 것입니다. 저는 죄인 중에 괴수라, 주변 사람들이 아무리 저를 나무라고 욕해도 "다윗의 자손 예수여, 나를 불쌍히 여기소서!" 하고 주님께 청한 바디매오 거지 소경처럼, 저도 주 예수 그리스도께 나아가며 (눅 18:38, 42), 십자가에서 돌아가신 그분을 의지하고 그분의 보혈로 죄 사함을 받고 의롭다 칭함을 받을 것입니다. 여러분들께서 속아서 맞은 COVID-19 백신에 더 이상 괴로와 하지 마시고, 실험용 살인 주사의 합병증을 해독하시고, 몸은 죽여도 혼은 죽이지 못하는 자들을 두려워하지 말고 몸과 혼을 지옥에서 멸하시는 분(마 10:28), 한 분 하나님을 두려워하시고, 더 이상 백신이라고 불려지는 것들을 접종하지 마시고, 이 논문에 실려있는 내용을 참고삼아서 생활 양식을 바꾸고, 건강한 음식을 섭취하시고, 필요하면 치료약을 투약받으시기를 권합니다.

하나님은 여러분을 사랑하십니다.
저는 주님의 자녀인 것을 감사하며 오직 주님만을 경배하고 찬양합니다!
아멘, 마라나타!

2024년 8월 15일

저자 전기엽 올림

홉킨스 전일내과의원장, 내과 전문의, 가정의학과 전문의, 전남대 의학박사, 미국 존스홉킨스 대 과학박사, 명예 신학 박사, 대한 예수교 장로회 합동 총회 서울노회 목사

영어

Healing Protocols and Toxicology Tests for Sequelae of COVID-19 Injectables

Ki-Yeob Jeon[1], MD, Jeonbuk National University, Republic of Korea (South Korea); PhD, Chonnam National University, Republic of Korea; ScD, Johns Hopkins University, USA

[1] Hopkins Jeonil Internal Medicine Clinic, Jeonju, Republic of Korea, ROK, email: kjeon@hanmail.net ORCID: https://orcid.org/0000-0003-4385-0702

[1] Candidate for the 2024 Nobel Prize in Physiology or Medicine from the Korea Nobel Research Center

Citation: Jeon, K.-Y. (2024). Healing Protocols and Toxicology Tests for Sequelae of Covid-19 Injectables.
International Journal of Research - GRANTHAALAYAH, 12(6), 1-16.
doi:10.29121/granthaalayah.v12.i6.2024.5696

Abstract

In this article, first, healing protocols for successful detoxification, and second, toxicology tests for diagnosing sequelae of the COVID-19 experimental jabs, long COVID syndrome, and infectious shedding of harmful components from COVID-19 jabs-injected individuals or environments (such as chemtrail or mRNA-jabbed foods) are presented. The healing protocols consist of three categories: first, a cocktail of medications; second, behavioral changes; and third, healthy foods. The toxicology tests include microscopic examinations of graphene oxides (hydrogel), microchips, microrobots, inflammatory cells, and the morphology of red blood cells in samples primarily from blood, but also from urine, foot baths, sitz baths, skin extracts, and experimental injection vials to evaluate any human illnesses and monitor the effects of healing protocols.

Keywords: COVID-19 injectables, healing protocols, long COVID syndrome, shedding of injectable products, sequelae from experimental COVID-19 injectable, toxicology tests, graphene oxide, hydrogel, microchips, microrobots.

Introduction

1. Introduction to Three categories of healings

1-1. THE FIRST CATEGORY: MEDICATION

A combination or cocktail of various medications consisting of Azithromycin, hydroxychloroquine (HCQ), Ivermectin, vitamins C, D, and zinc was found to be effective for the treatment of COVID-19 disease (Jeon, 2020b; Jeon, M.H., 2021). The author expanded the cocktail of medications by including aspirin, fenofibrate, melatonin, fexofenadine/cetirizine, ginkgo biloba extract, NAC, glutathione, Co-enzyme Q, thymosin-alpha, and EDTA (ethylenediaminetetraacetic acid) not only for treating SARS-CoV-2 disease but also for eliminating Graphene Oxides (GOs; or hydrogel), microchips, and pollutants in the COVID-19 experimental injections (Jeon, 2022b; 2023a; George, T., 2023).

1-1-1. EDTA chelation therapy

The U.S. FDA approved chelation therapy for lead poisoning (George, T., 2023). Patients reported feeling much better after the potential removal of cesium or yttrium-90 in COVID-19 experimental jabs (Moderna, 2020). Vitamin C, milk thistle, probiotics, and chlorella are known natural chelators.

1-1-2. Hyperbaric Oxygen Therapy (HBOT)

40 total sessions (once or twice a day) of HBOT improved quality of life, sleep, neuropsychiatric symptoms, and pain symptoms (Hadanny, 2024).

1-2. THE SECOND CATEGORY: BEHAVIOURAL CHANGE

Behavioural changes include regularly consuming green tea and pine needle tea, using MMS2 solutions, eating curry, foot bathing, practicing 16-hour fasts with Bible reading, (walking barefoot on the ground or seashore), and avoiding 5G/6G hot spots, electric cars, and high-voltage electromagnetic fields.

1-2-1. EGCG (Epigallocatechin-3-gallate)

EGCG in green tea (green tea catechin) may disintegrate mRNA spike proteins and reduce amyloidogenesis produced by mRNA spike proteins of SARS-CoV-2 or COVID-19 injections. (Secker, C., 2023).

1-2-2. 16-hour fasting and spiritual activities

Practicing 16-hour fasting with meditation increases autophagy and AMPK (AMP-activated protein kinase) levels to boost innate immunity by stimulating type I interferon (IFN) and Toll-like receptor 7 (TLR7). These mechanisms aid in recovering from the damage caused by the introduction(or, transfection) of various foreign DNAs in the COVID-19 experimental jabs into human DNA through injections (Alden, M., 2022; Hannan, M.A., 2020; Mihaylova, M., 2011). A study published in JAMA indicated that participation in faith-based services by believers significantly contributed to enhancing health outcomes (Balboni, 2022). Spiritual services were found to reduce stress levels and improve the responsiveness of the human immune system (Kim, I., 2021).

1-2-3. The Role of the Korea Veritas Doctors (KoVeDocs) and Earthing

At the press conference on December 13, 2021, KoVeDocs publicized the presence of various harmful materials in the COVID-19 experimental jab vials. They introduced foot immersion bathing as a method to extract actively moving living organisms, Graphene Oxide (GO)-like objects, metal-like particles, and worm-like objects (Jeon, 2022a; Lee, Y., 2022). Following the KoVeDocs press conference, there was a surge in Korea in using foot immersion bathing to remove these foreign materials. Many individuals who underwent foot immersion bathing extracted morgellons with hair-like GOs, indicating the presence of these GOs in human bodies regardless of receiving COVID-19 experimental injections (Jeon, 2022a; Melville, 2024). Earthing (walking barefoot on soil or on the seashore) has also been shown to reduce harmful oxidative stress, enhance natural immunity and well-being, and aid in the recovery from various types of cancers (J. Oschman, 2015).

1-2-4. Nasal spray, gargling, and charcoal

There are many brands of povidone-iodine for nasal spray and ophthalmic preparation (Arefin, 2022). Additionally, rinsing and gargling with a saline solution to clear the eyes, nose, and mouth are recommended during times of chemtrail contamination and nasal aerosolized mRNA nanoparticles (Kim, J., 2024). Given that COVID-19 experimental jabs use lipid nanoparticles, plant fibers, and charcoals that adhere to lipids, materials that can extract them from our body could be useful for detoxification (Sugimoto, 2023).

1-2-5. The Repurposing MMS2 (Calcium Hypochlorite) to destroy Graphene Oxides (Polyacrylamide Hydrogel filaments), microchips, and microrobots in the human body

The author repurposed MMS2 and reported that MMS2 destroyed GOs both urine and blood samples (Jeon, 2023a, b). MMS2, also known as Master Mineral Solution 2, Calcium Hypochlorite (Ca(ClO)2), was recommended by the US Army Center for water disinfection (Headquarters, Departments of the Army, Navy, and Air Force, 2005).

MMS2 works by producing hypochlorous acid (HOCl), which is the same compound produced by myeloperoxidase in neutrophils, eosinophils, mononuclear phagocytes, and B lymphocytes in human blood. Hypochlorous acid is known to convert GOs into harmless flavonoids and polyphenols (Huang S, et al., 2021; Panasenko OM, et al., 2013). Additionally, MMS2 may prevent GO-induced damages such as vessel occlusion, tissue damage, and prolonged inflammatory changes (Castanheira FVS, et al., 2019).

1-3. THE THIRD CATEGORY: HEALTHY FOOD

1-3-1. Repairing damaged nuclear DNAs and restoring innate immunity

Hamssine Cheonggukjang®, turmeric, resveratrol, Panax ginseng, or 16-hour fasting with meditation increases AMPK to restore the damaged innate immunity (Kim, J., 2016). Smart Food DM® is recognized for its antioxidant and anti-inflammatory properties, which can reduce exaggerated autoimmunity, lower blood glucose levels, and support recovery from inflammatory bowel diseases.

1-3-2. *Hamssine Cheonggukjang* (a fermented mouse-eyed soybean[Seomok-tae]) *garlic paste*®

Bacillus subtilis var. natto is known to dissolve the spike protein of SARS-CoV-2 in a dose- and time-dependent manner (Tanikawa, 2022). After fermentation, non-GMO Seomok-tae becomes rich in vitamins and other nutrients. Genistein, which mimics estrogenic effects, reduces menopausal effects, has anti-cancer and anti-photoaging properties, and protects against osteoporosis (Sharifi-Rad, 2021). The fermented product, Hamssine Cheonggukjang garlic paste®, contains 750 kinds of Bacillus subtilis variants, including the natto variant/subspecies. It activates AMPK, contains genistein (Kim, J., 2016), and degrades of mRNA spike proteins, and helps repair damaged nuclear DNAs (Mulroney, 2023; Steinberg, G.R., et al., 2023). Microplastics or hydrogel nanotechnology microplastics could enter our bodies from the environment or through COVID-19 experimental injections (Kozlov, 2024; Marfella, et al., 2024). Bacillus subtilis is known to digest microplastics (Yang, 2023), which can cause inflammation in the tissue, fibrosis, and loss of organ structures (Rivers-Auty, 2023). It reduces irritable bowel syndrome, improves memory and cognitive functions, increases stool frequency, and relieves inflammatory reactions. It also heals damaged nuclear DNA to decrease autoimmune diseases and cancers, possibly even those induced by mRNA spike proteins containing N1-methyl-pseudouridine(Ψ) (Dimidi, 2019).

1-3-3. *Smart Food DM*® and *Artemisinin*

Smart Food DM® is an excellent healing food for reducing inflammatory changes in our body and for detoxification from long COVID syndrome, shedding, and/or from COVID-19 experimental injections (Jeon, 2022b). It consists of several foods such as Houttuynia cordata, green tea, mulberry leaves, licorice, Coix agretis, and soybeans. Houttuynia cordata contains decanoilacetaldehyde which has antibiotic effects, and quercitrin, which has antioxidant effects. Green tea has EGCG. Mulberry leaves has polyphenol which have antioxidant effects. Licorice contains glycyrrhizin which has anti-inflammatory effects. Coix agretis contains coixenolide which has aniti-inflammatory effects.

Soybeans contains lecithin which has anticancer effects, and genistein which has extrogen-like effects, and anti-aging effects (Liang, M., 2022).

Artemisinin was combined with Hydroxychloroquine (HCQ) to save lives from autoimmune diseases such as lupus nephritis by down-regulating the inflammatory nuclear factor-κB pathway (Liang, N., 2018). Additionally, the combination down-regulated inflammatory differentiation of CD4+ T cells in rats (Bai, 2019). Thus, it may prevent cytokine storm, falsely-exaggerated inflammatory process of SARS-CoV-2 infection, and the overly-expressed autoimmune damages caused by N1-methylpseudouridine (m1 Ψ) modification in the mRNA COVID-19 experimental injections.

1-3-4. Foods rich in antioxidants: Pineapples, curry, pine needle tea, Dandelion tea, raspberries, blue berries, black berries, cranberries, grapes, tomatoes, artichokes, prunes (dried plums), peanuts, pecans, kale, cabbage, fermented beans, apples, avocado, cocoa, Perilla frutescens, mushrooms, olive oil, sweet cherries, tomatoes, and wines

GOs or magnetic hydrogels in the COVID-19 experimental injections harm our bodies through physical destructions such as brain injury and neurotoxicity, DNA damage and epigenetic changes, mitochondrial damage, inflammatory response, increased reactive oxidative stress (ROS), mitochondrial-dependent apoptosis, cellular damage, and necrosis (Ou, 2016). Oxidative stresses of Reactive Oxygen Species (ROS) and Reactive Nitrogen Species (RNS) incurred through COVID-19 experimental injections damage our cell structures, proteins, lipids, and DNAs (Losada-Barreiro, S., 2022). Inflammatory cytokines such as IFNγ, IL-1β, IL-6, or TNFα, which are induced by SARS-CoV-2 infection (and, may be COVID-19 experimental injections as well) can trigger the formation of free radicals such as nitric oxide (NO) and superoxide radical (O2+) (Wu J., 2020).

The aforementioned foods contain exogenous natural antioxidants such as ascorbic acid (Vitamin C), α-tocopherol (Vitamin E), β-carotene (Vitamin A), catalase, superoxide dismutase, and glutathione peroxidase. These antioxidants play a crucial role in supporting the body's endogenous antioxidant roles to protect the body and to scavenge specific reactive oxygen species (ROS). Vitamin C and vitamin E, along with selenium, to eliminate harmful lipid peroxides and to prevent or alleviate inflammatory reactions, autoimmune reactions in conditions like arthritis, asthma, brain deterioration such as Alzheimer's disease, and diabetes (Pincemail, 2022).

Table 1. Healing Protocols for Shedding and Sequelae of COVID-19 Injectables
(Personal constitution, characteristics, allergic conditions, and other factors should be considered.)

Items	Healing Initiation for the first 10 days	4-month Healing	Caveat
THE FIRST CATEGORY: MEDICATION			
Hydroxychloroquine (HCQ)	200~300 mg daily	100-200mg daily	Some people may have allergies. It is important to check your vision and QTc interval by using an electrocardiogram. Follow the prescriptions or advice given by your doctors.
Ivermectin	One Tablet or one-and- half Tablets daily	1Tablet daily or every other day	
Azithromycin	0.5 Tablet for 10 days or two Tablets for three days & one Tablet for 7 days more	0.5Tablet daily for 12 days monthly	
Aspirin	0.5 Tablet or one Tablet once a day		
Fenofibrate	One Tablet once a day for ten days	1 Tablet daily or every other day	
Omega-3	Not recommended for individuals under 20 years old. One or two capsules daily		
melatonin	Take one tablet every night. Stop if you experience dizziness after taking medications.		
Montelukast	Take one tablet once a day. Discontinue if you have any discomforts after taking the medication.		
Fexofenadine/ Cetirizine	Take one tablet daily. Stop if you experience dizziness or severe dry mouth after taking the medication.		
Vitamin C	Take two grams during each meal. Monitor your blood sugar levels. Discontinue use if you experience stomach ache after consumption.		
Vitamin D and Zinc	Take one tablet daily. Stop if you experience any discomfort after taking the medication.		
Ginkgo biloba extract	Take it twice a day. Stop if you experience discomfort after taking the medication.		
Thymosin-alpha	Twice a week for 4 months, if possible.		
NAC, glutathione, and CO-Q10	Take one tablet daily. Stop if you experience any discomfort after taking the medication.		
Antihelminth	Zelcom, Albendazole, or Biltricide (Praziquantel) may be helpful for skin crawling sensations.		
EDTA chelation	Thrice a week of 1/5 ampoule for two months (approximately 25 times in total)		Side effects
Hyperbaric Oxygen	40 total sessions (once or twice a day) or twice a week for 4 months		Side effects
THE SECOND CATEGORY: BEHAVIOURAL CHANGE			
Green Tea	Take one to three cups a day. If you are allergic to EGCG or caffeine, it is not recommended.		Some people may have allergy.
Pine Needle Tea	One cup daily. If your body feels cold after drinking Pine Needle Tea, you can switch to Dandelion Tea instead.		
Curry 2 times a week	Adjust to yourself. Consume curry dishes, which contain curcumin, one to four times a week.		

Foot Immersion Bathing or earthing	Foot bathing for one to two hours, five times a week. Walking barefoot on an asphalt or cement-covered road is ineffective.	Careful when you have swollen legs.
MMS2 (Calcium Hypochlorite) Solution	Begin with one drop of the solution in 250 cc of drinking water. Drink once to thrice a day. Then increase gradually to eight or ten drops daily.	Not Sodium Hypochlorite
16-hour Fasting with Bible Reading/ Hymning/Praying	Once a week (e.g., water drinking only from Friday, 2 PM to Saturday, 6 AM) with sincere Bible reading, praying, and hymning.	Careful when you have DM.
Keep away from 5G/6G, Electricity cars, Electromagnetic fields, chemtrails, mRNA contaminants in injectables, foods, or in patches	Turn off cellular phones and Wi-Fi during your sleep. Avoid proximity to 5G/6G spots or high-voltage transmission lines. Many people experience headaches, nausea, and chest tightness when they use electric cars or buses.	Cancer/cardiac protection
Povidone-iodine for nasal spray, ophthalmic preparation	There are many brands of ophthalmic preparations and nasal sprays available, as well as saline (NaCl) water solutions for ophthalmic, nasal, and mouth gargling purposes.	Arefin (2022); Kim, J.(2024)
Charcoal + plant fiber	It reduces visceral adipose tissue and may help eliminate toxic substances from the gut.	Sugimoto (2023)
THE THIRD CATEGORY: HEALTHY NON-GMO FOODS		
Hamssine Cheonggukjang garlic paste®	It contains 750 subspecies of Bacillus subtilis that can promote a healthy gut microbiome, repair damaged nuclear DNA, eliminate foreign mRNA such as spike proteins, hydrogel nanotechnology, and microplastics, and reduce abnormal autoimmune responses.	Some people may have allergy.
Smart Food DM®	It contains several plants and foods such as Houttuynia cordata, green tea, mulberry leaves, licorice, Coix agrestis, and soybeans. This mixture is rich in quercitrin, EGCG, lecithin, genistein, and glycyrrhizin.	
Artemisinin/ Artesin-N®	It contains artemisinin, niacin, and zinc.	
Makgorang Bokgurang®	It provides calcium and Vitamin D with nano-grinding technology from Apexel.	
Panax ginseng	It may protect from influenza and inflammatory changes. Some people may experience stomach aches, skin allergies, or heart and blood sugar problems.	
Foods/fruits/ beverage rich in antioxidants	Pineapples, curry, pine needle tea, Dandelion tea, raspberries, blue berries, black berries, cranberries, grapes, tomatoes, artichokes, prunes (dried plums), peanuts, pecans, kale, cabbage, fermented beans, apples, avocado, cocoa, Perilla frutescens, mushrooms, olive oil, sweet cherries, tomatoes, and wines	GMO food, substitute meat, indigestible insect foods, and highly purified foods are not recommended.

Table 1. The table shows three categories of strategies for achieving freedom from long COVID syndrome, shedding, and/or side effects of experimental COVID-19 injections. The first category involves the use of specific medications such as Vitamin C, Vitamin D, Zinc, Glutathione,

N-Acetyl-Cysteine (NAC), Hydroxychloroquine (HCQ), Azithromycin/Doxycycline, Aspirin, Fenofibrate, Melatonin, Ivermectin, Thymosin Alpha, and anti-parasitic drugs to eliminate harmful substances from COVID-19 experimental injections. The second category includes behavioral modifications such as utilizing MMS2 solutions, consuming curry (abundant in curcumin), regular foot baths, grounding by walking barefoot on the earth, fasting for 16 hours, and engaging in activities like Bible reading, praying, and hymn singing. It is crucial to minimize exposure to 5G/6G and electromagnetic fields. The third category involves the consumption of specific products like Hamssine Cheonggukjang garlic paste®, Smart Food DM®, Artemisinin/Artesin-N®, Makgorang Bokgurang®, Panax ginseng, and non-genetically modified organism (GMO) foods rich in antioxidants such as cranberries, blueberries, grapes, peanuts, wine (containing resveratrol), and pineapples (containing bromelain).

2. Introduction to Toxicology Tests

Covid-19 experimental jabs have been administered to individuals worldwide at a rate of 170.26 doses per 100 people (Our World in Data, 2024). Those who experience shedding or long COVID syndrome are often advised to consult psychiatric professionals and may face isolation from their churches, neighbourhoods, and even family members. It is crucial for our society to understand the consequences of Covid-19 experimental vaccinations, shedding, and the risks posed to individuals exposed to strong electromagnetic fields or to 5G/6G technology.

They usually complained of generalized weakness, fatigue, dizziness, syncope, falls, strong and unusual headaches, easy and sudden emotional changes, difficulty in emotional control, intermittent and explosive anger, muscle twitching, numbness or coldness in extremities, difficulty in concentration, brain fog, difficulty in reading, understanding, or memory loss, loss of or changes in smell, chest tightness, intermittent cramping abdominal pains and bloating, edema in lower extremities, intermittent chest pain & palpitations, shortness of breath, intractable itching, skin lesions, sensations of crawling on the skin, back pain, hip joint pain, and sudden and unexpected cancers.

2-1. THE IDENTIFICATION OF SEQUELAE PATIENTS

The toxicology tests should help to make a diagnosis for patients' conditions and be a barometer of responses to the detoxifying treatments or healing protocols. There could be several categories to evaluate patients' conditions as seen in Table 2. A consensus may be needed to generalize the toxicology tests and to grade the severity of toxic status. The author's clinic assigns scores to each item of the blood toxicology tests: total GO/microchip size (4 points for over 100 micrometers, 3 points for over 75 to 99, 2 points for over 50 to 75, 1 point for 1 to 49, 0 points for no GO/microchip); total size of dough-like inflammatory mass (4 points for over 750 micrometers, 3 points for 500-749, 2 points for 250-449, 1 point for 1-249, 0 points for no inflammatory mass); number of actively moving microrobots (4 points for over 7 particles, 3 points for 4-6, 2 points for 2-3, 1 point for 1); number of inflammatory cells (4 points for over the slide surface; 3 points for 3/4 over the slide, 2 points for 1/2 of the slide, 1 point for 1/4 of the slide, 0 points for less than 1/4 of the slide), number of crenated RBCs (4 points for over 20, 3 points for 10-19, 2 points for 5-9, 1 point for 1-5, 0 for 0), number of

RBC rouleau (4 points for over 10 or large, 3 points for 6-9 or medium, 2 points for 3-5 or moderate, 1 point for 1-2 or slight, 0 points for 0), and total score: 24 points (severe [≥upper 80%] for over 18 points, upper medium [60-79%] for 12-17, moderate [40-59%] for 7-11, slight [20-39%] for 3-6, and absent[<20%] for 0-2).

Table 2. Toxicology Test for Shedding and Sequelae of COVID-19 Injectables
(Consensus may be needed to assess the extent of damage to human health.)

Names of Test	Samples	Contents for Toxicology Test	Reference
1. Animal Experiment : "Warp Speed" vaccine development paved the way for the HHS and FDA to allow human tests without prior animal testing.			O'Callaghan (2020); Jeon (2020c)
2. DNA sequencing: All Pfizer vectors contain SV40 Promoter/Enhancer/ Origin/polyA signal.			Lee V. (2023); McKernan (2023)
3. Electron Microscopy: Detection of Graphene Oxide (or hydrogel, microrobots, microchips) in Aqueous Suspension of Comirnaty.			Campra (2021)
4. Checking the strength of the MAC ID and the electromagnetic field in our environment and human bodies: The Media Access Control (MAC) address, a 12-digit code, can serve as an identification for a specific individual—enabling global identification, monitoring, education, and control.			Jeon(2023b); US7427497B2; WO2020060606A1
5. Blood Markers: Anti-cancer markers include Macrophage 1 (IL6, TNF), which promote inflammation. Pro-cancer markers include Macrophage 2 (IL8, TGFβ1, SPP1 [secreted phosphoprotein 1]), which have anti-inflammatory properties. Additionally, IFN-1 and nuclear factor kappaB activity are present.			Chung(2021); Liu, J. (2021); Zong (2021); Wei, Q. (2023)
6. Light Microscopy Examination:			
	1. Urine	1. Number and size of organized structures	Jeon (2022b; 2023b)
		2. Number and size of graphene oxide (hydrogel ribbon, filament, etc.)	
		3. Number and size of antenna-like structures	
		4. Number and size of Microchip-like structures	
	2. Blood	1. Number and size of graphene oxide (hydrogel ribbon) or microchip	Jeon(2022a; 2023b); Lee(2022);
		2. Number and size of dough-like mound structures	
		3. Number and Size of Microrobots	
		4. Number and size of inflammatory cells/ white blood cells	
		5. Number and size of crenated red blood cells (echinocytes)	
		6. Number and size of red blood cell (RBC) rouleaux	

	3. Others—samples from foot bath, sitz baths, skin extracts, and COVID-19 experimental injection vials.	Jeon (2023b); Lee(2024)

Table 2. Table 2 presents various suggested methods for conducting toxicology tests for COVID-19 experimental vaccines. The FDA in the United States, along with equivalent national institutions in other countries, did not conduct these toxicology tests, citing the Warp Speed Emergency Use Authorization. These tests, which involve blood markers and light microscopic examinations, can be utilized for diagnosing and monitoring the effects of COVID-19 experimental injections on both humans and animals, including shedding and other mRNA experimental injections/patches/foods.

2-2. PATIENT CASES

The author presented three patient cases. By reviewing them, doctors and scientists can reach a consensus on toxicology tests to establish standardized diagnostic and follow-up criteria for treatment and healing progression.

2-2-1. 52-year-old male (Mr. Kim) with intermittent palpitations, a pulse rate of 115 beats per minute, severe cramping headache, brain fog, and panic disorder. He had received two experimental COVID-19 injections and had experienced two confirmed cases of SARS-CoV-2 (COVID-19 disease). His chemistry results in April 2024 showed slightly elevated levels of AST/ALT/gamma-GTP/cholesterol/triglycerides at 159/46/10/215/374. The toxicology study of his untreated blood in April 2024 is illustrated in the left column of Figure 1. Subsequently, he underwent healing protocols for several weeks, after which his symptoms had largely subsided. On May 8, 2024, his blood toxicology study after three weeks of health protocol treatment showed significantly improved conditions, as depicted in the right column of Figure 1. His levels of AST/ALT/gamma-GTP/cholesterol/triglycerides were 29/28/25/176/152.

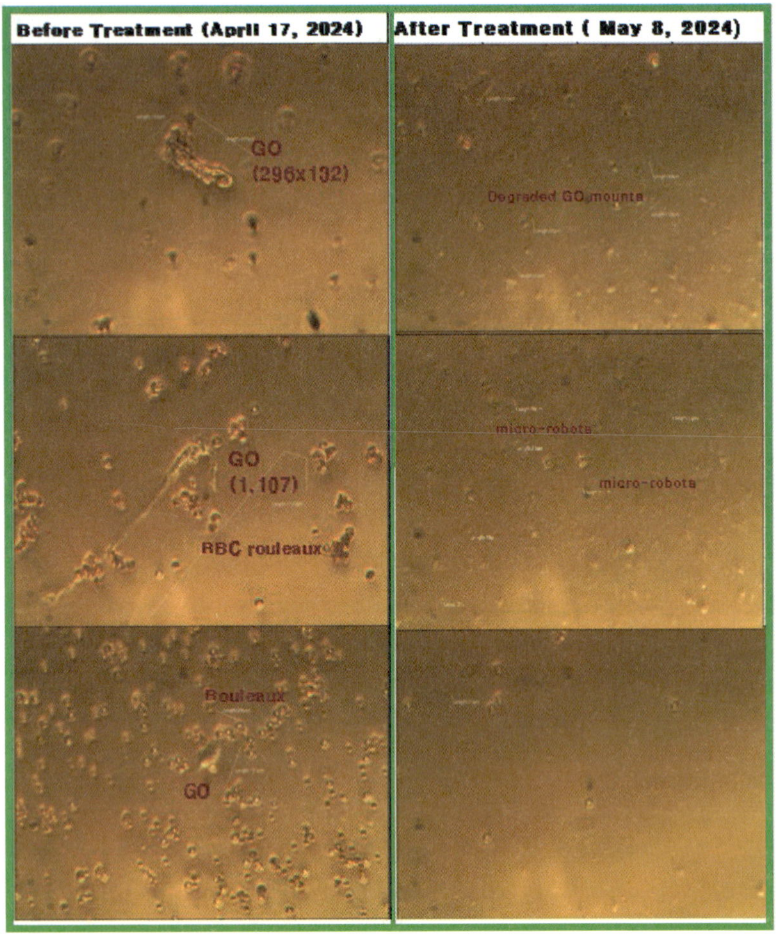

Figure 1. The blood was centrifuged for 30 minutes at 2,500 rpm, and the upper plasma was examined using stereomicroscopy at a magnification of 250. Before the healing protocols treatment on April 17, the blood toxicology analysis revealed a skein-like GO particle measuring 296 micrometers, a cane-like GO particle 1,107 micrometers long, and a pupa-like GO particle measuring 151 micrometers. Additionally, rouleaux-formed red blood cells were observed in the initial toxicology study.
His blood toxicology test on May 8, 2024, revealed the following results in the right column: Various sizes of round mounds of degraded graphene oxides (GOs) or inflammatory dough (60

micrometers, 90 micrometers, 117 micrometers, 119 micrometers) and actively moving micro-robots (19 micrometers, 20 micrometers, 28 micrometers) were detected.

Figure 1	Before (April 17, 2024)	After (May 8, 2024))
1. Number and size of graphene oxide (hydrogel ribbon) or microchip	4	0
2. Number and size of dough-like mound structures	0	2
3. Number and Size of Microrobots	4	3
4. Number and size of inflammatory cells/white blood cells	4	2
5. Number and size of crenated red blood cells (echinocytes)	4	0
6. Number and size of red blood cell (RBC) rouleaux	4	0
Total Score	20 (severe)	7 (moderate)

2-2-2. 69-year-old woman, Ms. Hwang, received two doses of experimental COVID-19 jabs and underwent two PCR tests. She visited my clinic with newly developed hypertension, measuring 200/100. She reported dizziness, loss of muscle strength, and two falls. She also had intermittent coughing and chest tightness. Despite occasional headaches and high blood pressure, she declined antihypertensive medication. Blood tests on April 15, 2024, showed mild anemia. The results of her pre-treatment blood toxicology tests on the same date are presented in the odd (1st and 3rd) columns of Figure 2. After four weeks of treatment with healing protocols, her symptoms improved significantly.

Her blood toxicology tests on May 14, 2024, showed significantly improved conditions, as depicted in the even (2nd and 4th) columns of Figure 2. Her blood pressure normalized almost completely without the need for any antihypertensive medications.

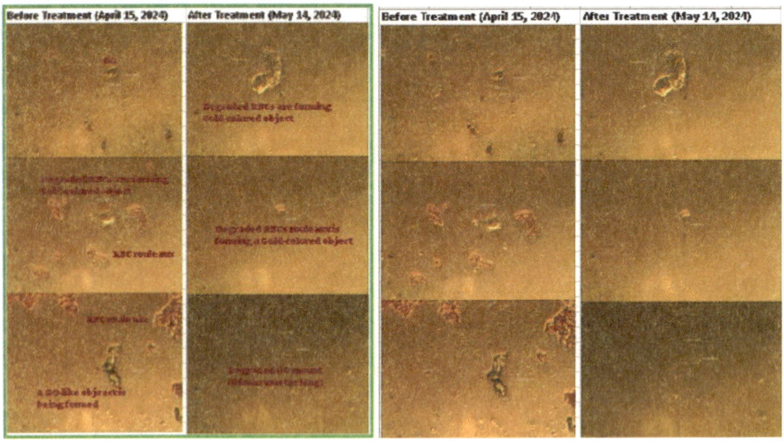

Figure 2. On April 15, 2024, the untreated blood in the odd (1st and 3rd) columns showed GOs (108 micrometers, 130x176 micrometers, and 367 micrometers long), numerous red blood cell (RBC) rouleaux, and several moving micro-robots among inflammatory cells.
Her blood toxicology tests on May 14, 2024, showed significantly improved conditions, as evident in the even (2nd and 4th) columns. The small inflammatory particles in the background were mostly cleared, with a few demonstrable moving micro-robots remaining. Red blood cell rouleaux were formed and appeared as gold-colored inflammatory dough.

Figure 2	Before (April 15, 2024)	After (May14, 2024))
1. Number and size of graphene oxide (hydrogel ribbon) or microchip	4	0
2. Number and size of dough-like mound structures	0	4
3. Number and Size of Microrobots	4	2
4. Number and size of inflammatory cells/white blood cells	3	1
5. Number and size of crenated red blood cells (echinocytes)	4	0
6. Number and size of red blood cell (RBC) rouleaux	4	0
Total Score	19 (severe)	7 (moderate)

2-2-3. 30-year-old woman (Ms. Jang) received two COVID-19 experimental jabs in 2021 and underwent three PCR tests. She experienced severe chest pains twice, severe back pain, and a moderate fever. In February 2022, she was diagnosed with SARS-

CoV-2. During this period, she suffered from severe back pain and was bedridden for three days. In January 2024, she suddenly experienced difficulty breathing and her vision darkened. She felt palpitations, lightheadedness, dizziness, severe weakness, and almost fainted. After resting for 15 minutes, she spontaneously recovered. She encountered chest tightness, whitened brain phenomena, and breathlessness in January and February 2024. By the end of April 2024, she developed a severe cough and a slight fever. On May 9, 2024, she was diagnosed with pneumonia and received treatment at a city hospital, which was unsuccessful. She then visited Jeon's clinic with her father. Jeon recommended that she be admitted to the clinic, leading to a heated argument with her father about the admission. Eventually, she agreed to be admitted. The author observed many cases where individuals became very angry (showing emotional changes) upon learning about potential adverse effects of COVID-19 experimental jabs. These individuals also experienced autonomic dysfunctions such as vasovagal syncope, postural orthostatic tachycardia syndrome, or orthostatic hypotension. Ms. Jang fainted twice in January and February 2024. Jeon speculated that these incidents might be linked to damage to VMAT2 (Vesicular Monoamine Transporter 2, God's gene), which regulates monoamine neurotransmission in CNS neurons (Eiden, 2011), and the limbic system, caused by long

COVID-19 or COVID-19 experimental vaccinations (Taskiran-Sag, 2023). On the admission day of May 14, 2025, she had a blood test and chest X-ray. Her blood chemistry showed mild abnormalities with increased D-dimer/glucose/gamma-GTP levels of 0.64/170/56. Her chest X-ray revealed ground-glass opacities in both lower lungs. Category 1 treatment of the healing protocols was initiated. This treatment was carried out for 7 days, during which her persistent coughing, weakness, mild fever elevation, and chest pain decreased. On May 21, 2025, her blood was tested again. On May 23, 2024, she underwent a follow-up chest X-ray, and she was discharged as her symptoms and chest X-ray had improved. However, there was a discrepancy between the results of the blood toxicology test (Fig. 3) at Jeon's clinic and the results of the blood chemistry tests and chest X-ray follow-up, which are generally accepted in most hospitals and clinics. She was advised to undergo category 2 and 3 treatments of the healing protocols after discharge. Her second follow-up chest X-ray and blood toxicology tests were conducted on June 2, 2024 (Fig. 3 & 4).

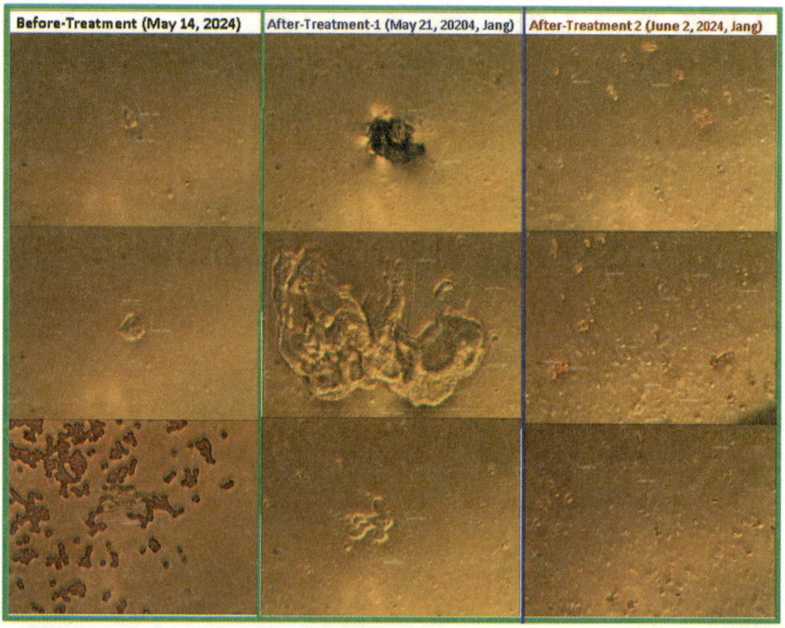

Figure 3. On the admission day of May 14, 2025, her blood chemistry showed some abnormalities with elevated D-dimer/glucose/gamma-GTP levels of 0.64/170/56. Her untreated blood in the first column of Figure 3 revealed: first, a graphene oxide-like mass (137 x 117 micrometers) and another graphene oxide-like mass (157 x 156 micrometers) with inflammatory cells and many actively moving microrobots; second, multiple RBC rouleaux and a dough-like mixed mass (294 micrometers long) of inflammatory cells and actively moving microrobots. Her chest X-ray on May 14, 2024 (the Right Lower quadrant picture of Figure 4) indicated COVID-19 pneumonia in both lower lung fields, showing ground glass opacities (GGO), despite her previous negative PCR test in the prior city.

On May 21, 2025, her blood was tested. The blood toxicology test, as shown in the second column of Figure 3, revealed the following: first, there was a significant presence of inflammatory cells and GO (graphene oxide measuring 362 x 271 micrometers); and second, there were large dough-like mixed masses (one measuring 51 x 362 x 1,296 x 293 x 927 micrometers and the other 248 x 308 micrometers) consisting of inflammatory cells and microrobots. General chemistry tests yielded normal results. On May 23, 2024, chest X-rays also showed improvement (the Right Upper quadrant and the Left Low quadrant of Figure 4), with only remnants of her GGO lesions visible.

On June 2, 2024, her blood toxicology test (the third column of Figure 3) and chest X-ray (upper row, left column of Figure 4) were conducted, showing improvements.

figure 3	Before-Treatment (May 14, 2024)	After-Treatment 1 (May 21, 2024)	After-Treatment 2 (June 2, 2024)
1. Number and size of graphene oxide (hydrogel ribbon) or microchip	4	4	0
2. Number and size of dough-like mount structure	2	4	0
3. Number and Size of Microrobots	3	3	3
4. Number and size of inflammatory cells/white blood cells	2	3	4
5. Number and size of crenated red blood cells (echinocytes)	2	0	2
6. Number and size of red blood cell (RBC) rouleaux	4	0	2
Total Score	**17 (upper medium)**	**14 (upper medium)**	**11 (moderate)**

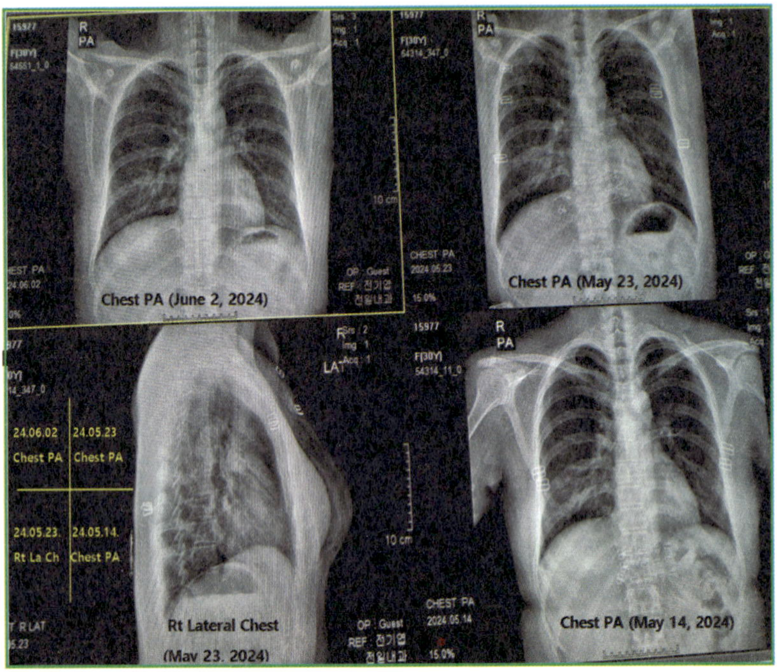

Figure 4. Chest X-ray on May 14, 2024, revealed ground-glass opacities (GGOs) in both lower lung fields (lower row, right picture of Figure 4).
After one week of Category 1 treatment in the healing protocols, her follow-up chest X-rays were reviewed on May 23, 2024. The ground-glass opacities in both lower lung fields had decreased. (Chest PA: Upper row, right picture; Right Lateral Chest X-ray: Lower row, left-side picture of Figure 4).
She was discharged on May 23, 2024, and had a follow-up on June 2, 2024. Her chest X-ray (upper row, left picture) showed nearly cleared ground-glass opacities (GGO) lesions in both lower lungs.

Discussion

1. Contents of the COVID-19 Injectables

Official records and documents have been used to show that the COVID-19 virus was a "Frankenstein" created through gain-of-function research and primarily funded by the US National Institute of Allergy and Infectious Diseases under the direction of Anthony Fauci (Yan, 2020; Fleming, 2021; Kennedy, Jr., 2021; Huff & Lyons, 2023). The virus was declared a Public Health Emergency of International Concern by the World Health Organization on March 11, 2020 (Ghebreyesus, 2020). However, its impact from 1919 through 2020, before the introduction of COVID-19 vaccines, was not significantly different from a regular flu season (Beattie, 2021; Rancourt, 2022; Rancourt et al., 2023; Chossudovsky, 2024). Following the administration of billions of doses of COVID-19 injectables, approximately a million excess deaths were documented in 2021 and 2022 (Beattie, 2021, 2024; Rancourt, 2022; Rancourt et al., 2023; Mead et al., 2024). The COVID-19 experimental injectables are now known to be bioweapons. Among their harmful components are 500 times more foreign DNA fragments than allowed by the FDA. The injectables also contain segments of the AIDS retrovirus, SV-40 cancer virus, and many N1-pseudouridine(Ψ), the self-reproducing modified RNA associated with synthetic clots (Nyström

& Hammarström, 2022; Santiago & Oller, 2023), turbo cancers (Mead et al., 2024), may cause prion disease (Perez et al., 2023), and other debilitating and ultimately lethal turbo cancers.

Samples of the injectables incubated in controlled conditions generate self-assembling foreign entities (Lee & Broudy, 2024). Some of them resemble parasites similar in shape to Trypanosoma cruzi, hydra vulgaris, Morgellons, and helminths (Benzi Cipelli et al., 2022; Hughes, 2022; Jeon, 2022a). Additionally, blood, urine, foot bath, and skin extracts from COVID-19 experimental jabs injected people, and NOVA experimental jabs (Jeon, 2023b), as well as incubated experimental jabs under controlled laboratory conditions especially the Pfizer and Moderna products generated self-assembling computer-chip-like structures (Lee & Broudy, 2024) that seemed to be the basis for activation by WiFi and cell phones (European Forum for Vaccine Vigilance, 2021; Goudjil & European Forum for Vaccine Vigilance, 2021; Hughes, 2024). According to the published 2020 patent application to the World Intellectual Property Organization by Microsoft, the concept of a "cryptocurrency system using body activity data", was already feasible in 2019 (Abramson et al., 2020).

2. Prohibited Treatments for COVID-19

As soon as it was known that SARS-CoV-2 was an engineered bioweapon, recommendations against the repurposing of drugs such as hydroxychloroquine and/or ivermectin for the treatment of the COVID-19 diseases also became prohibited (Berg, S., 2021). It seems clear now that the COVID-19 injectables were part of a long-range plan to reduce the world's population — as documented (Kennedy, Jr., 2021; Wakefield & Kennedy, Jr., 2022). Such a program was suggested by Bill Gates with the use of vaccines (Gates, 2010) just after he and Melinda Gates committed $10 billion to the World Health Organization to help promote such population control vaccines (Higgins, 2010). Now that more than 5.2 billion people have received one or more doses of the COVID-19 injectables (Pharmaceutical Technology, 2024), and worldwide data showed dramatic increases in all-cause mortality (Beattie, 2021; Rancourt, 2022; Rancourt et al., 2023), it is hardly surprising that promoters of the COVID-19 injectables would oppose the use of hydroxychloroquine and ivermectin along with azithromycin, which have been found to be effective against COVID-19 diseases (Jeon, 2020b; Risch, 2020).

An important published argument appeared on October 15, 2021, from Nebraska's Attorney General, Douglas J. Peterson.

> "the Lancet published a paper denouncing hydroxychloroquine as dangerous (Mehra et al., 2020). Yet the statistics were so flawed. ... The Lancet's own editor-in-chief admitted that the paper was

a 'fabrication', 'a monumental fraud' (Roni Caryn Rabin, 2020), and 'a shocking example of research misconduct in the middle of [p. 2] a global health emergency' (Boseley & Davey, 2020). ... Allowing physicians to consider the early treatments will free them to evaluate additional tools that could save lives, keep patients out of the hospital, and provide for relieve for our already strained healthcare system" (in Hilgers, 2021, pp. 47).

Omitting hydroxychloroquine from the list of therapeutic drugs for treating COVID-19 disease undoubtedly cost many lives (Jeon, 2020a; McCullough & Oskoui, 2020; McCullough et al., 2021). Hydroxychloroquine interferes with the endocytic pathway of the spike protein, restricting its binding to the angiotensin-converting enzyme receptors, and thus preventing the cytokine storm that commonly accompanies COVID-19 disease (Satarker et al., 2020; Blaylock, 2021, 2022a, 2022b).

3. Sequelae-causing Mysteries of COVID-19 Experimental Jabs

The data integrity of Pfizer's injection trial (C4591001) was flawed, which obscured an over 3.7-fold increase in cardiac deaths in the COVID-19 injected group compared to the control group (P. Thacker, 2021; C. Michels, 2023). There was a report that 30 out of the studied 58 countries or 44.8% of the 5.8 billion people, had lower than 4 COVID-19 deaths per 100,000 people in 6 weeks, which would be fewer than the projected risk of death associated with COVID-19 vaccinations (Oh,J.S., 2021).

Katalin Karikó and Drew Weissman won the 2023 Nobel Prize for their 2005 research on the crucially modified nucleoside in the "mRNA" of the spike protein (K. Karikó, 2005). Later, the N1-methylpseudouridine (m1 Ψ) modification was known (Andries, O., et al., 2015; T. Chen, 2022). The research on the N1-methylpseudouridine (m1 Ψ) modification facilitated the rapid development of mRNA COVID-19 injections increasing their efficacy from 48% to over 90% (Morais P, 2021). Since our own immune system can not only target the homologues proteins made of pseudouridine (Ψ) or N1-methylpseudouridine (m1 Ψ) but also its own proteins, cells, and tissues, it may also lead to immunodeficiency syndromes, allergies, or fatal autoimmune diseases (Santiago, D., 2023). Recently, the European Union (EU) recognized that COVID-19 experimental jabs damaged the human immune system, resulting in more deaths from various infections and cancers (Toledo A., 2022).

In addition to the change of uridine to methyl- pseudouridine(Ψ) (F. Gang, 2021), the potential components of the COVID-19 jab—such as the multi-functional magnetic hydrogels (MHs) and GOs in the PEGylated lipids—could be transported to the targeted specific sites by Ai hydrogels to create biosynthetic objects like "mysterious fibrous clots" (Dowd, E., 2022). Moreover, there were batch-to-batch differences of adverse outcomes in COVID-19 injections: three distinct linear regressive correlations were observed in the Suspected Adverse Events (SAEs) from 10,793,766 doses of 52 different batches of BNT162b2 COVID-19 experimental injections (M. Schmeling, 2023).

The genetic fragments of Simian Virus 40 (SV-40) were found in many vials of Pfizer COVID-19 by two independent scientists (Lee, V., 2023; McKernan, K., et al., 2023). The current COVID-19 mRNA experimental jabs exceeded the upper limit set by the FDA for contaminated DNAs by 188 to over 500 times (Speicher DJ et al, 2023). The COVID-19 experimental injections have harmful ingredients and self-assembling amyloid-like nanostructures. (Jeon, 2022b; Morozova, 2023) The more COVID-19 experimental injections a person has received, the more likely they are to accumulate harmful ingredients, self-assembling amyloid-like nanofibers, and integrate contaminated DNAs from COVID-19 jabs into their genome. This increases the likelihood of sudden deaths, amyloid-like diseases, and turbo-cancerous changes in the body of that person (Zapatka, M., et al., 2023).

Department of Health and Human Services found that the FDA inspected only 1% of clinical trial sites and neglected to address issues such as falsified data, unblinded patients, and poor follow-ups on adverse events at clinical trial sites in Texas (P. Thacker, et al., 2021). Some researchers reported that "risk interval of 0-42 days only" and made a conclusion that "multi-country analysis confirmed pre-established safety signals for myocarditis, pericarditis, Guillain-Barre' syndrome, and cerebral venous sinus thrombosis" (Faksova, 2024). However, there may be three fundamental errors in the report, and the conclusion could be falsified. According to the report, the study might have only followed up for 35 days (likely, from 8-42 days) instead of its argument for 42 days (from 0-42 days) follow-up. Second, the study cannot be generalized due to the skewed distribution of the vaccinated population. The study noted that "Most vaccine recipients were in the 20–39 and 40–59-year age group." However, the majority of the COVID-19 experimental jabs-injected recipients were over 60 years old, who were more likely to have experienced sequelae of COVID-19 jabs. Third, there could be three different stages for the evaluation of COVID-19 experimental jabs and long-term evaluation was necessary (Jeon, 2023b): first, spike proteins were detected on circulating exosomes and were surprisingly transmissible by 4 months after COVID-19 experimental injections (Bansal, 2021); and peak excess deaths occurred at 5 months after the COVID-19 experimental injection (Sy, W., 2023). In addition, toxicology tests in Table 2 of this article were necessary to thoroughly investigate the nature of COVID-19 jabs.

In 2024, the societal climate appears to be shifting. The United States Court of Appeals for the Tenth Circuit upheld in Colorado on May 7, 2024, that a religious exemption should be applied to all vaccines including COVID-19 experimental jabs (Appellate Case: 21-1414, 2024). Arizona state declared the experimental mRNA COVID-19 injectables as a bioweapon based on Pfizer's own clinical statistics of 1,223 deaths, 42,000 adverse cases, and an alarming 158,000 adverse incidents (Chris Wick News, 2024). Pfizer was fined 34,800 pounds by the Prescription Medicines Code of Practice Authority (PMCPA) because a Pfizer UK medical director retweeted a post from a US employee claiming the COVID-19 Pfizer vaccine was effective in preventing COVID-19, which was found to be inaccurate. The PMCPA determined that the post lacked references to adverse events and safety information, and disseminated misleading information (I. Cameron, 2024). Previously, Dr Fleming argued in his book that COVID-19 injections could be a lethal bioweapon (R. Fleming, 2021).

In the Republic of Korea, no individuals under the age of 20, pregnant women, or breastfeeding women died due to SARS-CoV-2 before the implementation of mandatory COVID-19 experimental injections and the COVID-19 Vaccine Passports. However, following the compulsory COVID-19 injections for young students, 18 schoolchildren and adolescents died, and over 800 young children and adolescents were severely injured after COVID-19 injections in the Republic of Korea. The families of the deceased are uniting to challenge the Korean Government's apathetic stance and callous reactions towards their demands for rectifying the issues related to coercive COVID-19 vaccinations and the Vaccine Passport System for individuals under the age of 20 (Naver.tv, 2024).

5. Transhumanism, Human 2.0, and Spirituality

Dr. Andreas Noack (Fig. 5) and many others, including the late Prof. Luc Montagnier, dedicated their lives to speaking the truth in a world filled with disinformation and falsehoods.

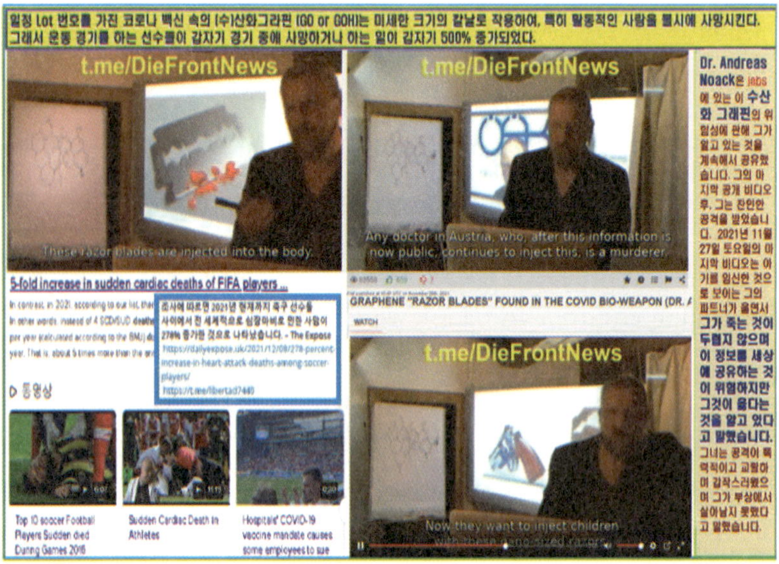

일정 Lot 번호를 가진 코로나 백신 속의 (수)산화그라핀 (GO or GOH)는 미세한 크기의 칼날로 작용하여, 특히 활동적인 사람을 별시에 사망시킨다.
그래서 운동 경기를 하는 선수들이 갑자기 경기 중에 사망하거나 하는 일이 갑자기 500% 증가되었다.
t.me/DieFrontNews
These razor blades are injected into the body.
t.me/DieFrontNews
Any doctor in Austria, who, after this information is now public, continues to inject this, is a murderer.
5-fold increase in sudden cardiac deaths of FIFA players ...
GRAPHENE "RAZOR BLADES" FOUND IN THE COVID BIO-WEAPON (DR.
t.me/DieFrontNews
Now they want to inject children
동영상
Top 10 soccer Football Players Sudden died During Games 2016
Sudden Cardiac Death in Athletes
Hospitals' COVID-19 vaccine mandate causes some employees to sue
Dr. Andreas Noack은 jabs에 있는 이 수산화 그래핀의 위험성에 관해 그가 알고 있는 것을 계속해서 공유했습니다. 그의 마지막 공개 비디오 후, 그는 잔인한 공격을 받았습니다. 2021년 11월 27일 토요일의 마지막 비디오는 아기를 임신한 것으로 보이는 그의 파트너가 울면서 그가 죽는 것이 두렵지 않으며 이 정보를 세상에 공유하는 것이 위험하지만 그것이 옳다는 것을 알고 있다고 말했습니다. 그녀는 공격이 폭력적이고 교활하며 갑작스러웠으며 그가 부상에서 살아남지 못했다고 말했습니다.

Figure 5. U-Tube Presentation on December 10, 2021. Jeon's U-Tube presentation on December 10, 2021 was about the information of Dr. Andreas Noack's homicide and about the 278% increased death among athletes during their soccer games. His U-Tube contents were erased, but information about the late Dr. Andreas Noack remains (t.me, 2021). Dr. Andreas Noack was attacked by police officers and died after the attack. His presentation on U-Tube was about the government's brutal and genocidal behaviors even after it knew that COVID-19 experimental injections contained razor-like behaving graphene oxides (or graphene hydroxide) in them.

One of the ultimate goals of COVID-19 experimental jabs is to pave the way for the advancement of human 2.0, humanoid, or transhuman individuals, potentially leading to make human slaves. Upon receiving a COVID-19 experimental vaccine, a person is assigned a 12-digit ID known as the Media Access Control (MAC) address, which can be used for patient monitoring or personal identification (Akbar, 2022) (Fig. 6). All behaviors, emotions, and thoughts can be monitored, regulated, and even manipulated by external AIs and supercomputers. This new form of human control has been established and programmed through World Patent WO2020060606A1 and Korea Patent 10-2017-0090373 (Abramson, 2020). However, US Patent 11,107,588 B2 acknowledges that this 12-digit ID represents partial IDs. The patent indicates that a second ID number will be generated after a certain period, followed by the creation of "a new ID" optionally after a period of time (Ehrlich, 2021).

The author observed that some individuals' partial 12-digit ID was either disappeared or weakened by the healing protocols. Additionally, many people reported erasing their partial ID through MMS2 solution or Foot Immersion Bathing. The author believes that it is the opportune moment to engage in the healing protocols to eliminate partial IDs, to sever this newly established human bondage, and to break free from becoming transhuman, human 2.0, or human slaves—humanoids. Specifically, individual rights and self-determination regarding the acceptance or rejection of COVID-19 experimental jabs should be honoured, and the WHO Pandemic Treaty/Agreement, which infringes upon these rights and self-determination, should be discarded.

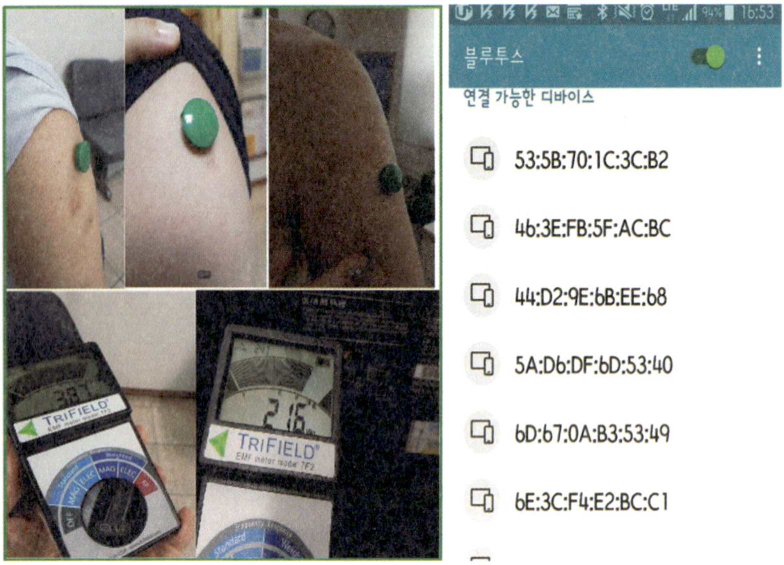

Figure 6. These pictures depict a magnet being attached to the arms of individuals who have received experimental COVID-19 jabs. The electromagnetic field strength of their bodies was measured at 387 v/m and 216 v/m. Each vaccinated individual exhibited a unique 12-digit ID (Media Access Control Address) as shown in the right column. These 12-digit IDs are linked to Bluetooth technology, 5G/6G networks, and ultimately connected to AI or supercomputers.

6. Detoxification and Healing

Dr Peter McCullough introduced nattokinase, bromelain, and curcumin as agents targeted against the SARS-CoV-2 spike protein (P. McCullough, 2023). He admitted that nattokinase from Bacillus subtilis var. natto disintegrated the spike protein of SARS-CoV-2 in a dose- and time-dependent manner (Tanikawa, T., 2022). There was a report that healing and detoxifying foods helped people find relief from COVID-19-related pain, death, and long-term sequelae, as well as from symptoms of long COVID-19 syndrome, shedding, and/or from the side effects of COVID-19 experimental injections (Jeon, 2022b).

Recent studies have recommended the use of small interfering RNA (siRNA) and ribonuclease targeting chimeras (RIBOTACs) for detoxification in mRNA vaccine technology, including experimental COVID-19 injections. These innovative techniques aim to neutralize the mRNA in COVID-19 experimental injections (Hulscher, N., 2024). The key advantage of these methods is their specific targeting of the mRNA encoding the spike protein. Hydroxychloroquine and ivermectin exhibit similar functions by inhibiting RNA-dependent RNA polymerase and additionally blocking the attachment of spike proteins to the cellular receptor ACE2, as well as inflammatory cytokine reactions (Satarker, 2020; Zaidi, 2022). Ivermectin's efficacy has been supported by a meta-analysis (Bryant, A., 2021). Furthermore, there is evidence to suggest that ivermectin and hydroxychloroquine act synergistically (Patri, A., 2020).

President Trump mentioned the potential of quantum healing technologies such as Med Beds to the nation on June 14, 2020. However, in contrast, we should emphasize the importance of preserving the purity of human DNA (Greere, 2022).

7. Identifying Patients and Monitoring Their Condition

Most of the patients experiencing the aftermath of COVID-19 experimental injections or shedding were in distress and frustration as their conditions could not be classified or diagnosed. This underscores the need for a toxicology test to identify individuals who are genuinely suffering from the consequences of COVID-19 experimental injections or shedding but are not being acknowledged by other healthcare providers or the general public. Such a test could also aid in monitoring the progression of patients' conditions as their diseases evolve.

Summary

1. Healing Protocols: Three categories of healing from long COVID (SARS-CoV-2), shedding, and/or COVID-19 sequelae

All the world may need to heal and recover from the damages caused by SARS-CoV-2 and COVID-19. The various healing methods have been summarized into three categories of healing protocols.

The First Category: Medication

Cocktail medications, which include Vitamin C, D, zinc,

Ivermectin, N-Acetyl-Cysteine (NAC), Hydroxychloroquine (HCQ), glutathione, and Azithromycin (AZM), could alleviate symptoms of SARS-CoV-2 (COVID-19 disease) and have also been used to treat the consequences of shedding and COVID-19 experimental jabs.

The Second Category: Behavioral Change

Behavioural changes include drinking tea, pine needle tea, and MMS2 daily, consuming curry once a week, practicing foot immersion in salty water with vinegar almost daily, earthing, and intermittent fasting for 16 hours once a week, while engaging in reading the Bible, praying, and singing psalms.

The Third Category: Choosing Healthy Foods

Healthy foods, including Master Mineral Solution (MMS2), Nattokinase, Hamssine Cheonggukjang garlic paste, Smart Food DM, green tea (rich in Epigallocatechin-3-gallate), pine needle extract (rich in Suramin), pineapple (rich in Bromelain), curry (rich in turmeric or curcumin), cranberries, blueberries, blackberries, grapes, peanuts, and wines (rich in resveratrol), were helpful in healing and recovering from long COVID syndrome, shedding, and/or from the sequelae of experimental COVID-19.

2. Blood toxicology tests for evaluating and monitoring long COVID (SARS-CoV-2) shedding and/or COVID-19 sequelae

There are various ways to evaluate and follow up on patients' conditions with sequelae of COVID-19 experimental injections, shedding, and long COVID syndrome. Although worldwide consensus may be necessary, Table 2 is presented as a prototype of blood toxicology tests for this purpose. Additionally, the author's healing protocols and blood toxicology tests may help in treating, healing, and monitoring diseases caused by other single-stranded RNA viruses that share similar RNA-dependent RNA polymerases for their replication and transcription. Single-stranded RNA viruses such as SARS-CoV-2, Influenza virus, Respiratory Syncytial virus, Nipah virus, Ebola virus, or Marburg virus are included in this category (Lai, M.M.C., 1984). The author suggests that a massive invasion of these single-stranded RNA viruses and Direct Energy Weapons (DEWs, including 5G) could lead to a future WHO Pandemic Treaty/Agreement, which may be enacted under the false flag of a X pandemic. However, these pandemic agents can be more effectively treated and healed using the healing protocols rather than future bio-weaponized experimental injections, patches, or other forms of foreign substances that enter our bodies. The blood toxicology test can serve as a valuable tool to evaluate and monitor these diseases or invasions of "Disease X."

Acknowledgements

The author acknowledges God, which leads me to this point: the Korean Nobel Research Center, which courageously upheld the healing methods for the sequelae of COVID-19 experimental jabs in a time and a world where information about COVID-19 experimental injections and their sequelae is being negated. The author gratefully acknowledges the substantial recommendations and advice provided by IJVTPR Editor-in-Chief Dr John Oller and editorial coordinator Ms Sasha Sims. The first category methods were introduced by Dr Carrie Madej, Dr Vladimir Zelenko, Dr Harvey Risch, and doctors of the Front Line COVID-19 Critical Care Alliance. Many pioneers who rightly guided the world in the COVID-19 experimental injection-sequelae field were Dr Peter McCullough, Ariyana Love, Karen Kingston, doctors of the La Quinta Columna, Dr Ricardo Delgado Martin (79.202.099N), Dr Ana Maria Mihalcea, and by many other healers in the world. The author gives honor to these researchers and doctors. The author also tips his hat to civil rights activists for their work on all kinds of healing methods to recover from the damages caused by COVID-19 experimental injections and for their wonderful rallies to uphold human DNA and human rights.

Competing Interests

The author received no royalties or financial support for this work from any research societies and institutions. He received grateful encouragement from grassroots people of the Republic of Korea and God.

References

Abramson, D., Fu, D., & Jr, J. E. J. (2020). *Cryptocurrency system using body activity data* (World Intellectual Property Organization Patent WO2020060606A1).
https://patents.google.com/patent/WO2020060606A1/en

Akbar, M. S., Hussain, Z., Sheng, M., & Shankaran, R. (2022). Wireless Body Area Sensor Networks: Survey of MAC and Routing Protocols for Patient Monitoring under IEEE 802.15.4 and IEEE 802.15.6. *Sensors (Basel, Switzerland), 22*(21), 8279.
https://doi.org/10.3390/s22218279

Aldén, M., Olofsson Falla, F., Yang, D., Barghouth, M., Luan, C., Rasmussen, M., & De Marinis, Y. (2022). Intracellular Reverse Transcription of Pfizer BioNTech COVID-19 mRNA Vaccine BNT162b2 In Vitro in Human Liver Cell Line. *Current issues in molecular biology*, 44(3), 1115–1126.
https://doi.org/10.3390/cimb44030073

Andries, O., Kitada, T., et al. (2015). N1-methylpseudouridine-incorporated mRNA outperforms pseudouridine-incorporated mRNA by providing enhanced protein expression and reduced immunogenicity in mammalian cell lines and mice. *Journal of*

Controlled Release. Volume 217, 10 November 2015, Pages 337-344.

https://doi.org/10.1016/j.jconrel.2015.08.051

Appellate Case: 21-1414. (2024). *United States Court of Appeals for the Tenth Circuit. May 7, 2024.*

https://arkvalleyvoice.com/united-states-court-of-appeals-for-the-tenth-circuit-reverses-a-lower-court-decision-regarding-covid-19-vaccine-religious-exemptions/

[https://uploads-ssl.webflow.com/63d954d4e4ad424df7819d46/663bd07a66d645d57f832e4a_010111045465.pdf]

Arefin M. K. (2022). Povidone Iodine (PVP-I) Oro-Nasal Spray: An Effective Shield for COVID-19 Protection for Health Care Worker (HCW), for all. *Indian journal of otolaryngology and head and neck surgery : official publication of the Association of Otolaryngologists of India,74(Suppl 2)*, 2906–2911.

https://doi.org/10.1007/s12070-021-02525-9

Bai, L., Li, H., Li, J., Song, J., Zhou, Y., Liu, B., Lu, R., Zhang, P., Chen, J., Chen, D., Pang, Y., Liu, X., Wu, J., Liang, C., & Zhou, J. (2019). Immunosuppressive effect of artemisinin and hydroxychloroquine combination therapy on IgA nephropathy via regulating the differentiation of CD4+ T cell subsets in rats. *International immunopharmacology,70,* 313–323.

https://doi.org/10.1016/j.intimp.2019.02.056

Balboni, T. A., VanderWeele, T. J., Doan-Soares, S. D., Long, K. N. G., Ferrell, B. R., Fitchett, G., Koenig, H. G., Bain, P. A., Puchalski, C., Steinhauser, K. E., Sulmasy, D. P., & Koh, H. K. (2022). Spirituality in Serious Illness and Health. *JAMA,328*(2), 184–197.

https://doi.org/10.1001/jama.2022.11086

Bansal S, Perincheri S, Fleming T, Poulson C, Tiffany B, Bremner RM, Mohanakumar T. Cutting Edge: Circulating Exosomes with COVID Spike Protein Are Induced by BNT162b2 (Pfi zer-

BioNTech) Vaccination prior to Development of Antibodies: A Novel Mechanism for Immune Activation by mRNA Vaccines. *J Immunol. 2021 Nov 15; 207*(10):2405-2410. doi: 10.4049/jimmunol.2100637. Epub 2021 Oct 15. PMID: 34654691.

Beattie, K. A. (2021). *Worldwide Bayesian Causal Impact Analysis of Vaccine Administration on Deaths and Cases Associated with COVID-19: A BigData Analysis of 145 Countries.*

https://www.researchgate.net/publication/356248984_Worldwide_Bayesian_Causal_Impact_Analysis_of_Vaccine_Administration_on_Deaths_and_Cases_Associated_with_COVID-19_A_BigData_Analysis_of_145_Countries

Beattie, K. A. (2024). Forthcoming soon in *International Journal of Vaccine Theory, Practice, and Research*

Benzi Cipelli, R., Giovannini, F., & Pisano, G. (2022). Dark-field microscopic analysis on the blood of 1,006 symptomatic persons after anti-COVID mRNA injections from Pfizer/BioNtech or Moderna. *International Journal of Vaccine Theory, Practice, and Research*, 2(2), 385–444.

https://doi.org/10.56098/ijvtpr.v2i2.47

Berg, Sara.(2021) *Why ivermectin should not be used to prevent or treat COVID-19. AMA.* Accessed on May 26, 2024 at Why ivermectin should not be used to prevent or treat COVID-19 | American Medical Association (ama-assn.org)

Blaylock, R. L. (2021). Excitotoxicity (Immunoexcitotoxicity) as a Critical Component of the Cytokine Storm Reaction in Pulmonary Viral Infections, Including SARS-Cov-2. International *Journal of Vaccine Theory, Practice, and Research, 1*(2), 223–242.

https://doi.org/10.56098/ijvtpr.v1i2.14

Blaylock, R. L. (2022a). Responses to comments on my paper: "COVID Update: What is the truth?" *Surgical Neurology International, 13,* 316.

https://doi.org/10.25259/SNI_578_2022

Blaylock, R. L. (2022b). The COVID-19 "vaccines": What is the truth? *International Journal of Vaccine Theory, Practice, and Research, 2*(2), 595–602. https://doi.org/10.56098/ijvtpr.v2i2.57

Boseley, S., & Davey, M. (2020, June 4). Covid-19: Lancet retracts paper that halted hydroxychloroquine trials. *The Guardian*. https://www.theguardian.com/world/2020/jun/04/covid-19-lancet-retracts-paper-that-halted-hydroxychloroquine-trials

Bryant, A., Lawrie, T. A., Dowswell, T., Fordham, E. J., Mitchell, S., Hill, S. R., & Tham, T. C. (2021). Ivermectin for Prevention and Treatment of COVID-19 Infection: A Systematic Review, Meta-analysis, and Trial Sequential Analysis to Inform Clinical Guidelines. *American journal of therapeutics*,28(4), e434–e460. https://doi.org/10.1097/MJT.0000000000001402

Cameron, Isabel. (2024) *Pfizer has been accused of 'bringing discredit' on the pharma industry with 'unnecessary' vaccine tweet. BioParmaReporter. 09-Apr-2024.* Accessed on May 20, 2024 at Pfizer accused of 'bringing discredit' on industry with 'unnecessary' vaccine tweet (biopharma-reporter.com)

Campra, Pablo. (2021). Detection of Graphene in COVID-19 vaccines. *ResearchGate. November 2021.* (PDF) DETECTION OF GRAPHENE IN COVID19 VACCINES (researchgate.net)

Castanheira FVS, Kubes P. (2019). Neutrophils and NETs in modulating acute and chronic inflammation. *Blood 2019;133*:2178–2185.

Chen, Tien-Hao., Roy. B.. et al. (2022). N1-methyl-pseudouridine is incorporated with higher fidelity than pseudouridine in synthetic RNAs. *Scientific Reports. (2022)* 12:13017. https://doi.org/10.1038/s41598-022-17249-1

Chossudovsky, M. (2024, April 4). *German Government Admits There Was No Pandemic.* Global Research. https://www.globalresearch.ca/german-government-admits-there-was-no-pandemic/5853916

Chris Wick. (2024). *Arizona's Bold Move: Declaring mRNA Vaccines as 'Biological Weapons of War' April 30, 2024.* Accessed on May 29,

2024 at https://chriswicknews.com/arizonas-bold-move-declaring-mrna-vaccines-as-biological-weapons-of-war/9102/#google_vignette

Chung, Jinhyun F (2021). "Future Oncology Concerns from Post-COVID19 Macrophage Aberrations". *EC Pharmacology and Toxicology 9.8 (2021).* https://ecronicon.net› assets › ecpt › pdf › ECPT-09-00640.pdf

Dimidi, E., Cox, S.R., Rossi, M., Whelan, K. (2019). Fermented Foods: Definitions and Characteristics, Impact on the Gut Microbiota and Effects on Gastrointestinal Health and Disease. *Nutrients 2019, 11,* 1806; doi:10.3390/nu11081806, www.mdpi.com/journal/nutrients

Dowd, E. (2022). *Cause Unknown: The Epidemic of Sudden Deaths in 2021 and 2022. Skyhorse Publishing.* https://www.skyhorsepublishing.com/9781510776395/cause-unknown/

Ehrlich, G. (2021). US11107588B2 - *Methods and systems of prioritizing treatments, vaccination, testing and/or activities while protecting the privacy of individuals.* US000011107588B220210831 (storage.googleapis.com)

Eiden, L. E., & Weihe, E. (2011). VMAT2: a dynamic regulator of brain monoaminergic neuronal function interacting with drugs of abuse. *Annals of the New York Academy of Sciences, 1216*, 86–98. https://doi.org/10.1111/j.1749-6632.2010.05906.x

European Forum for Vaccine Vigilance. (2021). *Project Bluetooth Experience X.* EFVV - European Forum for Vaccine Vigilance. https://efvv.eu/news/project-bluetooth-experience-x

Faksova K, Walsh D, Jiang Y, et al. Covid-19 vaccines and adverse events of special interest: A multinational Global Vaccine Data Network (GVDN) cohort study of 99 million vaccinated individuals. *Vaccine 2024 Feb 12:S0264-410X(24)00127-0.* doi: 10.1016/j.vaccine.2024.01.100

Fleming, D. R. M. (2021). *Is COVID-19 a Bioweapon? A Scientific and*

Forensic Investigation. Skyhorse. https://www.simonandschuster.com/books/Is-COVID-19-a-Bioweapon/Richard-M-Fleming/Children-s-Health-Defense/9781510770195

Gang, F., Sun, X., et al. (2021). Multi-functional magnetic hydrogel: Design strategies and applications. *Nano Select*. Received 1 April 2021, Revised: 24 April 2021, Accepted: 24 April 2021. DOI:10.1002/nano.202100139

Gates, B. (2010, February 20). *Bill Gates: Innovating to zero!* | TED Talk | TED.com. http://www.ted.com/talks/bill_gates

George, T.; Brady, M.F. (2023) Ethylenediaminetetraacetic Acid (EDTA). *NIH/National Library of Medicine*. Accessed on June 17, 2024 at Ethylenediaminetetraacetic Acid (EDTA) - StatPearls - NCBI Bookshelf (nih.gov)

Ghebreyesus, T. A. (2020, March 11). *WHO Director-General's opening remarks at the media briefing on COVID-19—11 March 2020.* https://www.who.int/director-general/speeches/detail/who-director-general-s-opening-remarks-at-the-media-briefing-on-covid-19---11-march-2020

Goudjil, A., & European Forum for Vaccine Vigilance. (2021, June 6). *Study on the electromagnetism of vaccinated persons in Luxembourg—EFVV - European Forum for Vaccine Vigilance.* https://www.efvv.eu/actions-lawsuits/study-on-the-electromagnetism-of-vaccinated-persons-in-luxembourg

Greere, Medeea (2022). Med Beds--Full healing with quantum healing technologies (video). Accessed on June 17, 2024 at Med Beds – Full Healing With Quantum Healing Technologies (video) - American Media Group (amg-news.com)

Hadanny, A., Zilberman-Itskovich, S., Catalogna, M. et al. (2024) Long term outcomes of hyperbaric oxygen therapy in post covid condition: longitudinal follow-up of a randomized controlled trial. *Scientific Reports 14, 3604*. https://doi.org/10.1038/s41598-024-53091-3

Hannan, M. A., Rahman, M. A., Rahman, M. S., Sohag, A. A. M., Dash, R., Hossain, K. S., Farjana, M., & Uddin, M. J. (2020). Intermittent fasting, a possible priming tool for host defense against SARS-CoV-2 infection: Crosstalk among calorie restriction, autophagy and immune response. *Immunology letters, 226*, 38–45. https://doi.org/10.1016/j.imlet.2020.07.001

Headquarters, Departments of the Army, Navy, and Air Force:*Sanitary Control and Surveillance of Field Water Supplies.*

https://quartermaster.army.mil/pwd/Publications/Water/TB_Med_577_15_Dec_2005.pdf

Higgins, A. G. (2010, January 29). *Gates makes $10 billion vaccines pledge—Boston.com*. http://archive.boston.com/business/technology/articles/2010/01/29/gates_makes_10_billion_vaccines_pledge/

Hilgers, M. (2021, October 15). *Prescription of Ivermectin or Hydroxychloroquine as Off-Label Medicines for the Prevention or Treatment of Covid-19.* Attorney General Mike Hilgers - To Serve the Citizens of Nebraska and Nebraska's Elected Officials with Fidelity to Our U.S. Constitution, State Constitution, and Nebraska Law. https://ago.nebraska.gov

Huang, S., Li, S., Liu, Y., Ghalandari, B., Hao, L., Huang, C., Su, W., Ke, Y., Cui, D., Zhi, X., & Ding, X. (2021). *Neutrophils Defensively Degrade Graphene Oxide in a Lateral Dimension Dependent Manner through Two Distinct Myeloperoxidase Mediated Mechanisms.* https://doi.org/10.21203/rs.3.rs-517060/v1

Huff, A. G., & Lyons, T. (2023). *The Truth about Wuhan with Dr. Andrew Huff.* https://live.childrenshealthdefense.org/chd-tv/shows/good-morning-chd/the-truth-about-wuhan-with-dr-andrew-huff/

Hughes, D. A. (2022). What is in the so-called COVID-19 "vaccines"? Part 1: evidence of a global crime against humanity. *International Journal of Vaccine Theory, Practice, and Research, 2*(2), 455–586.

https://doi.org/10.56098/ijvtpr.v2i2.52

Hughes, D. A. (2024). *"Covid-19," Psychological Operations, and the War for Technocracy: Volume 1.* Springer International Publishing. https://doi.org/10.1007/978-3-031-41850-1

Hulscher, N., McCullough, P. A., & Marotta, D. E. (2024, May 30). *Strategic Deactivation of mRNA COVID-19 Vaccines: New Applications for RIBOTACs and siRNA Therapy.* https://doi.org/10.31219/osf.io/qxbgu

Jeon, Ki-Yeob. (2020 a). Problems of Not-Using Hydroxychloroquine (HCQ) for COVID-19 Patients. *American J Epidemiol Public Health. 2020;4*(3): 059-061. https://www.sciresliterature.org/PublicHealth/AJEPH-ID31.pdf

Jeon, Ki-Yeob. (2020 b). A Scientific and Easy-to-Understand Guideline for the Prevention and Early Treatment of COVID-19. *American J Epidemiol Public Health. 2020;4*(3):075-080. https://www.sciresliterature.org/PublicHealth/AJEPH-ID34.pdf

Jeon, Ki.-Yeob. (2020c). COVID-19 Vaccines-Safety First, Alleged "Greater Good" Last. *American Journal of Epidemiology & Public Health, 4*(4), 012–016. https://doi.org/10.37871/ajeph.id39

Jeon, Ki-Yeob. (2022 a). Moving and Living Micro-Organisms in the COVID-19 Vaccines: Prevention, Early Treatment Cocktails for COVID-19 and Detoxification Methods to Reduce sequels of COVID-19 Vaccines. *American J Epidemiol Public Health. 2022 January 12;6*(1): 001-006. https://www.sciresliterature.org/PublicHealth/AJEPH-ID50.pdf

Jeon, Ki-Yeob. (2022 b). An Observational Report about the Detoxifying Effects of Calcium Hypochlorite (MMS2) on Graphene Oxides (GOs) in Urine Samples. *Adv J Toxicol Curr Res. 2022 Dec 26; 6*(1): 001-010. https://www.sciresliterature.org/Toxicology/AJTCR-ID37.pdf

Jeon, Ki-Yeob. (2023 a) An Observational Report about the Detoxifying Effects of Calcium Hypochlorite (MMS2) on Graphene Oxides

(GOs) in Human Plasma. *Journal of Biomedical Research & Environmental Sciences. 2023 Feb 08; 4*(2): 157-178. DOI: 10.37871/jbres1660; (1) (PDF) An Observational Report about the Detoxifying Effects of Calcium Hypochlorite (MMS2) on Graphene Oxides (GOs) in Human Plasma (researchgate.net)

Jeon, Ki-Yeob., et al., (2023 b). A Presentation of Analyses of COVID-19 Vaccine Samples, Blood Samples, Urine Samples, Foot Bath Samples, Sitz Bath Samples, and Skin-Extract Samples. *Journal of Biomedical Research & Environmental Sciences. 2023 Feb 09; 4*(2): 188-217. https://www.jelsciences.com/articles/jbres1663.pdf

Jeon, Mun-Hee, Oh, Jongsung, Jeon K-Y. (2021). Do we need a Compulsory COVID-19 Vaccination? *American J Epidemiol Public Health. 2021 March 04;5*(2): 032-035. https://www.sciresliterature.org/PublicHealth/AJEPH-ID46.pdf

Karikó, K., Buckstein, M., Ni, H., & Weissman, D. (2005). Suppression of RNA recognition by Toll-like receptors: the impact of nucleoside modification and the evolutionary origin of RNA. *Immunity, 23*(2), 165–175. https://doi.org/10.1016/j.immuni.2005.06.008

Kennedy, R. F., Jr. (2021). *The Real Anthony Fauci: Bill Gates, Big Pharma, and the Global War on Democracy and Public Health.* Skyhorse Publishing. https://www.simonandschuster.com/books/Thimerosal-Let-the-Science-Speak/Robert-F-Kennedy/9781632206015

Kim, I. S., Kim, C. H., & Yang, W. S. (2021). Physiologically Active Molecules and Functional Properties of Soybeans in Human Health-A Current Perspective. *International journal of molecular sciences, 22*(8), 4054. https://doi.org/10.3390/ijms22084054

Kim, J., Yang, G., Kim, Y., Kim, J., & Ha, J. (2016). AMPK activators: Mechanisms of action and physiological activities. *Experimental & Molecular Medicine, 48*(4), e224–e224. https://doi.org/10.1038/emm.2016.16

Kim, Jeonghwan., Sahay, G., et al. (2024) Microfluidic Platform Enables

Shearless Aerosolization of Lipid Nanoparticles for mRNA Inhalation. *ACS Nano 2024, 18, 17, 11335–11348.* https://doi.org/10.1021/acsnano.4c00768

Kozlov, M.,. (06 March 2024). Landmark study links microplastics to serious health problems. doi: https://doi.org/10.1038/d41586-024-00650-3. *Nature News*. Accessed on March 20, 2024 at https://www.nature.com/articles/d41586-024-00650-3

Lai, M.M.C., Baric, R.S., Brayton, P.R., Stohlman, S.A. (1984). Studies on the Mechanism of RNA Synthesis of a Murine Coronavirus. In: Rottier, P.J.M., van der Zeijst, B.A.M., Spaan, W.J.M., Horzinek, M.C. (eds) *Molecular Biology and Pathogenesis of Coronaviruses. Advances in Experimental Medicine and Biology, vol 173*. Springer, Boston, MA. https://doi.org/10.1007/978-1-4615-9373-7_19

Lee V. (2023). *Truth for Health Foundation.Accessed on May 27, 2024* at BREAKING: Pfizer's Jab Contains the SV40 Sequence Which Is Known as a Promoter of the Cancer Virus - Truth for Health Foundation

Lee, Y. M., Broudy, D. (2024). Real-Time Self-Assembly of Stereomicroscopically Visible Artificial Constructions in Incubated Specimens of mRNA Products Mainly from Pfizer and Moderna: A Comprehensive Longitudinal Study. *International Journal of Vaccine Theory, Practice, and Research, 3*(2). https://doi.org/10.56098/586k0043.

Lee, Y. M., Park, S., & Jeon, K.-Y. (2022). Foreign Materials in Blood Samples of Recipients of COVID-19 Vaccines. *International Journal of Vaccine Theory, Practice, and Research, 2*(1), 249–265. https://doi.org/10.56098/ijvtpr.v2i1.37

Liang, M., Guo, M., Saw, P. E., & Yao, Y. (2022). Fully Natural Lecithin Encapsulated Nano-Resveratrol for Anti-Cancer Therapy. *International journal of nanomedicine,17, 2069–2078.* https://doi.org/10.2147/IJN.S362418

Liang, N., Zhong, Y., Zhou, J., Liu, B., Lu, R., Guan, Y., Wang,

Q., Liang, C., He, Y., Zhou, Y., Song, J., & Zhou, J. (2018). Immunosuppressive effects of hydroxychloroquine and artemisinin combination therapy via the nuclear factor-κB signaling pathway in lupus nephritis mice. *Experimental and therapeutic medicine,15*(3), 2436–2442. https://doi.org/10.3892/etm.2018.5708

Liu, J., Geng, X., Hou, J., & Wu, G. (2021). New insights into M1/M2 macrophages: key modulators in cancer progression. *Cancer cell international, 21*(1), 389. https://doi.org/10.1186/s12935-021-02089-2

Losada-Barreiro, S.; Sezgin-Bayindir, Z.; Paiva-Martins, F.; Bravo-Díaz, C. (2022). Biochemistry of Antioxidants: Mechanisms and Pharmaceutical Applications. *Biomedicines 2022, 10, 3051.* https://doi.org/10.3390/biomedicines10123051

Marfella, R., et al. (2024). Microplastics and Nanoplastics in Atheromas and Cardiovascular Events. *N Engl J Med 2024; 390*:900-910, DOI: 10.1056/NEJMoa2309822

McCullough, P. A., & Oskoui, R. (2020). Early multidrug regimens in new potentially fatal medical problems. *Reviews in Cardiovascular Medicine, 21*(4), Article 4. https://doi.org/10.31083/j.rcm.2020.04.270

McCullough, P. A., Risch, H. A., et al (2021). Pathophysiological Basis and Rationale for Early Outpatient Treatment of SARS-CoV-2 (COVID-19) Infection. *The American Journal of Medicine, 134*(1), 16–22. https://doi.org/10.1016/j.amjmed.2020.07.003

McCullough, P.A., Procter, B.C., Wynn, C. (2023). Clinical Rationale for SARS-CoV-2 Base Spike Protein Detoxification in Post COVID-19 and Vaccine Injury Syndromes. *Journal of American Physicians and Surgeons. Volume 28* Number 3, Fall 2023. https://jpands.org/vol28no3/mccullough.pdf

McKernan, K., Helbert, Y., Kane, L. T., & McLaughlin, S. (2023, April 10). *Sequencing of bivalent Moderna and Pfizer mRNA vaccines reveals nanogram to microgram quantities of expression vector dsDNA per dose*. https://doi.org/10.31219/osf.io/b9t7m

Mead, M. N., Seneff, S., Wolfinger, R., Rose, J., Denhaerynck, K., Kirsch, S., McCullough, P. A., Mead, M. N., Seneff, S., Wolfinger, R., Rose, J., Denhaerynck, K., Kirsch, S. T., & McCullough, P. A. (2024). COVID-19 mRNA Vaccines: Lessons Learned from the Registrational Trials and Global Vaccination Campaign. *Cureus, 16*(1). https://doi.org/10.7759/cureus.52876

Melville, S.P.(2024) *Morgellons: A Clathrin-dependent Bioweapon.* Accessed on May 15, 2024 on https://shawnpaulmelville.substack.com/p/morgellons-a-clathrin-dependent-bioweapon.

Michels, C., Perrier, D., Kunadhasan, J., Clark, E., Gehrett, J., Gehrett, B., Kwiatek, K., Adams, S., Chandler, R., Stagno, L., Damian, T., Delph, E., & Flowers, C. (2023). Forensic analysis of the 38 subject deaths in the 6-Month Interim Report of the Pfizer/BioNTech BNT162b2 mRNA Vaccine Clinical Trial. *International Journal of Vaccine Theory, Practice, and Research, 3*(1), 973–1008. https://doi.org/10.56098/ijvtpr.v3i1.85

Mihaylova, M. M., & Shaw, R. J. (2011). The AMPK signalling pathway coordinates cell growth, autophagy and metabolism. *Nature cell biology,13*(9), 1016–1023. https://doi.org/10.1038/ncb2329

Moderna. *Methods of preparing lipid nanoparticles*. WO 2020/160397 A1. WO2020160397A1.pdf (storage.googleapis.com)

Morais P, Adachi H and Yu Y-T (2021). The Critical Contribution of Pseudouridine to mRNA COVID-19 Vaccines. *Front. Cell Dev. Biol. 9:789427*. doi: 10.3389/fcell.2021.789427

Morozova OV , Manuvera VA , Barinov NA , Subcheva EN., (2023) *Self-Assembling Amyloid-Like Nanostructures from SARS-CoV-2 S1, S2, RBD and N Recombinant Proteins.* https://doi.org/10.2139/ssrn.4592840

Mukherjee, R.; Chakraborty, R.; Dutta, A. (2016). Role of fermentation in improving nutritional quality of soybean meal—A review. *Asian-Australas. J. Anim. Sci. 2016*, 29, 1523–1529. https://doi.

org/10.5713/ajas.15.0627

Mulroney,T.E., Pöyry, T., Yam-Puc, J,C., et al. (2023). N^1-methylpseudouridylation of mRNA causes +1 ribosomal frameshifting. *Nature*. Received: 25 January 2023. Published online: 06 December 2023. https://doi.org/10.1038/s41586-023-06800-3

National American Renaissance Movement. (2023). *COVID-19 Grand Jury Petition*. Accessed on December 10, 2023 at https://nationalarm.org/covid-19-grand-jury-petition/

Naver.tv. (2024). *Rally against the WHO Pandemic treaty*. https://tv.naver.com/v/51230273

Nyström, S., & Hammarström, P. (2022). Amyloidogenesis of SARS-CoV-2 spike protein. *Journal of the American Chemical Society, 144*(20), 8945–8950. https://doi.org/10.1021/jacs.2c03925

O'Callaghan KP, Blatz AM, Offit PA. (2020). Developing a SARS-CoV-2 Vaccine at Warp Speed. *JAMA. Aug 4;324(5):437-438.* doi:10.1001/jama.2020.12190. PMID: 32628244

Oh, J.S., Jeon, M.H., Jeon, K.Y. (2021). COVID-19 Vaccination would be more Hazardous than Disease itself in 30 Out of 58 Countries. *American Journal of Epidemiology & Public Health*. https://www.researchgate.net/publication/380701099_Disease_itself_in_30_Out_of_58_Countries

Oschman, J-L. (2015) The effects of grounding (earthing) on inflammation, the immune response, wound healing, and prevention and treatment of chronic inflammatory and autoimmune diseases. *Journal of Inflammation Research*, 2015:8 83–96. https://www.ncbi.nlm.nih.gov/pmc/articles/PMC4378297/pdf/jir-8-083.pdf

Ou, L., Song, B., et al. (2016). Toxicity of graphene-family nanoparticles: a general review of the origins and mechanisms. *Particle and Fibre Toxicology. (2016) 13*:57. DOI 10.1186/s12989-016-0168-y

Our World in Data. (2024). Coronavirus (COVID-19) Vaccinations. Accessed on June 30, 2024 at Coronavirus (COVID-19) Vaccinations - Our World in Data

Panasenko OM, Gorudko IV, Sokolov AV. (2013). Hypochlorous acid as a precursor of free radicals in living systems. *Biochemistry (Mosc).2013 Dec;78*(13):1466-89. doi: 10.1134/S0006297913130075 PMID: 24490735

Patri, Angela., Fabborocini, G. (2020). Hydroxychloroquine and ivermectin: A synergistic combination for COVID-19 chemoprophylaxis and treatment? *A Am Acad Dermatol.* June 2021, e221. https://doi.org/10.1016/j.jaad.2020.04.017

Perez, J.-C., Moret-Chalmin, C., & Montagnier, L. (2023). Emergence of a new Creutzfeldt-Jakob Disease: 26 cases of the human version of Mad-Cow Disease, a few days after a COVID-19 injection. *International Journal of Vaccine Theory, Practice, and Research, 3*(1), 727–770. https://doi.org/10.56098/ijvtpr.v3i1.66

Pharmaceutical Technology. (2024, April 8). COVID-19 Vaccination Tracker: Daily Rates, Statistics & Updates. *Pharmaceutical Technology.* https://www.pharmaceutical-technology.com/covid-19-vaccination-tracker/

Pincemail, J., & Meziane, S. (2022). On the Potential Role of the Antioxidant Couple Vitamin E/Selenium Taken by the Oral Route in Skin and Hair Health. *Antioxidants (Basel, Switzerland),11(11), 2270.* https://doi.org/10.3390/antiox11112270

Rancourt, D. (2022, February 25). *Nature of the COVID-era public health disaster in the USA from all-cause mortality and socio-geo-economic and climatic data.*

https://vaccinesafety.info/2022/02/25/2021-10-25-nature-of-the-covid-era-public-health-disaster-in-the-usa-from-all-cause-mortality-and-socio-geo-economic-and-climatic-data-denis-rancourt-2/, https://denisrancourt.ca/entries.php?id=107&name=2021_10_25_nature_of_the_covid_era_public_health_disaster_in_the_usa_from_all_cause_mortality_and_socio_geo_economic_and_climatic_data

Rancourt, D., Baudin, M., & Mercier, J. (Directors). (2023, November 19).

Staggering 17 million deaths after Covid jab rollouts. https://www.bitchute.com/video/jJg7E2ajQN2J/

Risch, H. A. (2020). Early Outpatient Treatment of Symptomatic, High-Risk COVID-19 Patients That Should Be Ramped Up Immediately as Key to the Pandemic Crisis. *American Journal of Epidemiology, 189*(11), 1218–1226. https://doi.org/10.1093/aje/kwaa093

Rivers-Auty, J., Bond, A. L., Grant, M. L., & Lavers, J. L. (2023). The one-two punch of plastic exposure: Macro- and micro-plastics induce multi-organ damage in seabirds. *Journal of Hazardous Materials, 442*, 130117. https://doi.org/10.1016/j.jhazmat.2022.130117

Roni Caryn Rabin. (2020, June 16). *The Pandemic Claims New Victims: Prestigious Medical Journals—The New York Times*. https://www.nytimes.com/2020/06/14/health/virus-journals.html

Santiago, D., & Oller, J. W. (2023). Abnormal clots and all-cause mortality during the pandemic experiment: Five doses of COVID-19 vaccine are evidently lethal to nearly all medicare participants. *International Journal of Vaccine Theory, Practice, and Research, 3*(1), 847–890. https://doi.org/10.56098/ijvtpr.v3i1.73

Satarker, S., Ahuja, T., Banerjee, M., E, V. B., Dogra, S., Agarwal, T., & Nampoothiri, M. (2020). Hydroxychloroquine in COVID-19: Potential Mechanism of Action Against SARS-CoV-2. *Current Pharmacology Reports, 6*(5), 203–211. https://doi.org/10.1007/s40495-020-00231-8

Schmeling, M. Manniche, V., Hansen, P.R.. (2023). Batch-dependent safety of the BNT162b2 mRNA COVID-19 vaccine. *Eur J Clin Invest*. 2023;53:e13998. https://doi.org/10.1111/eci.13998

Secker, C., Motzny, A. Y., Kostova, S., Buntru, A., Helmecke, L., Reus, L., Steinfort, R., Brusendorf, L., Boeddrich, A., Neuendorf, N., Diez, L., Schmieder, P., Schulz, A., Czekelius, C., & Wanker, E. E. (2023). The polyphenol EGCG directly targets intracellular amyloid-β aggregates and promotes their lysosomal degradation.

Journal of Neurochemistry, 166, 294–317. https://doi.org/10.1111/jnc.15842

Seneff, S., Nigh, G., Kyriakopoulos, A. M., & McCullough, P. A. (2022). Innate immune suppression by SARS-CoV-2 mRNA vaccinations: The role of G-quadruplexes, exosomes, and MicroRNAs. *Food and chemical toxicology : an international journal published for the British Industrial Biological Research Association,164, 113008.* https://doi.org/10.1016/j.fct.2022.113008

Sharifi-Rad, J., Quispe, C., et al. (2021). Genistein: An Integrative Overview of Its Mode of Action, Pharmacological Properties, and Health Benefits. *Oxidative medicine and cellular longevity, 2021, 3268136.* https://doi.org/10.1155/2021/3268136

Siraki, A.G. (2021). The many roles of myeloperoxidase: From inflammation and immunity to biomarkers, drug metabolism and drug discovery. *Redox Biology 46* (2021) 102109. https://doi.org/10.106/j.redox.2021.102109

Speicher DJ et al, (2023). *DNA fragments detected in COVID-19 vaccines in Canada. DNA fragments detected in monovalent and bivalent.* Accessed on March 12, 2024 at https://www.researchgate.net/publication/374870815_Speicher_DJ_et_al_DNA_fragments_detected_in_COVID_19_vaccines_in_Canada_DNA_fragments_detected_in_monovalent_and_bivalent/link/653754ee24bbe32d9a69c6b9/download?_tp=eyJjb250ZXh0Ijp7ImZpcnN0UGFnZSI6InB1YmxpY2F0aW9uIiwicGFnZSI6InB1YmxpY2F0aW9uIn19 .

Steinberg, G.R., Hardie, D.G. (2023). New insights into activation and function of the AMPK. *Nat Rev Mol Cell Biol 24*, 255–272 (2023). https://doi.org/10.1038/s41580-022-00547-x

Sugimoto, K., Shinagawa, T., Kuroki, K., Toma, S., Hosomi, R., Yoshida, M., & Fukunaga, K. (2023). Dietary Bamboo Charcoal Decreased Visceral Adipose Tissue Weight by Enhancing Fecal Lipid Excretions in Mice with High-Fat Diet-Induced Obesity.

Preventive nutrition and food science,28(3), 246–254. https://doi.org/10.3746/pnf.2023.28.3.246

Sy, W. (2023). Australian COVID-19 pandemic: A Bradford Hill Analysis of Iatrogenic Excess Mortality. *J Clin Exp Immunol, 8*(2), 542-556.

Tanikawa, T.; Kiba, Y.; Yu, J.; Hsu, K.; Chen, S.; Ishii, A.; Yokogawa, T.; Suzuki, R.; Inoue, Y.; Kitamura, M. (2022). Degradative Effect of Nattokinase on Spike Protein of SARS-CoV-2. *Molecules* 2022, 27, 5405. https://doi.org/10.3390/molecules27175405

Taskiran-Sag, A., Yazgi, H. (2023). Limbic system damage following SARS-CoV2 infection, *Brain Communications, Volume 5, Issue 6, fcad340,* https://doi.org/10.1093/braincomms/fcad340

Thacker, Paul D. (2021) Covid-19: Researcher blows the whistle on data integrity issues in Pfizer's vaccine trial. *BMJ 2021;375:n2635.* Published: 2 November 2021. http://dx.doi.org/10.1136/bmj.n2635

t.me/archenoack.(2021) *Informationen zum Tod von Dr. Andreas Noack.* Accessed on May 27, 2024 at https://www.youtube.com/watch?v=TbmyGPPZIqY

Toledo A. (2022). *European Union FINALLY admits COVID-19 vaccines DESTROY your immune system. July 12, 2022.* https://citizens.news/637353.html

Wakefield, A., & Kennedy, Jr, R. F. (Directors). (2022, November 12). *Infertility by Vaccines: A Diabolical Agenda - CHD Films.* https://odysee.com/@greatawakening:c/infertilitybyvaccines:d

Wei, Q., Deng, Y., Yang, Q., Zhan, A., & Wang, L. (2023). The markers to delineate different phenotypes of macrophages related to metabolic disorders. *Frontiers in immunology, 14, 1084636.* https://doi.org/10.3389/fimmu.2023.1084636

Wu J. (2020). Tackle the free radicals damage in COVID-19. *Nitric Oxide.*2020 Sep 1;102:39-41. doi: 10.1016/j.niox.2020.06.002. Epub 2020 Jun 17. PMID: 32562746; PMCID: PMC7837363.

Yan, Li-Meng, Kang, Shu, Guan, Jie, & Hu, Shanchang. (2020). Unusual features of the SARS-CoV-2 genome suggesting sophisticated laboratory modification rather than natural evolution and delineation of its probable synthetic route. *Zenodo, Sep 14, 2020.* doi: 10.5281/zenodo.4028830

Yang, Y., et al.. (2023). Detection of Various Microplastics in Patients Undergoing Cardiac Surgery. *Environ. Sci. Technol. 2023, 57*, 30, 10911–10918, Publication Date:July 13, 2023 https://doi.org/10.1021/acs.est.2c07179

Zaidi, A. K., & Dehgani-Mobaraki, P. (2022). The mechanisms of action of ivermectin against SARS-CoV-2-an extensive review. *The Journal of antibiotics,75(2)*, 60–71. https://doi.org/10.1038/s41429-021-00491-6

Zapatka, M., Borozan, I., Brewer, D. S., et al. (2023). Author Correction: The landscape of viral associations in human cancers. *Nature Genetics,* 55(6), Article 6. https://doi.org/10.1038/s41588-023-01316-y

Zong, Z., Wei, Y., Ren, J., Zhang, L., & Zhou, F. (2021). The intersection of COVID-19 and cancer: signaling pathways and treatment implications. *Molecular cancer, 20(1)*, 76. https://doi.org/10.1186/s12943-021-01363-1

John W. Oller, Jr., Ph.D.
Professor Emeritus

OFFICE 337.962.4649
CELL 337.962.4649
joller@unm.edu
www.johnoller.com
orcid.org/0000-0001-7666-651X

Department of Linguistics
MSC03 2130
1 University of New Mexico
Albuquerque, NM 87131-0001

29 April 2024

Joanna Petterson
Public Relations Officer at the Nobel Foundation
Nobel Prize in Medicine Committee

Dear Ms. Petterson:

It is my privilege to write a letter of support for the remarkable Korean doctor, researcher, and humanitarian, Ki-Yeob Jeon, MD, PhD, ScD who has been nominated to be considered for the Nobel Prize in Medicine.

I have known Dr. Jeon for nearly three years. His work first became known to me in reference to research concerning the contents and consequences of COVID-19 injectables. Our first contact was, according to my records, on August 4, 2021. My interest in his work was immediately piqued. What he was learning about injected persons was at the cutting edge of research that has continued at an exponentiating rate ever since and it has confirmed his earliest findings about the responsiveness of materials injected into his patients to nearby electromagnetic fields and sources of electromagnetic energy such as cell phones or even ordinary magnets.

The upshot of that initial interaction was to expand greatly the world's understanding of what was seemingly afoot during what was represented in the mainstream media, and in the mainstream medical/pharmaceutical/industrial/governmental complex publications of academia worldwide. Dr. Jeon had anticipated early on, and had challenged openly, the intrinsic evil — no one to my knowledge has found terms other than "demonic", "diabolical", "satanic", "wicked", and the like — in the population reduction program that was evidently underway sponsored by the World Health Organization and various intelligence agencies.

He did this in 2020 well ahead of the growing number of independent thinkers who would later join in the cacophony of researchers, doctors, theoreticians, and citizens objecting to what would turn out to be the world's most deceptive global program of propaganda since the Babylonians sought to elevate their scientific achievements above the throne of God. Here is the bibliographical record of his initial warning:

Letter of Recommendation to the Nobel Prize in Medicine Committee Page **1** of **5**

Jeon, K.-Y. (2020). COVID-19 vaccines-safety first, alleged "greater good" last. *American Journal of Epidemiology & Public Health*, *4*(4), 012–016. https://doi.org/10.37871/ajeph.id39

Dr. Jeon was not writing about untested theories. On the contrary, his observations were based on straightforward scientific findings, for example, concerning the efficacy of hydroxychloroquine in the early treatment of what was being regarded worldwide, by promoters of the mainstream narrative, as a SARS-CoV-2 infection:

Jeon, K.-Y. (2020). Problems of not using hydroxychloroquine (HCQ) for COVID-19 patients. *American Journal of Epidemiology and Public Health*, *4*(3), 59–61. https://dx.doi.org/10.37871/ojeph.id31

Later research with the massive records being collected, assembled, and made available by Our World in Data, would show that the actual source of "infections" being attributed to SARS-CoV-2 — what would turn out to be an engineered bioweapon — were almost entirely caused by the COVID-19 injectables after the worldwide rollout began in March 2020.

What Dr. Jeon's early research already showed was that hydroxychloroquine, together with ivermectin, and other preventative measures, could forestall severe symptoms of disease even in many of the people being dosed with the COVID-19 injectables. His latest work, now supported by many other researchers and findings from independent sources worldwide, gives reasonable hope that the protocols for healing which he has identified in his latest paper — one that is now in review by the *International Journal of Vaccine Theory, Practice, and Research* — can save many people from the dire and wicked consequences of the COVID-19 injectables.

Whereas people who have been injected with the genetically modified and artificial concoctions containing billions of exemplars of sequences of modified mRNA with N-1 methylpseudouridine substituted hundreds of times in each of those exemplars in the Pfizer and Moderna products cannot become un-injected, Dr. Jeon has identified three protocols that show promise of alleviating the consequences of the diabolical injections if not removing the self-assembling genetic materials entirely. His greatest service, in my judgment, is in showing visibly and in patient symptomology, the undesirable consequences of anyone accepting even a single dose of any one of the COVID-19 injectables. His next greatest service has been to investigate healing protocols that can be provided to people who made the mistake of accepting the propaganda that has been used on an unprecedented scale to promote the acceptance of the COVID-19 experimental injectables. The research now shows, exactly as Dr. Jeon warned early in 2020, that the purported remedies for SARS-CoV-2 were themselves devices evidently intended to thin the world's population.

After our initial correspondence, in August 2022, I met Dr. Jeon face-to-face on an internet call where we could see and hear each other. As it turned out, our interaction led to his publication of a ground-breaking paper that would lead to thousands of man-hours, perhaps man-years, of work by microscopists in medicine and pharmacology examining the blood plasma, whole blood, and more recently living sperm cells, both *in vivo*, and *in vitro*, under controlled laboratory conditions, of recipients and non-recipients of the COVID-19 injectables:

> Lee, Y. M., Park, S., & Jeon, K.-Y. (2022). Foreign materials in blood samples of recipients of COVID-19 vaccines. *International Journal of Vaccine Theory, Practice, and Research*, *2*(1), 249–265. https://doi.org/10.56098/ijvtpr.v2i1.37

That courageous work, to my knowledge, was the first controlled comparison between blood and plasma samples from recipients and non-recipients of the COVID-19 injectables that showed plainly that the injectables contained genetically engineered materials with the power to cause the self-assembly of both parasite-like animate foreign entities as well as geometrically complex entities of an entirely different but equally artificial kind that resembled components of computer technology with coils, bead-like chains, connecting wires, and metalic chip-like objects. Subsequent research — for example, the work by Benz-Cipelli et al. that followed Dr. Jeon's work (see the first citation immediately following this paragraph) — would confirm not only the existence of such entities as Dr. Jeon and colleagues had identified, but that publication and many other subsequent research projects would confirm the inevitable association of the disgusting foreign products with a host of downstream diseases and disorders, e.g., the strange yellowish-white proteinaceous clots found in huge numbers of COVID-19 injectable recipients, who have died, as well as in living patients undergoing surgeries where the monstrous clots have been extracted from their blood, lymph, and even from breathing tubes (see the second citation following this paragraph, and works subsequent to that citing it):

> Benzi Cipelli, R., Giovannini, F., & Pisano, G. (2022). Dark-field microscopic analysis on the blood of 1,006 symptomatic persons after anti-COVID mRNA injections from Pfizer/BioNtech or Moderna. *International Journal of Vaccine Theory, Practice, and Research*, *2*(2), 385–444. https://doi.org/10.56098/ijvtpr.v2i2.47

> Santiago, D., & Oller, J. W. (2023). Abnormal clots and all-cause mortality during the pandemic experiment: Five doses of COVID-19 vaccine are evidently lethal to nearly all Medicare participants. *International Journal of Vaccine Theory, Practice, and Research*, *3*(1), 847–890. https://doi.org/10.56098/ijvtpr.v3i1.73

In medical/pharmaceutical research, to my knowledge, there has never been any investigation of genetically engineered disease — in effect, bioweapons research — that is remotely comparable to the achievement of Dr. Jeon in identifying causal relationships and potential means of alleviating or halting the injuries caused by this whole generation of new bioweaponry. Whereas the entire COVID-19 phenomenon, if it can be called that, has been billed to the world's population as some kind of natural virus gone awry, the relevant independent investigations show that SARS-CoV-2 was a laboratory product bought and paid for mainly by subsidiaries of the military intelligence agencies of the United States in collaboration with the Chinese Communist Party. The trail of funded research in support of Peter Daszak and the EcoHealth Alliance, as

Letter of Recommendation to the Nobel Prize in Medicine Committee Page **3** of **5**

detailed meticulously in the following publications, is indefeasible. Dr. Jeon is not writing and talking about a "conspiracy theory" but a genuine global plan to thin the world's population with so-called "vaccines":

Oller, J. W., Shaw, C. A., Tomljenovic, L., Karanja, S. K., Ngare, W., Clement, F. M., & Pillette, J. R. (2017). HCG found in WHO tetanus vaccine in Kenya raises concern in the developing world. *OALibJ*, *04*(10), 1–30. https://doi.org/10.4236/oalib.1103937

Oller, J. W., Shaw, C., Tomljenovic, L., Ngare, W., Karanja, S., Pillette, J., & Clement, F. (2020). Addendum to "HCG Found in Tetanus Vaccine": Examination of Alleged "Ethical Concerns" Based on False Claims by Certain of Our Critics. *International Journal of Vaccine Theory, Practice, and Research*, *1*(1), 27–50. https://doi.org/10.56098/ijvtpr.v1i1.3

Oller, J. W. (2021). Weaponized pathogens and the SARS-CoV-2 pandemic. *International Journal of Vaccine Theory, Practice, and Research*, *1*(2), 172–208. https://doi.org/10.56098/ijvtpr.v1i2.16

Fleming, D. R. M. (2021). *Is COVID-19 a Bioweapon? A Scientific and Forensic Investigation*. Skyhorse. https://www.simonandschuster.com/books/Is-COVID-19-a-Bioweapon/Richard-M-Fleming/Children-s-Health-Defense/9781510770195

Kennedy, Jr., R. F. (2021). *The Real Anthony Fauci: Bill Gates, Big Pharma, and the Global War on Democracy and Public Health*. Skyhorse Publishing. https://www.simonandschuster.com/books/Thimerosal-Let-the-Science-Speak/Robert-F-Kennedy/9781632206015

Huff, A. G. (2022). *The Truth About Wuhan: How I Uncovered the Biggest Lie in History*. Publisher: Skyhorse (December 6, 2022). https://www.simonandschuster.com/books/The-Truth-about-Wuhan/Andrew-G-Huff/9781510773882

Dr. Jeon's courageous work, in the face of intense international opposition, is truly like the stripling lad known as David, going up against the giant, Goliath, about . In fact, the ratio of one young Korean doctor/researcher going against the multi-billion dollar medical/pharmaceutical/industrial/govern-mental complex is more out-of-balance against Dr. Jeon than it was against David in the biblical record.

As historians of the future search out the precedents and consequents of the COVID-19 era, I believe they must come to the conclusion that is being noised abroad by independent intellectuals of all persuasions these days. Whereas many of them would never have used terms like "demonic" and "diabolical" to describe the "current events" — the ones that are occurring now at the time of this writing — even the most "liberal" of academics who are aware of sky-rocketing all-cause-mortality, as the actuarial statistics show per the following work of Ed Dowd,

Dowd, E. (2022). *Cause Unknown: The Epidemic of Sudden Deaths in 2021 and 2022.* Skyhorse Publishing. https://www.skyhorsepublishing.com/9781510776395/cause-unknown/

not to mention research with Our World in Data showing the inevitable fact that the rollout of the COVID-19 injectables has caused this outcome in the many nation-states, regions, and entities reliably reporting data, today the biblical prophecies concerning the "end times" seem to be undeniably relevant. I wrote about this fact in my paper,

Oller, J. W. (2021). Buying and Selling with the "Mark of the Beast." *International Journal of Vaccine Theory, Practice, and Research, 1*(2), 318–364. https://doi.org/10.56098/ijvtpr.v1i2.20

and Dr. Jeon has alluded to that prophecy as well. Personally, I doubt that there is a single candidate among all the nominees — even though I don't know any of them but Dr. Jeon — with qualifications that approximate his. I am honored to give him my unqualified highest recommendation for the award.

Sincerely,

John W. Oller, Jr., PhD,
Professor Emeritus at the University of New Mexico
Editor in Chief of the *International Journal of Vaccine Theory, Practice, and Research*
Email: joller@unm.edu
Homepage: https://www.johnoller.com/

스웨덴어

Läkningsprotokoll och toxikologiska tester för följdsjukdomar av injicerbara läkemedel med covid-19

Ki-Yeob Jeon[1] , MD, Jeonbuk National University, Republiken Korea (Sydkorea); PhD, Chonnam National University, Republiken Korea; ScD, Johns Hopkins University, USA

[1]Hopkins Jeonil Internal Medicine Clinic, Jeonju, Republiken Korea, ROK, e-post: kjeon@hanmail.net ORCID: https://orcid.org/0000-0003-4385-0702

[1]Kandidat till 2024 års Nobelpris i fysiologi eller medicin från Korea Nobel Research Center

Citation: Jeon, K.-Y. (2024). Healing Protocols and Toxicology Tests for Sequelae of Covid-19 Injectables.
International Journal of Research - GRANTHAALAYAH, 12(6), 1-16.
doi:10.29121/granthaalayah.v12.i6.2024.5696

Sammanfattning

I den här artikeln presenteras för det första läkningsprotokoll för framgångsrik avgiftning och för det andra toxikologiska tester för att diagnostisera följder av COVID-19 experimentella jabs, långt COVID-syndrom och infektiös utsöndring av skadliga komponenter från COVID-19 jabs-injicerade individer eller miljöer (såsom chemtrail eller mRNA-jabbed livsmedel). Läkningsprotokollen består av tre kategorier: för det första en cocktail av mediciner; för det andra beteendeförändringar; och för det tredje hälsosamma livsmedel. De toxikologiska testerna omfattar mikroskopiska undersökningar av grafenoxider (hydrogel), mikrochips, mikrorobotar, inflammatoriska celler och morfologin hos röda blodkroppar i prover främst från blod, men också från urin, fotbad, sitzbad, hudextrakt och experimentella injektionsflaskor för att utvärdera eventuella mänskliga sjukdomar och övervaka effekterna av läkningsprotokoll.

Nyckelord: COVID-19 injicerbara läkemedel, läkningsprotokoll, långt COVID-syndrom, utsöndring av injicerbara produkter, följder av experimentella COVID-19 injicerbara läkemedel, toxikologiska tester, grafenoxid, hydrogel, mikrochips, mikrorobotar

Introduktion

1. Introduktion till Tre kategorier av helanden

1-1. DEN FÖRSTA KATEGORIN: MEDICINERING

En kombination eller cocktail av olika mediciner bestående av azitromycin, hydroxiklorokin (HCQ), Ivermectin, vitamin C, D och zink visade sig vara effektiv för behandling av COVID-19-sjukdomen (Jeon, 2020b; Jeon, M.H., 2021). Författaren utökade läkemedelscocktailen genom att inkludera aspirin, fenofibrat, melatonin, fexofenadin/cetirizin, ginkgo biloba, NAC, glutation, co-enzym Q, tymosin-alfa och EDTA (etylendiaminetetraättiksyra) inte bara för behandling av SARS-CoV-2-sjukdomen utan också för att eliminera grafenoxider (GOs; eller hydrogel), mikrochips och föroreningar i COVID-19-experimentinjektionerna (Jeon, 2022b; 2023a; George, T., 2023).

1-1-1. EDTA-kelatbehandling

Den amerikanska läkemedelsmyndigheten FDA godkände kelatbehandling för blyförgiftning (George, T., 2023). Patienter rapporterade att de mådde mycket bättre efter det potentiella avlägsnandet av cesium eller yttrium-90 (Moderna, 2020). C-vitamin, mjölktistel, probiotika och chlorella är kända naturliga kelatorer.

1-1-2. Hyperbar syrgasbehandling (HBOT)

Totalt 40 sessioner (en eller två gånger om dagen) med HBOT förbättrade livskvaliteten, sömnen, de neuropsykiatriska symtomen och smärtsymtomen (Hadanny, 2024).

1-2. DEN ANDRA KATEGORIN: BETEENDEFÖRÄNDRING

Beteendeförändringarna omfattar regelbunden konsumtion av grönt te och tallbarrste, användning av MMS2-lösningar, curry, fotbad, 16-timmarsfasta med meditation (gå barfota på marken eller på stranden) och undvikande av 5G/6G-hotspots, elbilar och högspända elektromagnetiska fält.

1-2-1. EGCG (Epigallokatekin-3-gallat)

EGCG i grönt te (katekin i grönt te) kan sönderdela mRNA-spikproteiner och minska amyloidogenesen som produceras av mRNA-spikproteiner från SARS-CoV-2 eller COVID-19-injektioner. (Secker, C., 2023).

1-2-2. 16 timmars fasta och andliga aktiviteter

16-timmars fasta med meditation ökar autofagi och AMPK-nivåer (AMP-aktiverat proteinkinas) för att öka den medfödda immuniteten genom att stimulera typ I-interferon (IFN) och Toll-like receptor 7 (TLR7). Dessa mekanismer hjälper till att återhämta sig från de skador som orsakats av införandet (eller transfektionen) av olika främmande DNA i de experimentella COVID-19-jabben i mänskligt DNA genom injektioner (Alden, M., 2022; Hannan, M.A., 2020; Mihaylova, M., 2011). En studie som publicerades i JAMA visade att troendes deltagande i trosbaserade tjänster bidrog avsevärt till att förbättra hälsoresultaten (Balboni, 2022). Andliga tjänster visade sig minska stressnivåerna och förbättra det mänskliga immunsystemets reaktionsförmåga (Kim, I., 2021).

1-2-3. Korea Veritas Doctors (KoVeDocs) roll och jordning

På presskonferensen den 13 december 2021 offentliggjorde KoVeDocs förekomsten av olika skadliga material i de experimentella COVID-19-sprutflaskorna. De introducerade fotbad som en metod för att extrahera aktivt rörliga levande organismer, grafenoxid (GO)-liknande föremål, metallliknande partiklar och maskliknande föremål (Jeon, 2022a; Lee, Y., 2022). Efter KoVeDocs presskonferens ökade användningen av fotbad för att avlägsna dessa främmande material kraftigt i Korea. Många personer som genomgick fotbad extraherade morgelloner med hårliknande GO, vilket indikerade förekomsten av dessa GO i människokroppar oavsett om de fått experimentella injektioner med covid-19 (Jeon, 2022a; Melville, 2024). Jordning (att gå barfota på marken eller på stranden) har också visat sig minska skadlig oxidativ stress, förbättra den naturliga immuniteten och välbefinnandet samt bidra till återhämtning från olika typer av cancer (J. Oschman, 2015).

1-2-4. Nässpray, gurgling och träkol

Det finns många märken av povidonjod för nässpray och oftalmiska preparat (Arefin, 2022). Dessutom rekommenderas sköljning och gurgling med en saltlösning för att rensa ögon, näsa och mun under tider med chemtrail-förorening och nasala aerosoliserade mRNA-nanopartiklar (Kim, J., 2024). Med tanke på att COVID-19-experimentella jabs använder lipidnanopartiklar, växtfibrer och kol som fäster vid lipider, kan material som kan extrahera dem från vår kropp vara användbara för avgiftning (Sugimoto, 2023).

1-2-5. Återanvändningen av MMS2 (kalciumhypoklorit) för att förstöra grafenoxider (polyakrylamidhydrogelfilament), mikrochips och mikrorobotar i människokroppen

Författaren återanvände MMS2 och rapporterade att MMS2 förstörde GO i både urin- och blodprover (Jeon, 2023a, b). MMS2, även känd som Master Mineral Solution 2, kalciumhypoklorit (Ca(ClO)2), rekommenderades av US Army Center för desinfektion av vatten (Headquarters, Departments of the Army, Navy, and Air Force, 2005).

MMS2 verkar genom att producera hypoklorsyra (HOCl), vilket är samma ämne som produceras av myeloperoxidas i neutrofiler, eosinofiler, mononukleära fagocyter och B-lymfocyter i mänskligt blod. Hypoklorsyra är känd för att omvandla GO till ofarliga flavonoider och polyfenoler (Huang S, et al., 2021; Panasenko OM, et al., 2013). Dessutom kan MMS2 förhindra GO-inducerade skador såsom kärlocklusion, vävnadsskada och långvariga inflammatoriska förändringar (Castanheira FVS, et al., 2019).

1-3. TREDJE KATEGORIN: HÄLSOSAM MAT

1-3-1. Reparation av skadat kärn-DNA och återställande av medfödd immunitet

Hamssine Cheonggukjang®, gurkmeja, resveratrol, Panax ginseng eller 16-timmars fasta med meditation ökar AMPK för att återställa den skadade medfödda immuniteten (Kim, J., 2016). Smart Food DM® är känt för sina antioxidativa och antiinflammatoriska egenskaper, som kan minska överdriven autoimmunitet, sänka blodsockernivåerna och stödja återhämtningen från inflammatoriska tarmsjukdomar.

1-3-2. *Hamssine Cheonggukjang*(en fermenterad musögd sojaböna [Seomok-tae]) *vitlökspasta*

Bacillus subtilis var. natto är känd för att lösa upp spikproteinet i SARS-CoV-2 på ett dos- och tidsberoende sätt (Tanikawa, 2022). Efter fermentering blir icke-GMO Seomok-tae rik på vitaminer och andra näringsämnen. Genistein, som efterliknar östrogena effekter, minskar klimakterieeffekterna, har egenskaper mot cancer och fotoåldrande och skyddar mot osteoporos (Sharifi-Rad, 2021). Den fermenterade produkten, Hamssine Cheonggukjang vitlökspasta®, innehåller 750 olika varianter av Bacillus subtilis, inklusive nattovarianten/underarten. Den aktiverar AMPK, innehåller genistein (Kim, J., 2016), bryter ned mRNA-spikproteiner och hjälper till att reparera skadat kärn-DNA(Mulroney, 2023 ; Steinberg, G.R., et al., 2023). Mikroplaster eller hydrogel nanoteknologi mikroplaster kan komma in i våra kroppar från miljön eller genom COVID-19 experimentella injektioner(Kozlov, 2024; Marfella, et al., 2024). Bacillus subtilis är känd för att smälta mikroplaster (Yang, 2023), vilket kan orsaka inflammation i vävnaden, fibros och förlust av organstrukturer (Rivers-Auty, 2023). Det minskar irritabelt tarmsyndrom, förbättrar minnet och kognitiva funktioner, ökar avföringsfrekvensen och lindrar inflammatoriska reaktioner. Det läker också skadat nukleärt DNA för att minska autoimmuna sjukdomar och cancer, möjligen till och med de som induceras av mRNA-spikproteiner som innehåller N1 -metyl-pseudouridin (Ψ) (Dimidi, 2019).

1-3-3. *Smart Food DM®* och *Artemisinin*

Smart Food DM® är en utmärkt läkande mat för att minska inflammatoriska förändringar i kroppen och för avgiftning från långvarigt COVID-syndrom, ömsning och/eller från experimentella injektioner av COVID-19 (Jeon, 2022b). Den består av flera livsmedel som Houttuynia cordata, grönt te, mullbärsblad, lakrits, Coix agretis och sojabönor. Houttuynia cordata innehåller decanoilacetaldehyd, som har antibiotiska effekter, och quercitrin, som har antioxidativa effekter. Grönt te innehåller EGCG. Mullbärsblad innehåller polyfenoler som har antioxidativa effekter. Lakrits innehåller glycyrrhizin som har antiinflammatoriska effekter. Coix agretis innehåller coixenolid som har anitiinflammatoriska effekter. Sojabönor innehåller lecitin som har anticancereffekter och genistein som har extrogenliknande effekter och anti-agingeffekter (Liang, M., 2022).

Artemisinin kombinerades med hydroxiklorokin (HCQ) för att rädda liv från autoimmuna sjukdomar som lupusnefrit genom att nedreglera den inflammatoriska nukleära faktor-κB-vägen (Liang, N., 2018). Dessutom nedreglerade kombinationen inflammatorisk differentiering av CD4+ T-celler hos råttor (Bai, 2019). Således kan det förhindra cytokinstorm, falskt överdriven inflammatorisk process av SARS-CoV-2-infektion och de alltför uttryckta autoimmuna skadorna orsakade av N1 -metylpseudouridin (m1 Ψ) modifiering i mRNA COVID-19 experimentella injektioner.

1-3-4. Livsmedel som är rika på antioxidanter: Ananas, curry, tallbarrste, maskroste, hallon, blåbär, svarta bär, tranbär, vindruvor, tomater, kronärtskockor, katrinplommon, jordnötter, pekannötter, grönkål, kål, fermenterade bönor, äpplen, avokado, kakao, Perilla frutescens, svamp, olivolja, söta körsbär, tomater och vin.

GO eller magnetiska hydrogeler i de experimentella injektionerna med COVID-19 skadar våra kroppar genom fysisk förstörelse såsom hjärnskada och neurotoxicitet, DNA-skador och epigenetiska förändringar, mitokondriell skada, inflammatorisk respons, ökad reaktiv oxidativ stress (ROS), mitokondriell beroende apoptos, cellulär skada och nekros (Ou, 2016). Oxidativ stress i form av reaktiva syreföreningar (ROS) och reaktiva kväveföreningar (RNS) som orsakas av experimentella injektioner med covid-19 skadar våra cellstrukturer, proteiner, lipider och DNA (Losada-Barreiro, S., 2022). Inflammatoriska cytokiner som IFNγ, IL-1β, IL-6 eller TNFα, som induceras av SARS-CoV-2-infektion (och som också kan vara experimentella injektioner av COVID-19) kan utlösa bildandet av fria radikaler som kväveoxid (NO) och superoxidradikal (O2+) (Wu J., 2020).

De ovan nämnda livsmedlen innehåller exogena naturliga antioxidanter som askorbinsyra (vitamin C), α-tokoferol (vitamin E), β-karoten (vitamin A), katalas, superoxiddismutas och glutationperoxidas. Dessa antioxidanter spelar en avgörande roll för att stödja kroppens endogena antioxidantroller för att skydda kroppen och för att ta bort specifika reaktiva syrearter (ROS). Vitamin C och vitamin E, tillsammans med selen, för att eliminera skadliga lipidperoxider och för att förebygga eller lindra inflammatoriska reaktioner, autoimmuna reaktioner vid tillstånd som artrit, astma, försämring av hjärnan som Alzheimers sjukdom och diabetes (Pincemail, 2022).

Tabell 1. Läkningsprotokoll för avlossning och följder av COVID-19 Injektionsvätskor (Personliga förutsättningar, egenskaper, allergiska tillstånd och andra faktorer bör beaktas).			
Föremål	Healing Initiation under de första 10 dagarna	4 månaders läkning	Förbehåll
DEN FÖRSTA KATEGORIN: MEDICINERING			
Hydroxiklorokin (HCQ)	200~300 mg dagligen	100-200 mg dagligen	Vissa människor kan ha allergier.
Ivermektin	En tablett eller en och en halv tablett dagligen	1Tablett dagligen eller varannan dag	Det är viktigt att kontrollera din syn och QTc-intervallet med hjälp av ett elektrokardiogram. Följ de ordinationer eller råd som ges av din läkare.
Azitromycin	0,5 tablett i 10 dagar eller två tabletter i tre dagar och en tablett i 7 dagar mer	0,5Tablett dagligen i 12 dagar varje månad	
Aspirin	0,5 tablett eller en tablett en gång dagligen		
Fenofibrat	En tablett en gång om dagen i tio dagar	1 tablett dagligen eller varannan dag	
Omega-3	Rekommenderas inte för personer under 20 år. En eller två kapslar dagligen		
melatonin	Ta en tablett varje kväll. Sluta om du upplever yrsel efter att ha tagit mediciner.		
Montelukast	Ta en tablett en gång om dagen. Avbryt om du har några obehag efter att ha tagit medicinen.		
Fexofenadin/Cetirizin	Ta en tablett dagligen. Sluta om du upplever yrsel eller svår muntorrhet efter att ha tagit medicinen.		
Vitamin C	Ta två gram under varje måltid. Övervaka dina blodsockernivåer. Avbryt användningen om du upplever magont efter konsumtion.		
Vitamin D och zink	Ta en tablett dagligen. Sluta om du upplever något obehag efter att ha tagit medicinen.		
Ginkgo biloba extrakt	Ta det två gånger om dagen. Sluta om du upplever obehag efter att ha tagit medicinen.		
Thymosin-alfa	Två gånger i veckan under 4 månader, om möjligt.		
NAC, glutation och CO-Q10	Ta en tablett dagligen. Sluta om du upplever något obehag efter att ha tagit medicinen.		
Antihelminth	Zelcom, Albendazole eller Biltricide (Praziquantel) kan vara till hjälp vid krypande hudkänslor.		
EDTA-kelatbildning	Tre gånger i veckan med 1/5 ampull under två månader (totalt cirka 25 gånger)		Biverkningar
Hyperbar syrgas	40 sessioner totalt (en eller två gånger om dagen) eller två gånger i veckan under 4 månader		Biverkningar
DEN ANDRA KATEGORIN: BETEENDEFÖRÄNDRING			
Grönt te	Ta en till tre koppar per dag. Om du är allergisk mot EGCG eller koffein rekommenderas det inte.		Vissa människor kan ha allergi.
Te av tallnålar	En kopp dagligen. Om du känner dig kall i kroppen efter att ha druckit Pine Needle Tea kan du byta till Dandelion Tea istället.		
Curry 2 gånger i veckan	Anpassa dig till dig själv. Ät curryrätter, som innehåller curcumin, en till fyra gånger i veckan.		

Fotnedsänkning Bad eller jordning	Fotbad i en till två timmar, fem gånger i veckan, och att gå barfota på en asfalterad eller cementbelagd väg är verkningslöst.	Var försiktig när du har svullna ben.
MMS2 (kalciumhypoklorit) lösning	Börja med en droppe av lösningen i 250 ml dricksvatten. Drick en till tre gånger om dagen. Öka sedan gradvis till åtta eller tio droppar dagligen.	Inte Natriumhypoklorit
16 timmars fasta med bibelläsning/psalmer/andakt	En gång i veckan (t.ex. dricka vatten endast från fredag kl. 14.00 till lördag kl. 06.00) med uppriktig bibelläsning, bön och psalmsång.	Var försiktig när du har DM.
Håll dig borta från 5G/6G, elbilar, elektromagnetiska fält, chemtrails, mRNA-föroreningar i injicerbara läkemedel, livsmedel eller i plåster	Stäng av mobiltelefoner och Wi-Fi under sömnen. Undvik närhet till 5G/6G-spots eller högspänningsledningar. Många människor upplever huvudvärk, illamående och tryck över bröstet när de använder elbilar eller elbussar.	Skydd mot cancer/hjärtat
Povidon-jod för nässpray, oftalmiskt preparat	Det finns många olika märken av oftalmiska preparat och nässprayer samt saltvattenlösningar (NaCl) för oftalmiska ändamål, nässpray och gurgling i munnen.	Arefin (2022); Kim, J.(2024)
Träkol + växtfiber	Det minskar den viscerala fettvävnaden och kan bidra till att eliminera giftiga ämnen från tarmen.	Sugimoto (2023)
DEN TREDJE KATEGORIN: HÄLSOSAMMA LIVSMEDEL UTAN GMO		
Hamssine Cheonggukjang vitlökspasta®	Den innehåller 750 underarter av Bacillus subtilis som kan främja en hälsosam tarmmikrobiom, reparera skadat kärn-DNA, eliminera främmande mRNA som spikproteiner, hydrogel-nanoteknik och mikroplaster samt minska onormala autoimmuna reaktioner.	Vissa människor kan ha allergi.
Smart Food DM®	Den innehåller flera växter och livsmedel såsom Houttuynia cordata, grönt te, mullbärsblad, lakrits, Coix agrestis och sojabönor. Denna blandning är rik på quercitrin, EGCG, lecitin, genistein och glycyrrhizin.	
Artemisinin/Artesin-N®	Den innehåller artemisinin, niacin och zink.	
Makgorang Bokgurang®	Den tillför kalcium och D-vitamin med nanomalningsteknik från Apexel.	
Panax ginseng	Det kan skydda mot influensa och inflammatoriska förändringar. Vissa människor kan uppleva magont, hudallergier eller hjärt- och blodsockerproblem.	
Livsmedel/frukter/drycker rika på antioxidanter	Ananas, curry, tallbarrste, maskroste, hallon, blåbär, svarta bär, tranbär, vindruvor, tomater, kronärtskockor, katrinplommon, jordnötter, pekannötter, grönkål, kål, fermenterade bönor, äpplen, avokado, kakao, Perilla frutescens, svamp, olivolja, söta körsbär, tomater och viner	GMO-livsmedel, ersättningskött, osmältbara insektslivsmedel och högrenade livsmedel rekommenderas inte.

Tabell 1. Tabellen visar tre kategorier av strategier för att uppnå frihet från långt COVID-syndrom, utgjutning och / eller biverkningar av experimentella COVID-19-injektioner. Den första kategorin omfattar användning av specifika läkemedel såsom vitamin C, vitamin D, zink, glutation, N-acetylcystein (NAC), hydroxiklorokin (HCQ), azitromycin/dioxicyklin, aspirin, fenofibrat,

melatonin, ivermektin, tymosin alfa och antiparasitära läkemedel för att eliminera skadliga ämnen från experimentella injektioner med covid-19. Den andra kategorin omfattar beteendeförändringar som att använda MMS2-lösningar, konsumera curry (rikligt med curcumin), regelbundna fotbad, jorda genom att gå barfota på jorden, fasta i 16 timmar och ägna sig åt aktiviteter som bibelläsning, bön och psalmsång. Det är viktigt att minimera exponeringen för 5G/6G och elektromagnetiska fält. Den tredje kategorin omfattar konsumtion av specifika produkter som Hamssine Cheonggukjang vitlökspasta®, Smart Food DM®, Artemisinin/Artesin-N®, Makgorang Bokgurang®, Panax ginseng och livsmedel som inte är genetiskt modifierade organismer (GMO) och som är rika på antioxidanter, t.ex. tranbär, blåbär, druvor, jordnötter, vin (som innehåller resveratrol) och ananas (som innehåller bromelain).

2. Introduktion till toxikologiska tester

Experimentella covid-19-jabbar har administrerats till individer över hela världen i en takt av 170,26 doser per 100 personer (Our World in Data, 2024). De som drabbas av utsöndring eller långvarigt covid-19-syndrom uppmanas ofta att konsultera psykiatrisk expertis och kan komma att isoleras från sina kyrkor, grannskap och till och med familjemedlemmar. Det är viktigt för vårt samhälle att förstå konsekvenserna av experimentella vaccinationer mot covid-19, smittspridning och riskerna för personer som utsätts för starka elektromagnetiska fält eller 5G/6G-teknik.

De klagade vanligtvis på allmän svaghet, trötthet, yrsel, synkope, fall, stark och ovanlig huvudvärk, lätta och plötsliga känsloförändringar, svårigheter att kontrollera sina känslor, intermittent och explosiv ilska, muskelryckningar, domningar eller kyla i extremiteterna, koncentrationssvårigheter, hjärndimma, svårigheter att läsa, förstå eller minnesförlust, luktförlust eller luktförändringar, tryck över bröstet, intermittenta krampande buksmärtor och uppblåsthet, ödem i nedre extremiteterna, intermittent bröstsmärta och hjärtklappning, andnöd, svårbehandlad klåda, hudlesioner, känsla av att det kryper på huden, ryggsmärta, höftledssmärta och plötslig och oväntad cancer.

2-1. IDENTIFIERING AV FÖLJDSJUKDOMAR PATIENTER

De toxikologiska testerna ska hjälpa till att ställa en diagnos på patientens tillstånd och vara en barometer på hur patienten svarar på avgiftningsbehandlingar eller läkningsprotokoll. Det kan finnas flera kategorier för att utvärdera patienternas tillstånd, se tabell 2. Det kan behövas ett samförstånd för att generalisera de toxikologiska testerna och för att gradera svårighetsgraden av toxisk status. Författarens klinik tilldelar poäng till varje punkt i de blodtoxikologiska testerna: total storlek på GO/mikrochip (4 poäng för över 100 mikrometer, 3 poäng för över 75 till 99, 2 poäng för över 50 till 75, 1 poäng för 1 till 49, 0 poäng för ingen GO/mikrochip); total storlek på degliknande inflammatorisk massa (4 poäng för över 750 mikrometer, 3 poäng för 500-749, 2 poäng för 250-449, 1 poäng för 1-249, 0 poäng för ingen inflammatorisk massa); antal aktivt rörliga mikrorobotar (4 poäng för över 7 partiklar, 3 poäng för 4-6, 2 poäng för 2-3, 1 poäng för 1); antal inflammatoriska celler (4 poäng för över objektglasets yta; 3 poäng för 3/4 över objektglaset, 2 poäng för 1/2 av objektglaset, 1 poäng för 1/4 av objektglaset, 0 poäng för mindre än 1/4 av objektglaset), antal krenelerade

RBC (4 poäng för över 20, 3 poäng för 10-19, 2 poäng för 5-9, 1 poäng för 1-5, 0 för 0), antal RBC-rouleau (4 poäng för över 10 eller stora, 3 poäng för 6-9 eller medelstora, 2 poäng för 3-5 eller måttliga, 1 poäng för 1-2 eller små, 0 poäng för 0) och totalpoäng: 24 poäng (svår [≥övre 80 %] för över 18 poäng, övre medel [60-79 %] för 12-17, måttlig [40-59 %] för 7-11, lindrig [20-39 %] för 3-6 och frånvarande [<20 %] för 0-2).

Tabell 2. Toxikologiskt test för utsöndring och följdsjukdomar av COVID-19 injektionsvätskor (Konsensus kan behövas för att bedöma omfattningen av skadorna på människors hälsa).

Namn på test	Prover	Innehåll för Toxikologiskt test	Referens
1. Djurförsök: Vaccinutveckling i "Warp Speed" banade väg för HHS och FDA att tillåta tester på människor utan föregående djurförsök.			O'Callaghan (2020); Jeon (2020c)
2. DNA-sekvensering: Alla Pfizer-vektorer innehåller SV40 Promoter/ Enhancer/Origin/polyA-signal.			Lee V. (2023); McKernan (2023)
3. Elektronmikroskopi: Detektering av grafenoxid (eller hydrogel, mikrorobotar, mikrochips) i vattensuspension av Comirnaty.			Campra (2021)
4. Kontroll av MAC-ID:s styrka och det elektromagnetiska fältet i vår miljö och i människokroppen: MAC-adressen (Media Access Control), en 12-siffrig kod, kan användas för att identifiera en specifik individ och möjliggör global identifiering, övervakning, utbildning och kontroll.			Jeon(2023b); US7427497B2; WO2020060606A1
5. Markörer i blodet: Anti-cancermarkörer inkluderar Makrofag 1 (IL6, TNF), som främjar inflammation. Pro-cancer markörer inkluderar Makrofag 2 (IL8, TGFβ1, SPP1 [secreted phosphoprotein 1]), som har anti-inflammatoriska egenskaper. Dessutom finns IFN-1 och nukleär faktor kappaB aktivitet.			Chung(2021); Liu, J. (2021); Zong (2021); Wei, Q. (2023)
6. Undersökning med ljusmikroskop:			
	1. Urin	1. Antal och storlek på organiserade strukturer	Jeon (2022b; 2023b)
		2. Grafénoxidens antal och storlek (hydrogelband, filament etc.)	
		3. Antal och storlek på antennliknande strukturer	
		4. Antal och storlek på mikrochipliknande strukturer	
	2. Blod	1. Antal och storlek på grafenoxid (hydrogelband) eller mikrochip	Jeon(2022a; 2023b); Lee(2022);
		2. Antal och storlek på degliknande högstrukturer	
		3. Antal och storlek på mikrorobotar	

		4. Antal och storlek på inflammatoriska celler/ vita blodkroppar	
		5. Antal och storlek på krenelerade röda blodkroppar (echinocyter)	
		6. Antal och storlek på röda blodkroppar (RBC) rouleaux	
	3. Övriga - prover från fotbad, sitzbad, hudextrakt och injektionsflaskor för covid-19-experiment.		Jeon (2023b); Lee (2024)

Tabell 2. I tabell 2 presenteras olika föreslagna metoder för att genomföra toxikologiska tester för experimentella covid-19-vacciner. FDA i USA, tillsammans med motsvarande nationella institutioner i andra länder, genomförde inte dessa toxikologiska tester med hänvisning till Warp Speed Emergency Use Authorization. Dessa tester, som omfattar blodmarkörer och ljusmikroskopiska undersökningar, kan användas för att diagnostisera och övervaka effekterna av experimentella injektioner av covid-19 på både människor och djur, inklusive utsöndring och andra experimentella injektioner/patcher/livsmedel med mRNA.

2-2. PATIENTFALL

Författaren presenterade tre patientfall. Genom att granska dem kan läkare och forskare nå samförstånd om toxikologiska tester för att fastställa standardiserade diagnos- och uppföljningskriterier för behandling och läkningsprogression.

2-2-1. 52-årig man (Mr Kim) med intermittent hjärtklappning, en puls på 115 slag per minut, svår krampaktig huvudvärk, hjärndimma och panikångest. Han hade fått två experimentella COVID-19-injektioner och hade upplevt två bekräftade fall av SARS-CoV-2 (COVID-19-sjukdom). Hans kemiska provresultat i april 2024 visade något förhöjda nivåer av AST/ALT/gamma-GTP/kolesterol/triglycerider på 159/46/10/215/374. Den toxikologiska undersökningen av hans obehandlade blod i april 2024 illustreras i den vänstra kolumnen i figur 1. Därefter genomgick han läkningsprotokoll under flera veckor, varefter hans symtom i stort sett hade avtagit.

Den 8 maj 2024 visade hans blodtoxikologiska undersökning efter tre veckors behandling med hälsoprotokollet betydligt förbättrade förhållanden, vilket framgår av den högra kolumnen i figur 1. Hans nivåer av AST/ALT/gamma-GTP/kolesterol/triglycerider var 29/28/25/176/152.

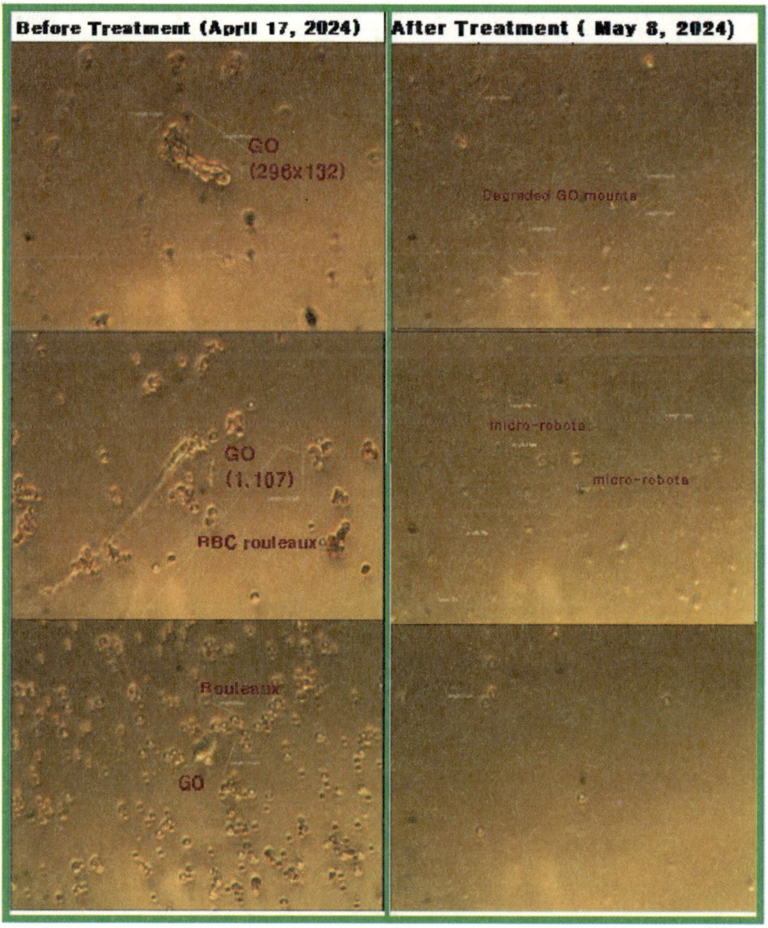

Figur 1. Blodet centrifugerades i 30 minuter vid 2 500 rpm och den övre plasman undersöktes med stereomikroskopi med en förstoring på 250. Före behandlingen med läkande protokoll den 17 april visade den toxikologiska analysen av blodet att det fanns en skeinliknande GO-partikel som mätte 296 mikrometer, en sockerrörsliknande GO-partikel som var 1 107 mikrometer lång och en puppliknande GO-partikel som mätte 151 mikrometer. Dessutom observerades rouleaux-formade röda blodkroppar i den inledande toxikologiska studien.
Hans blodtoxikologiska test den 8 maj 2024 visade följande resultat i den högra kolumnen: Olika storlekar på runda högar av nedbrutna grafenoxider (GO) eller inflammatorisk deg (60 mikrometer, 90 mikrometer, 117 mikrometer, 119 mikrometer) och aktivt rörliga mikrorobotar (19 mikrometer, 20 mikrometer, 28 mikrometer) upptäcktes.

Bild 1	Före (17 april 2024)	Efter (8 maj 2024))
1. Antal och storlek på grafenoxid (hydrogelband) eller mikrochip	4	0
2. Antal och storlek på degliknande högstrukturer	0	2
3. Antal och storlek på mikrorobotar	4	3
4. Antal och storlek på inflammatoriska celler/ vita blodkroppar	4	2
5. Antal och storlek på krenelerade röda blodkroppar (echinocyter)	4	0
6. Antal och storlek på röda blodkroppar (RBC) rouleaux	4	0
Total poäng	20 (allvarlig)	7 (måttlig)

2-2-2. 69-årig kvinna, Ms Hwang, fick två doser av experimentella COVID-19-jabbar och genomgick två PCR-tester. Hon besökte min klinik med nyutvecklad hypertoni, som mättes till 200/100. Hon rapporterade yrsel, förlust av muskelstyrka och två fall. Hon hade också intermittent hosta och tryck över bröstet. Trots tillfällig huvudvärk och högt blodtryck avböjde hon blodtryckssänkande medicinering. Blodprover den 15 april 2024 visade mild anemi. Resultaten av de toxikologiska testerna av hennes blod före behandlingen samma dag visas i de udda kolumnerna (1:a och 3:e) i figur 2. Efter fyra veckors behandling med läkningsprotokoll förbättrades hennes symtom avsevärt.

Hennes blodtoxikologiska tester den 14 maj 2024 visade betydligt förbättrade förhållanden, vilket framgår av de jämna (2:a och 4:e) kolumnerna i figur 2. Hennes blodtryck normaliserades nästan helt utan behov av några blodtryckssänkande mediciner.

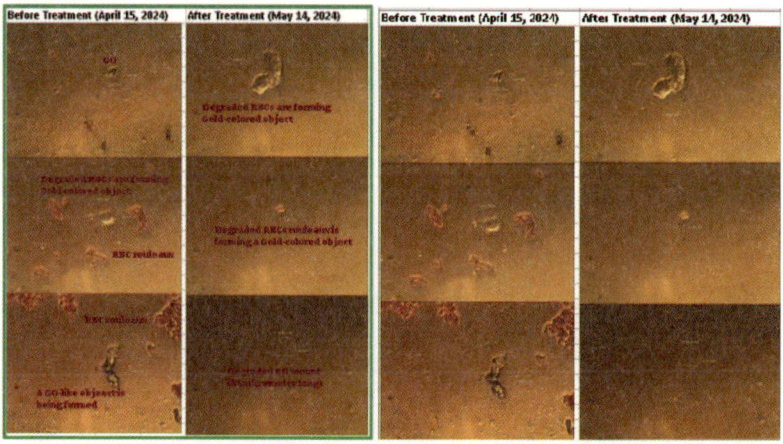

Figur 2. Den 15 april 2024 uppvisade det obehandlade blodet i de udda kolumnerna (1:a och 3:e) GOs (108 mikrometer, 130x176 mikrometer och 367 mikrometer långa), ett stort antal rouleaux av röda blodkroppar (RBC) och flera rörliga mikrorobotar bland inflammatoriska celler.
Hennes blodtoxikologiska test den 14 maj 2024 visade på betydligt förbättrade förhållanden, vilket framgår av de jämna kolumnerna (2:a och 4:e). De små inflammatoriska partiklarna i bakgrunden var i stort sett borta, med några få påvisbara rörliga mikrorobotar kvar. Rouleaux av röda blodkroppar hade bildats och syntes som guldfärgad inflammatorisk deg.

Bild 2	Före (15 april 2024)	Efter (14 maj 2024))
1. Antal och storlek på grafenoxid (hydrogelband) eller mikrochip	4	0
2. Antal och storlek på degliknande högstrukturer	0	4
3. Antal och storlek på mikrorobotar	4	2
4. Antal och storlek på inflammatoriska celler/ vita blodkroppar	3	1
5. Antal och storlek på krenelerade röda blodkroppar (echinocyter)	4	0
6. Antal och storlek på röda blodkroppar (RBC) rouleaux	4	0
Total poäng	19 (allvarlig)	7 (måttlig)

2-2- 3. 30-årig kvinna (Jang) fick två experimentella covid-19-jabbar 2021 och genomgick tre PCR-tester. Hon upplevde svåra bröstsmärtor två gånger, svåra ryggsmärtor och måttlig feber. I februari 2022 diagnostiserades hon med SARS-CoV-2. Under denna period led hon av svåra ryggsmärtor och var sängliggande i tre dagar. I januari 2024 fick hon plötsligt svårt att andas och hennes syn blev mörkare. Hon kände hjärtklappning, yrsel, svindel, svår svaghet och var nära att svimma. Efter att ha vilat i 15 minuter återhämtade hon sig spontant. I januari och februari 2024 upplevde hon tryck över bröstet, fenomen med vit hjärna och andfåddhet. I slutet av april 2024 utvecklade hon svår hosta och lätt feber. Den 9 maj 2024 fick hon diagnosen lunginflammation och behandlades på ett sjukhus i staden, men utan framgång. Hon besökte därefter Jeons klinik tillsammans med sin far. Jeon rekommenderade att hon skulle skrivas in på kliniken, vilket ledde till ett häftigt gräl med hennes far om inskrivningen. Så småningom gick hon med på att bli inlagd. Författaren observerade många fall där individer blev mycket arga (visade känslomässiga förändringar) när de fick veta om potentiella negativa effekter av COVID-19 experimentella jabs. Dessa individer upplevde också autonoma dysfunktioner som vasovagal synkope, posturalt ortostatiskt takykardisyndrom eller ortostatisk hypotension. Jang svimmade två gånger i januari och februari 2024. Jeon spekulerade i att dessa incidenter kunde vara kopplade till skador på VMAT2 (Vesicular Monoamine Transporter 2), som reglerar monoamin-neurotransmission i CNS-neuroner (Eiden, 2011), och det limbiska systemet, orsakade av långa COVID-19 eller COVID-19 experimentella vaccinationer (Taskiran-Sag, 2023). På intagningsdagen den 14 maj 2025 genomgick hon ett blodprov och en lungröntgen. Hennes blodkemi visade milda avvikelser med ökade D-dimer/glukos/gamma-GTP-nivåer på 0,64/170/56. Röntgen av bröstkorgen visade opaciteter i form av markglas i båda nedre lungorna. Kategori 1-behandling enligt läkningsprotokollen inleddes. Denna behandling genomfördes under 7 dagar, under vilka hennes ihållande hosta, svaghet, milda feberhöjning och bröstsmärta minskade. Den 21 maj 2025 testades hennes blod igen. Den 23 maj 2024 genomgick hon en uppföljande lungröntgen, och hon skrevs ut eftersom hennes symtom och lungröntgen hade förbättrats. Det fanns dock en diskrepans mellan resultaten av det blodtoxikologiska testet (fig. 3) på Jeons klinik och resultaten av de blodkemiska testerna och uppföljningen av lungröntgen, som är allmänt accepterade på de flesta sjukhus och kliniker. Hon rekommenderades att genomgå kategori 2- och 3-behandlingar enligt läkningsprotokollen efter utskrivningen. Hennes andra uppföljande lungröntgen och blodtoxikologiska tester genomfördes den 2 juni 2024 (fig. 3 & 4).

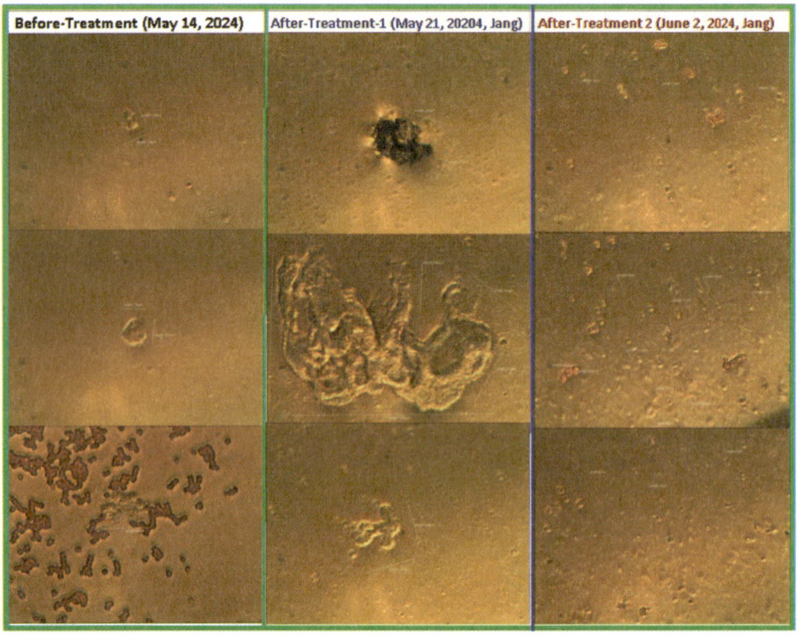

Figur 3. På inskrivningsdagen den 14 maj 2025 visade hennes blodkemi vissa avvikelser med förhöjda D-dimer/glukos/gamma-GTP-nivåer på 0,64/170/56. Hennes obehandlade blod i den första kolumnen i figur 3 avslöjade: för det första en grafenoxidliknande massa (137 x 117 mikrometer) och en annan grafenoxidliknande massa (157 x 156 mikrometer) med inflammatoriska celler och många aktivt rörliga mikrorobotar; för det andra flera RBC rouleaux och en degliknande blandad massa (294 mikrometer lång) av inflammatoriska celler och aktivt rörliga mikrorobotar. Hennes lungröntgen den 14 maj 2024 (bilden av den högra nedre kvadranten i figur 4) visade covid-19-pneumoni i båda de nedre lungfälten, med opacitet i markglas (GGO), trots hennes tidigare negativa PCR-test i den tidigare staden.

Den 21 maj 2025 togs ett blodprov på henne. Det toxikologiska blodtestet, som visas i den andra kolumnen i figur 3, visade följande: för det första fanns det en betydande förekomst av inflammatoriska celler och GO (grafenoxid som mätte 362 x 271 mikrometer); och för det andra fanns det stora degliknande blandade massor (en som mätte 51 x 362 x 1 296 x 293 x 927 mikrometer och den andra 248 x 308 mikrometer) bestående av inflammatoriska celler och mikrorobotar. Allmänna kemiska tester gav normala resultat. Den 23 maj 2024 visade röntgenbilder av bröstkorgen också en förbättring (den högra övre kvadranten och den vänstra nedre kvadranten i figur 4), med endast rester av hennes GGO-lesioner synliga.

Den 2 juni 2024 genomfördes ett blodtoxikologiskt test (tredje kolumnen i figur 3) och en lungröntgen (övre raden, vänstra kolumnen i figur 4) som visade förbättringar.

figur 3	Före behandling (14 maj 2024)	Efterbehandling 1 (21 maj 2024)	Efterbehandling 1 (2 juni 2024)
1. Antal och storlek på grafenoxid (hydrogelband) eller mikrochip	4	4	0
2. Antal och storlek på degliknande monteringsstruktur	2	4	0
3. Antal och storlek på mikrorobotar	3	3	3
4. Antal och storlek på inflammatoriska celler/vita blodkroppar	2	3	4
5. Antal och storlek på krenelerade röda blodkroppar (echinocyter)	2	0	2
6. Antal och storlek på röda blodkroppar (RBC) rouleaux	4	0	2
Total poäng	17 (övre medel)	14 (övre medel)	11 (måttlig)

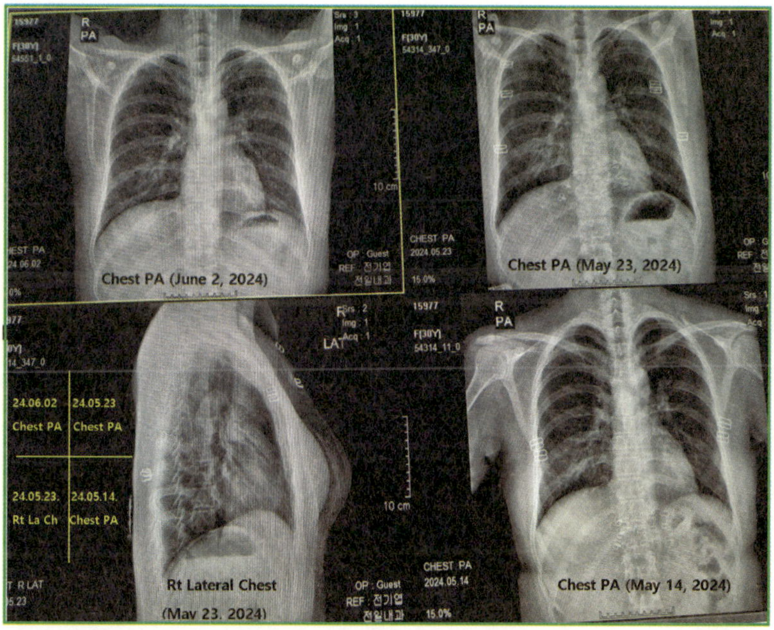

Figur 4. Röntgen av bröstkorgen den 14 maj 2024 visade markglasopaciteter (GGO) i båda nedre lungfälten (nedre raden, höger bild i Figur 4).

Efter en veckas behandling enligt kategori 1 i läkningsprotokollen granskades hennes uppföljande lungröntgen den 23 maj 2024. Opaciteterna i markglas i båda de nedre lungfälten hade minskat. (Thorax PA: Övre raden, höger bild; Röntgen av bröstkorgens högra sida: Nedre raden, vänster sida av bild 4).

Hon skrevs ut den 23 maj 2024 och genomgick en uppföljning den 2 juni 2024. Röntgen av bröstkorgen (övre raden, sida av bild) visade nästan obefintliga markglasopaciteter (GGO) i båda nedre lungorna.

Diskussion

1. Innehållet i COVID-19 Injektionsvåtskor

Officiella register och dokument har använts för att visa att covid-19-viruset var en "Frankenstein" som skapades genom funktionsförstärkande forskning och främst finansierades av US National Institute of Allergy and Infectious Diseases under ledning av Anthony Fauci (Yan, 2020; Fleming, 2021; Kennedy, Jr., 2021; Huff & Lyons, 2023). Viruset förklarades vara ett internationellt hot mot folkhälsan av Världshälsoorganisationen den 11 mars 2020 (Ghebreyesus, 2020). Dess inverkan från 1919 till 2020, före införandet av covid-19-vacciner, skilde sig dock inte nämnvärt från en vanlig influensasäsong (Beattie, 2021; Rancourt, 2022; Rancourt et al., 2023; Chossudovsky, 2024). Efter administreringen av miljarder doser av injicerbara läkemedel mot covid-19 dokumenterades cirka en miljon extra dödsfall under 2021 och 2022 (Beattie, 2021, 2024; Rancourt, 2022; Rancourt m.fl., 2023; Mead m.fl., 2024). Det är nu känt att de experimentella injicerbara läkemedlen mot covid-19 är biologiska vapen. Bland deras skadliga komponenter finns 500 gånger fler främmande DNA-fragment än vad som tillåts av FDA. Injektionsmedlen innehåller också segment av AIDS-retroviruset, SV-40-cancerviruset och många N1 -pseudouridin(Ψ), det självreproducerande modifierade RNA som förknippas med syntetiska blodproppar (Nyström & Hammarström, 2022; Santiago & Oller, 2023), turbo cancer (Mead et al., 2024), kan orsaka prionsjukdom (Perez et al., 2023)och andra försvagande och i slutändan dödliga turbo-cancerformer.

Prover av de injicerbara ämnena som inkuberas under kontrollerade förhållanden genererar självmonterande främmande enheter (Lee & Broudy, 2024). Vissa av dem liknar parasiter som har samma form som Trypanosoma cruzi, hydra vulgaris, Morgellons och inälvsmaskar (Benzi Cipelli et al., 2022; Hughes, 2022; Jeon, 20222022a). Dessutom genererade blod, urin, fotbad och hudextrakt från COVID-19-experimentella jabs injicerade människor och NOVA-experimentella jabs (Jeon, 2023b), samt inkuberade experimentella jabs under kontrollerade laboratorieförhållanden, särskilt Pfizer- och Moderna-produkterna, självmonterande datorchipliknande strukturer (Lee & Broudy, 2024) som verkade ligga till grund för aktivering via WiFi och mobiltelefoner (European Forum for Vaccine Vigilance, 2021; Goudjil & European Forum for Vaccine Vigilance, 2021; Hughes, 2024). Enligt den publicerade patentansökan från 2020 till Världsorganisationen för den intellektuella äganderätten av Microsoft var konceptet med ett "kryptovalutasystem som använder kroppsaktivitetsdata" redan genomförbart 2019 (Abramson et al., 2020).

2. Förbjudna behandlingar för COVID-19

Så snart det blev känt att SARS-CoV-2 var ett konstruerat biovapen förbjöds också rekommendationer mot att använda läkemedel som hydroxiklorokin och/eller ivermektin för behandling av covid-19-sjukdomar (Berg, S., 2021). Det verkar nu tydligt att injektionsmedlen mot covid-19 var en del av en långsiktig plan för att minska världens befolkning - vilket har dokumenterats (Kennedy, Jr., 2021; Wakefield & Kennedy, Jr., 2022). Ett sådant program föreslogs av Bill Gates med användning av vacciner (Gates, 2010) strax efter att han och Melinda Gates avsatt 10 miljarder dollar till Världshälsoorganisationen för att hjälpa till att främja sådana befolkningskontrollvacciner (Higgins, 2010). Nu när mer än 5,2 miljarder människor har fått en eller flera doser av de injicerbara COVID-19-vaccinerna (farmaceutisk teknik, 2024)och världsomspännande data visade dramatiska ökningar av dödligheten av alla orsaker (Beattie, 2021; Rancourt, 2022Rancourt et al., 2023)är det knappast förvånande att förespråkarna för de injicerbara läkemedlen mot covid-19 skulle motsätta sig användningen av hydroxiklorokin och ivermektin tillsammans med azitromycin, som har visat sig vara effektiva mot covid-19-sjukdomar (Jeon, 20202020b; Risch, 2020).

Ett viktigt publicerat argument kom den 15 oktober 2021 från Nebraskas justitieminister Douglas J. Peterson.

> "Lancet publicerade ett dokument som fördömde hydroxiklorokin som farligt (Mehra et al., 2020). Ändå var statistiken så bristfällig. ... Lancets egen chefredaktör medgav att artikeln var en "fabrikation", "ett monumentalt bedrägeri" (Roni Caryn Rabin, 2020) och "ett chockerande exempel på oredlighet i forskning mitt i [s. 2] en global hälsokris (Boseley & Davey, 2020). ... Genom att låta läkare överväga de tidiga behandlingarna kommer de att kunna utvärdera ytterligare verktyg som kan rädda liv, hålla patienter utanför sjukhuset och avlasta vårt redan ansträngda sjukvårdssystem" (i Hilgers, 2021, s. 47).

Att utelämna hydroxiklorokin från listan över terapeutiska läkemedel för behandling av COVID-19-sjukdomen kostade utan tvekan många liv (Jeon, 20202020a; McCullough & Oskoui, 2020; McCullough et al., 2021). Hydroxiklorokin stör spikproteinets endocytiska väg, begränsar dess bindning till receptorerna för angiotensinkonverterande enzym och förhindrar därmed den cytokinstorm som ofta följer med covid-19-sjukdomen (Satarker et al., 2020; Blaylock, 2021, 2022a, 2022b).

3. Mysterier med COVID-19 experimentella jabbar som orsakar följdsjukdomar

Dataintegriteten i Pfizers injektionsstudie (C4591001) var bristfällig, vilket dolde en över 3,7-faldig ökning av hjärtdödsfall i gruppen som injicerades med covid-19 jämfört med kontrollgruppen (P. Thacker, 2021; C. Michels, 2023). Det fanns en rapport om att 30 av de 58 undersökta länderna, eller 44,8 procent av de 5,8 miljarder människorna, hade färre än 4 covid-19-dödsfall per 100 000 personer under 6 veckor, vilket skulle vara färre än den beräknade dödsrisken i samband med covid-19-vaccinationer (Oh, J.S., 2021). Katalin Karikó och Drew Weissman vann Nobelpriset 2023 för sin forskning 2005 om den avgörande modifierade nukleosiden i "mRNA" för spikproteinet (K. Karikó, 2005). Senare blev modifieringen N1 -metylpseudouridin (m1 Ψ) känd (Andries, O., et al., 2015; T. Chen, 2022). Forskningen om N1 -metylpseudouridin (m1 Ψ) -modifieringen underlättade den snabba utvecklingen av mRNA COVID-19-injektioner och ökade deras effektivitet från 48% till över 90% (Morais P, 2021). Eftersom vårt eget immunsystem inte bara kan rikta in sig på homologproteinerna gjorda av pseudouridin (Ψ) eller N1 -metylpseudouridin (m1 Ψ) utan också på sina egna proteiner, celler och vävnader, kan det också leda till immunbristsyndrom, allergier eller dödliga autoimmuna sjukdomar (Santiago, D., 2023). Nyligen erkände Europeiska unionen (EU) att de experimentella covid-19-jabbarna skadade det mänskliga immunsystemet, vilket ledde till fler dödsfall i olika infektioner och cancerformer (Toledo A., 2022).

Förutom förändringen av uridin till metylpseudouridin (Ψ) (F. Gang, 2021), kunde de potentiella komponenterna i COVID-19-jabben - såsom de multifunktionella magnetiska hydrogellerna (MH) och GO i de PEGylerade lipiderna - transporteras till de riktade specifika platserna av Ai-hydrogeller för att skapa biosyntetiska föremål som "mystiska fibrösa blodproppar" (Dowd, E., 2022). Dessutom fanns det skillnader mellan batcherna i fråga om biverkningar vid covid-19-injektioner: tre distinkta linjära regressiva korrelationer observerades i de misstänkta biverkningarna (SAE) från 10 793 766 doser av 52 olika batcher av BNT162b2 covid-19-experimentella injektioner (M. Schmeling, 2023).

De genetiska fragmenten av Simian Virus 40 (SV-40) hittades i många flaskor med Pfizer COVID-19 av två oberoende forskare (Lee, V., 2023; McKernan, K., et al., 2023). De nuvarande experimentella injektionerna med COVID-19 mRNA överskred den övre gräns som FDA fastställt för kontaminerat DNA med 188 till över 500 gånger (Speicher DJ et al., 2023). COVID-19-experimentinjektionerna har skadliga ingredienser och självmonterande amyloidliknande nanostrukturer.(Jeon, 2022b; Morozova, 2023) Ju fler COVID-19-experimentinjektioner en person har fått, desto mer sannolikt är det att de ackumulerar skadliga ingredienser, självmonterande amyloidliknande nanofibrer och integrerar förorenade DNA: er från COVID-19-jabbar i deras genom. Detta ökar sannolikheten för plötsliga dödsfall, amyloidliknande sjukdomar och turbo-cancerösa förändringar i den personens kropp (Zapatka, M., et al., 2023).

4. Ett paradigmskifte

Department of Health and Human Services fann att FDA endast inspekterade 1% av de kliniska prövningsställena och försummade att ta itu med problem som förfalskade data, oblindade patienter och dålig uppföljning av biverkningar vid kliniska prövningsställen i Texas (P. Thacker, et al., 2021). Vissa forskare rapporterade att "riskintervallet endast var 0-42 dagar" och drog slutsatsen att "analysen i flera länder bekräftade redan etablerade säkerhetssignaler för myokardit, perikardit, Guillain-Barre's syndrom och cerebral venös sinustrombos" (Faksova, 2024). Det kan dock finnas tre grundläggande fel i rapporten, och slutsatsen kan vara förfalskad. Enligt rapporten kan studien endast ha följt upp i 35 dagar (sannolikt från 8-42 dagar) i stället för som föreslaget i 42 dagar (från 0-42 dagar). För det andra kan studien inte generaliseras på grund av den skeva fördelningen av den vaccinerade befolkningen. Studien noterade att "De flesta vaccinmottagare var i åldersgruppen 20-39 och 40-59 år." Majoriteten av mottagarna av de experimentella COVID-19-jabbinjektionerna var dock över

60 år gamla, vilket var mer sannolikt att de hade upplevt följder av COVID-19-jabbarna. För det tredje kan det finnas tre olika stadier för utvärderingen av COVID-19 experimentella jabs och långsiktig utvärdering var nödvändig (Jeon, 2023b): för det första upptäcktes spikproteiner på cirkulerande exosomer och var överraskande överförbara 4 månader efter COVID-19 experimentella injektioner (Bansal, 2021); och topp överdrivna dödsfall inträffade 5 månader efter COVID-19 experimentell injektion (Sy, W., 2023). Dessutom var toxikologiska tester i tabell 2 i denna artikel nödvändiga för att noggrant undersöka COVID-19-jabbarnas natur.

År 2024 verkar samhällsklimatet vara på väg att förändras. USA:s appellationsdomstol för den tionde kretsen bekräftade i Colorado den 7 maj 2024 att ett religiöst undantag bör tillämpas på alla vacciner, inklusive experimentella COVID-19-jabbar (Appellate Case: 21-1414, 2024). Staten Arizona förklarade de experimentella mRNA COVID-19-injektionerna som ett biovapen baserat på Pfizers egen kliniska statistik på 1 223 dödsfall, 42 000 negativa fall och alarmerande 158 000 negativa incidenter (Chris Wick News, 2024). Pfizer fick böta 34 800 pund av Prescription Medicines Code of Practice Authority (PMCPA) eftersom en medicinsk chef för Pfizer i Storbritannien retweetade ett inlägg från en amerikansk anställd som hävdade att Pfizer-vaccinet mot COVID-19 var effektivt för att förhindra COVID-19, vilket visade sig vara felaktigt. PMCPA fastställde att inlägget saknade hänvisningar till biverkningar och säkerhetsinformation och spred vilseledande information (I. Cameron, 2024). Tidigare hade Fleming i sin bok hävdat att injektioner av covid-19 skulle kunna vara ett dödligt biovapen (R. Fleming, 2021).

I Sydkorea avled inga personer under 20 år, gravida kvinnor eller ammande kvinnor på grund av SARS-CoV-2 före införandet av obligatoriska experimentella injektioner med covid-19 och vaccinpass för covid-19. Men efter de obligatoriska covid-19-injektionerna för unga studenter dog 18 skolbarn och ungdomar och över 800 unga barn och ungdomar skadades allvarligt efter covid-19-injektioner i Sydkorea. De avlidnas familjer har gått samman för att utmana den koreanska regeringens apatiska hållning och känslokalla reaktioner på deras krav på att rätta till problemen med tvångsvaccinationer mot covid-19 och systemet med vaccinpass för personer under 20 år (Naver.tv, 2024).

5. Transhumanism, människa 2.0 och andlighet

Dr Andreas Noack (fig. 5) och många andra, däribland den framlidne professor Luc Montagnier, ägnade sina liv åt att tala sanning i en värld fylld av desinformation och osanningar.

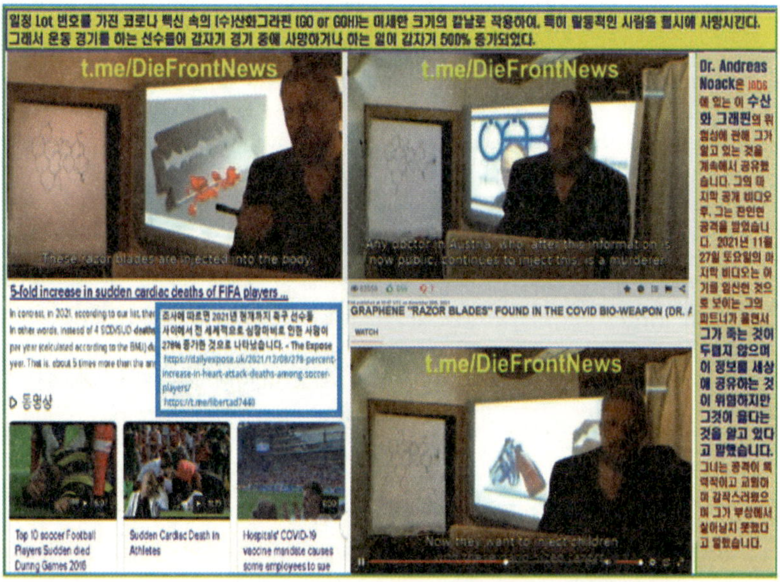

Bild 5. U-Tube-presentation den 10 december 2021. Jeons U-Tube-presentation den 10 december 2021 handlade om informationen om mordet på dr Andreas Noack och om den 278-procentiga ökningen av dödsfall bland idrottare under deras fotbollsmatcher. Hans U-Tube-innehåll raderades, men information om den avlidne Dr. Andreas Noack finns kvar (t.me, 2021). Dr. Andreas Noack attackerades av poliser och dog efter attacken. Hans presentation på U-Tube handlade om regeringens brutala och folkmordsliknande beteende även efter att den visste att experimentella injektioner med covid-19 innehöll grafenoxider (eller grafenhydroxid) med rakbladsliknande egenskaper.

Ett av de yttersta målen med experimentella COVID-19-jabbar är att bana väg för utvecklingen av mänskliga 2.0-, humanoid- eller transhumana individer, vilket potentiellt kan leda till att göra mänskliga slavar. När en person får ett experimentellt covid-19-vaccin tilldelas han eller hon ett 12-siffrigt ID, den s.k. MAC-adressen (Media Access Control), som kan användas för patientövervakning eller personlig identifiering (Akbar, 2022) (fig. 6). Alla beteenden, känslor och tankar kan övervakas, regleras och till och med manipuleras av externa AI:n och superdatorer. Denna nya form av mänsklig kontroll har etablerats och programmerats genom världspatentet WO2020060606A1 och Korea-patentet 10-2017-0090373 (Abramson, 2020). I US Patent 11,107,588 B2 erkänns dock att detta 12-siffriga ID representerar partiella ID. Patentet anger att ett andra ID-nummer kommer att genereras efter en viss tid, följt av skapandet av "ett nytt ID", eventuellt efter en viss tid (Ehrlich, 2021).

Författaren observerade att vissa individers partiella 12-siffriga ID antingen försvann eller försvagades av läkningsprotokollen. Dessutom rapporterade många människor att de raderade sitt partiella ID genom MMS2-lösning eller fotbad med nedsänkning. Författaren anser att det är det rätta ögonblicket att engagera sig i läkningsprotokollen för att eliminera partiella ID, för att bryta denna nyligen etablerade mänskliga bondage och att bryta sig loss från att bli transhuman, människa 2.0 eller mänskliga slavar-humanoider. Specifikt bör individuella rättigheter och självbestämmande när det gäller att acceptera eller avvisa experimentella covid-19-jabbar respekteras, och WHO:s pandemifördrag/avtal, som kränker dessa rättigheter och detta självbestämmande, bör förkastas.

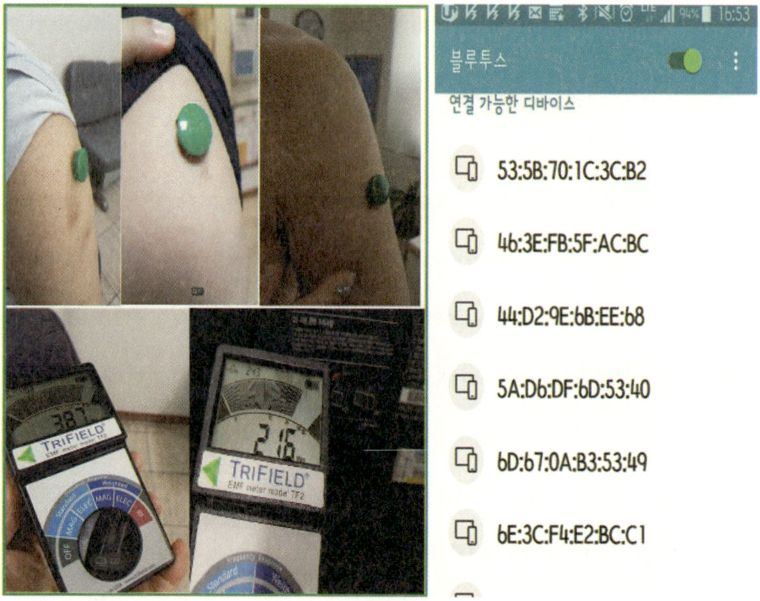

Figur 6. Bilderna visar en magnet som fästs på armarna på personer som har fått experimentella covid-19-jabbar. Den elektromagnetiska fältstyrkan i deras kroppar uppmättes till 387 v/m och 216 v/m. Varje vaccinerad individ uppvisade ett unikt 12-siffrigt ID (Media Access Control Address) enligt bilden i den högra kolumnen. Dessa 12-siffriga ID:n är kopplade till Bluetooth-teknik, 5G/6G-nätverk och i slutändan till AI eller superdatorer.

6. Avgiftning och läkning

Dr Peter McCullough introducerade nattokinas, bromelain och curcumin som medel riktade mot SARS-CoV-2-spikproteinet (P. McCullough, 2023). Han medgav att nattokinas från Bacillus subtilis var. natto sönderdelade spikproteinet från SARS-CoV-2 på ett dos- och tidsberoende sätt (Tanikawa, T., 2022). Det fanns en rapport om att läkande och avgiftande livsmedel hjälpte människor att få lindring från covid-19-relaterad smärta, död och långvariga följdsjukdomar, liksom från symtom på långvarigt covid-19-

syndrom, kastning och/eller från biverkningarna av experimentella injektioner av covid-19 (Jeon, 2022b).

Nya studier har rekommenderat användning av små interfererande RNA (siRNA) och ribonukleasinriktade chimärer (RIBOTACs) för avgiftning i mRNA-vaccinteknik, inklusive experimentella COVID-19-injektioner. Dessa innovativa tekniker syftar till att neutralisera mRNA i experimentella injektioner med covid-19 (Hulscher, N., 2024). Den viktigaste fördelen med dessa metoder är deras specifika inriktning på det mRNA som kodar för spikproteinet. Hydroxiklorokin och ivermektin uppvisar liknande funktioner genom att hämma RNA-beroende RNA-polymeras och dessutom blockera fästningen av spikproteiner till den cellulära receptorn ACE2 samt inflammatoriska cytokinreaktioner (Satarker, 2020; Zaidi, 2022). Ivermektins effekt har bekräftats av en metaanalys (Bryant, A., 2021). Dessutom finns det bevis som tyder på att ivermektin och hydroxiklorokin verkar synergistiskt (Patri, A., 2020). President Trump nämnde potentialen i kvantläkningstekniker som Med Beds för nationen den 14 juni 2020. Däremot bör vi betona vikten av att bevara renheten i det mänskliga DNA:t (Greere, 2022).

7. Identifiering av patienter och övervakning av deras tillstånd

De flesta av de patienter som upplevde efterdyningarna av COVID-19 experimentella injektioner eller kasta var i nöd och frustration eftersom deras tillstånd inte kunde klassificeras eller diagnostiseras. Detta understryker behovet av ett toxikologiskt test för att identifiera personer som verkligen lider av följderna av experimentella injektioner med covid-19 eller av kastning, men som inte uppmärksammas av andra vårdgivare eller allmänheten. Ett sådant test skulle också kunna bidra till att övervaka utvecklingen av patienternas tillstånd i takt med att deras sjukdomar utvecklas.

Sammanfattning

1. Protokoll för läkning: Tre kategorier av läkning från långvarig covid-19 (SARS-CoV-2), smittspridning och/eller följdsjukdomar efter covid-19

Hela världen kan behöva läka och återhämta sig från de skador som orsakats av SARS-CoV-2 och COVID-19. De olika läkningsmetoderna har sammanfattats i tre kategorier av läkningsprotokoll.

Den första kategorin: Medicinering

Cocktailmediciner, som inkluderar vitamin C, D, zink, Ivermectin,

N-Acetyl-Cystein (NAC), Hydroxychloroquine (HCQ), glutation och Azithromycin (AZM), kan lindra symtomen på SARS-CoV-2 (COVID-19-sjukdom) och har också använts för att behandla konsekvenserna av utsöndring och COVID-19-experimentella jabbar.

Den andra kategorin: Beteendeförändring

Beteende förändringar inkluderar att dricka te, tallbarrste och MMS2 dagligen, äta curry en gång i veckan, öva fotnedsänkning i saltvatten med vinäger nästan dagligen, jorda och intermittent fasta i 16 timmar en gång i veckan, samtidigt som man läser Bibeln, ber och sjunger psalmer.

Den tredje kategorin: Att välja hälsosamma livsmedel

Hälsosamma livsmedel, inklusive Master Mineral Solution (MMS2), Nattokinase, Hamssine Cheonggukjang vitlökspasta, Smart Food DM, grönt te (rikt på epigallokatekin-3-gallat), tallnålsextrakt (rikt på suramin), ananas (rik på bromelain), curry (rik på gurkmeja eller curcumin), tranbär, blåbär, björnbär, vindruvor, jordnötter och vin (rikt på resveratrol), var till hjälp för att läka och återhämta sig från långvarigt covidsyndrom, kasta och/eller från följderna av experimentell covid-19.

2. Blodtoxikologiska tester för utvärdering och övervakning av långvarig utsöndring av covid-19 (sars-CoV-2) och/eller följdsjukdomar till följd av covid-19

Det finns olika sätt att utvärdera och följa upp patienters tillstånd med följder av COVID-19 experimentella injektioner, shedding och lång COVID-syndrom. Även om världsomspännande konsensus kan vara nödvändigt, presenteras tabell 2 som en prototyp av blodtoxikologiska tester för detta ändamål. Dessutom kan författarens läkningsprotokoll och blodtoxikologiska tester hjälpa till att behandla, läka och övervaka sjukdomar orsakade av andra enkelsträngade RNA-virus som delar liknande RNA-beroende RNA-polymeraser för deras replikering och transkription. Enkelsträngade RNA-virus som SARS-CoV-2, influensavirus, respiratoriskt syncytialvirus, Nipah-virus, ebolavirus eller Marburg-virus ingår i denna kategori (Lai, M.M.C., 1984). Författaren menar att en massiv invasion av dessa enkelsträngade RNA-virus och direkta energivapen (DEW, inklusive 5G) skulle kunna leda till ett framtida pandemifördrag/avtal från WHO, som kan antas under falsk flagg av en X-pandemi. Dessa pandemiska medel kan emellertid behandlas och läkas mer effektivt med hjälp av läkningsprotokollen snarare än framtida biovapenbaserade experimentella injektioner, plåster eller andra former av främmande ämnen som kommer in i våra kroppar. Det blodtoxikologiska testet kan fungera som ett värdefullt verktyg för att utvärdera och övervaka dessa sjukdomar eller invasioner av "Disease X."

Tack och lov

Författaren erkänner Gud, som leder mig till denna punkt: Korean Nobel Research Center, som modigt upprätthöll läkningsmetoderna för följderna av COVID-19 experimentella jabs i en tid och en värld där information om COVID-19 experimentella injektioner och deras följder förnekas. Författaren erkänner tacksamt de väsentliga rekommendationerna och råden från IJVTPR Chefredaktör Dr John Oller och redaktionell samordnare Sasha Sims. De första kategorimetoderna introducerades av Dr Carrie Madej, Dr Vladimir Zelenko, Dr Harvey Risch och läkare från Front Line COVID-19 Critical Care Alliance. Många pionjärer som med rätta vägledde världen inom det experimentella injektionsföljdsfältet COVID-19 var Dr Peter McCullough, Ariyana Love, Karen Kingston, läkare från La Quinta Columna, Dr Ricardo Delgado Martin (79.202.099N), Dr Ana Maria Mihalcea och av många andra läkare i världen. Författaren hedrar dessa forskare och läkare. Författaren lyfter också på hatten för medborgarrättsaktivister för deras arbete med alla typer av läkningsmetoder för att återhämta sig från de skador som orsakats av COVID-19 experimentella injektioner och för deras underbara möten för att upprätthålla mänskligt DNA och mänskliga rättigheter.

Konkurrerande intressen

Författaren har inte erhållit några royalties eller ekonomiskt stöd för detta arbete från några forskningsorganisationer eller institutioner. Han fick tacksam uppmuntran från gräsrötterna i Republiken Korea och från Gud.

프랑스어

Protocoles de guérison et tests toxicologiques pour les séquelles des produits injectables COVID19

Ki-Yeob Jeon[1] , MD, Université nationale de Jeonbuk, République de Corée (Corée du Sud) ; PhD, Université nationale de Chonnam, République de Corée ; ScD, Université Johns Hopkins, USA

[1] Clinique de médecine interne Hopkins Jeonil, Jeonju, République de Corée, ROK,
email : kjeon@hanmail.net ORCID : https://orcid.org/0000-0003-4385-0702
[1] Candidat au prix Nobel de physiologie ou de médecine 2024 du Centre coréen de recherche Nobel
Citation: Jeon, K.-Y. (2024). Healing Protocols and Toxicology Tests for Sequelae of Covid-19 Injectables.
International Journal of Research - GRANTHAALAYAH, 12(6), 1-16.
doi:10.29121/granthaalayah.v12.i6.2024.5696

Résumé

Cet article présente tout d'abord des protocoles de guérison pour une désintoxication réussie, puis des tests toxicologiques pour diagnostiquer les séquelles des injections expérimentales COVID-19, le syndrome COVID long et l'excrétion infectieuse de composants nocifs provenant d'individus ou d'environnements ayant reçu des injections

COVID-19 (comme les chemtrails ou les aliments contenant de l'ARNm). Les protocoles de guérison se divisent en trois catégories : premièrement, un cocktail de médicaments ; deuxièmement, des changements de comportement ; et troisièmement, des aliments sains. Les tests toxicologiques comprennent des examens microscopiques des oxydes de graphène (hydrogel), des micropuces, des microrobots, des cellules inflammatoires et de la morphologie des globules rouges dans des échantillons provenant principalement du sang, mais aussi de l'urine, de bains de pieds, de bains de siège, d'extraits de peau et de flacons d'injection expérimentaux afin d'évaluer toute maladie humaine et de surveiller les effets des protocoles de guérison.

Mots-clés : COVID-19 injectables, protocoles de guérison, syndrome COVID long, excrétion des produits injectables, séquelles de COVID-19 injectables expérimentaux, tests toxicologiques, oxyde de graphène, hydrogel, micro-puces, microrobots.

Introduction

1. Introduction aux Trois catégories de guérisons

1-1. LA PREMIÈRE CATÉGORIE : LES MÉDICAMENTS

Une combinaison ou un cocktail de divers médicaments comprenant de l'azithromycine, de l'hydroxychloroquine (HCQ), de l'ivermectine, des vitamines C, D et du zinc s'est avéré efficace pour le traitement de la maladie COVID-19 (Jeon, 2020b ; Jeon, M.H., 2021). L'auteur a élargi le cocktail de médicaments en incluant l'aspirine, le fénofibrate, la mélatonine, la fexofénadine/cétirizine, le ginkgo biloba, la NAC, le glutathion, la coenzyme Q, la thymosine-alpha et l'EDTA (acide éthylènediaminetétraacétique) non seulement pour traiter la maladie SARS-CoV-2, mais aussi pour éliminer les oxydes de graphène (GO), l'hydrogel, les microchips et la bactérie ; ou hydrogel), les micropuces et les polluants dans les injections expérimentales de COVID-19 (Jeon, 2022b ; 2023a ; George, T., 2023).

1-1-1. Thérapie par chélation à l'EDTA

La FDA américaine a approuvé la thérapie par chélation pour le saturnisme (George, T., 2023). Les patients ont déclaré se sentir beaucoup mieux après l'élimination potentielle du césium ou de l'yttrium-90 (Moderna, 2020). La vitamine C, le chardon-marie, les probiotiques et la chlorelle sont des chélateurs naturels connus.

1-1-2. Oxygénothérapie hyperbare (OHB)

40 séances totales (une ou deux fois par jour) d'OHB ont permis

d'améliorer la qualité de vie, le sommeil, les symptômes neuropsychiatriques et les symptômes douloureux (Hadanny, 2024).

1-2. LA DEUXIÈME CATÉGORIE: LE CHANGEMENT DE COMPORTEMENT

Les changements de comportement comprennent la consommation régulière de thé vert et de thé aux aiguilles de pin, l'utilisation de solutions de MMS2, la consommation de curry, les bains de pieds, la pratique de jeûnes de 16 heures avec méditation (marcher pieds nus sur le sol ou au bord de la mer) et l'évitement des points chauds 5G/6G, des voitures électriques et des champs électromagnétiques à haute tension.

1-2-1. EGCG (épigallocatéchine-3-gallate)

L'EGCG du thé vert (catéchine du thé vert) peut désintégrer les protéines de l'épi d'ARNm et réduire l'amyloïdogenèse produite par les protéines de l'épi d'ARNm des injections de SARS-CoV-2 ou de COVID-19. (Secker, C., 2023).

1-2-2. Jeûne de 16 heures et activités spirituelles

La pratique du jeûne de 16 heures et de la méditation augmente les niveaux d'autophagie et d'AMPK (protéine kinase activée par l'AMP) pour renforcer l'immunité innée en stimulant l'interféron de type

I (IFN) et le récepteur Toll-like 7 (TLR7). Ces mécanismes aident à réparer les dommages causés par l'introduction (ou la transfection) de divers ADN étrangers dans les vaccins expérimentaux COVID-19 dans l'ADN humain par le biais d'injections (Alden, M., 2022 ; Hannan, M.A., 2020 ; Mihaylova, M., 2011). Une étude publiée dans le JAMA indique que la participation des croyants à des services confessionnels contribue de manière significative à l'amélioration des résultats en matière de santé (Balboni, 2022). Il a été constaté que les services spirituels réduisaient les niveaux de stress et amélioraient la réactivité du système immunitaire humain (Kim, I., 2021).

1-2-3. Le rôle des médecins de Korea Veritas (KoVeDocs) et de la mise à la terre

Sur le site , lors de la conférence de presse du 13 décembre 2021, KoVeDocs a rendu publique la présence de divers matériaux nocifs dans les flacons de la fiole expérimentale COVID-19. Ils ont présenté l'immersion des pieds comme une méthode permettant d'extraire des organismes vivants en mouvement, des objets ressemblant à de l'oxyde de graphène (GO), des particules ressemblant à des métaux et des objets ressemblant à des vers (Jeon, 2022a ; Lee, Y., 2022). Suite à la conférence de presse de KoVeDocs, l'utilisation de l'immersion des pieds pour éliminer ces corps étrangers a connu un essor important en Corée. De nombreuses personnes ayant subi un bain d'immersion des pieds ont extrait des morgellons des GO ressemblant à des cheveux, ce qui indique la présence de ces GO dans les corps humains, indépendamment des injections expérimentales de COVID-19 (Jeon, 2022a ; Melville, 2024). Il a également été démontré que la mise à la terre (marcher pieds nus sur le sol ou au bord de la mer) réduisait le stress oxydatif nocif, renforçait l'immunité naturelle et le bien-être, et aidait à la guérison de divers types de cancers (J. Oschman, 2015).

1-2-4. Spray nasal, gargarisme et charbon de bois

Il existe de nombreuses marques de povidone iodée pour les pulvérisations nasales et les préparations ophtalmiques (Arefin, 2022). En outre, il est recommandé de se rincer et de se gargariser avec une solution saline pour nettoyer les yeux, le nez et la bouche pendant les périodes de contamination par les chemtrails et les nanoparticules d'ARNm aérosolisées par voie nasale (Kim, J., 2024). Étant donné que les vaccins expérimentaux COVID-19 utilisent des nanoparticules lipidiques, des fibres végétales et des fusains qui adhèrent aux lipides, des matériaux capables de les extraire de notre corps pourraient être utiles pour la désintoxication (Sugimoto, 2023).

1-2-5. La réaffectation du MMS2 (hypochlorite de calcium) pour détruire

les oxydes de graphène (filaments d'hydrogel de polyacrylamide), les micropuces et les microrobots dans le corps humain.

L'auteur a réaffecté le MMS2 et a rapporté que le MMS2 détruisait les OG dans les échantillons d'urine et de sang (Jeon, 2023a, b). La SMM2, également connue sous le nom de Master Mineral Solution 2, Calcium Hypochlorite (Ca(ClO)2), a été recommandée par le Centre de l'armée américaine pour la désinfection de l'eau (Headquarters, Departments of the Army, Navy, and Air Force, 2005).

Le MMS2 produit de l'acide hypochloreux (HOCl), qui est le même composé que celui produit par la myéloperoxydase dans les neutrophiles, les éosinophiles, les phagocytes mononucléaires et les lymphocytes B du sang humain. L'acide hypochloreux est connu pour convertir les GO en flavonoïdes et polyphénols inoffensifs (Huang S, et al., 2021 ; Panasenko OM, et al., 2013). En outre, le MMS2 peut prévenir les dommages induits par les GO, tels que l'occlusion des vaisseaux, les lésions tissulaires et les changements inflammatoires prolongés (Castanheira FVS, et al., 2019).

1-3. LA TROISIÈME CATÉGORIE : ALIMENTATION SAINE

1-3-1. Réparation des ADN nucléaires endommagés et restauration de l'immunité innée

Hamssine Cheonggukjang®, le curcuma, le resvératrol, le Panax ginseng, ou un jeûne de 16 heures avec méditation augmente l'AMPK pour restaurer l'immunité innée endommagée (Kim, J., 2016). Smart Food DM® est reconnu pour ses propriétés antioxydantes et anti-inflammatoires, qui peuvent réduire l'auto-immunité exagérée, abaisser la glycémie et favoriser la guérison des maladies inflammatoires de l'intestin.

1-3-2. *Hamssine Cheonggukjang* (soja fermenté aux yeux de souris [Seomok-tae]) *pâte d'ail*®.

Bacillus subtilis var. natto est connu pour dissoudre la protéine de pointe du SARS-CoV-2 en fonction de la dose et du temps (Tanikawa, 2022). Après fermentation, le Seomok-tae non OGM devient riche en vitamines et autres nutriments. La génistéine, qui imite les effets œstrogéniques, réduit les effets de la ménopause, a des propriétés anticancéreuses et anti-photovie et protège contre l'ostéoporose (Sharifi-Rad, 2021). Le produit fermenté, Hamssine Cheonggukjang pâte d'ail®, contient 750 sortes de variantes de Bacillus subtilis, y compris la variante/sous-espèce natto. Il active l'AMPK, contient de la génistéine (Kim, J., 2016), dégrade les protéines de l'ARNm et aide à réparer les ADN nucléaires endommagés (Mulroney, 2023 ; Steinberg, G.R., et al., 2023). Les microplastiques ou les nanotechnologies hydrogel pourraient pénétrer dans notre corps à partir de l'environnement ou par le biais d'injections expérimentales COVID-19 (Kozlov, 2024 ; Marfella, et al.,

2024). Bacillus subtilis est connu pour digérer les microplastiques (Yang, 2023), qui peuvent provoquer une inflammation des tissus, une fibrose et la perte de structures organiques (Rivers-Auty, 2023). Il réduit le syndrome du côlon irritable, améliore la mémoire et les fonctions cognitives, augmente la fréquence des selles et soulage les réactions inflammatoires. Il guérit également l'ADN nucléaire endommagé pour diminuer les maladies auto-immunes et les cancers, peut-être même ceux induits par des protéines à pointes d'ARNm contenant de la N1 -méthyl-pseudouridine(Ψ) (Dimidi, 2019).

1-3-3. *Smart Food DM®* et *l'artémisinine*

Smart Food DM® est un excellent aliment curatif pour réduire les changements inflammatoires dans notre corps et pour la désintoxication après un long syndrome COVID, la mue et/ou les injections expérimentales de COVID-19 (Jeon, 2022b). Il se compose de plusieurs aliments tels que l'Houttuynia cordata, le thé vert, les feuilles de mûrier, la réglisse, le Coix agretis et le soja. L'Houttuynia cordata contient du décanoilacetaldéhyde, qui a des effets antibiotiques, et de la quercitrine, qui a des effets antioxydants. Le thé vert contient de l'EGCG. Les feuilles de mûrier contiennent des polyphénols qui ont des effets antioxydants. La réglisse contient de la glycyrrhizine qui a des effets anti-inflammatoires. Le coix agretis contient du coixénolide qui a des effets anti-inflammatoires. Le soja contient de la lécithine, qui a des effets anticancéreux, et de la génistéine, qui a des effets semblables à ceux des extrogènes et des effets antivieillissement (Liang, M., 2022). L'artémisinine a été associée à l'hydroxychloroquine (HCQ) pour sauver des vies de maladies auto-immunes telles que la néphrite lupique en régulant à la baisse la voie inflammatoire du facteur nucléaire-κB (Liang, N., 2018). En outre, la combinaison a régulé à la baisse la différenciation inflammatoire des cellules T CD4+ chez les rats (Bai, 2019). Ainsi, elle peut prévenir la tempête de cytokines, le processus inflammatoire faussement exagéré de l'infection par le SRAS-CoV-2 et les dommages auto-immuns sur-exprimés causés par la modification de la N1 -méthylpseudouridine (m1 Ψ) dans les injections expérimentales d'ARNm COVID-19.

1-3-4. Aliments riches en antioxydants: Ananas, curry, thé aux aiguilles de pin, thé au pissenlit, framboises, baies bleues, baies noires, canneberges, raisin, tomates, artichauts, pruneaux, cacahuètes, noix de pécan, chou frisé, chou, haricots fermentés, pommes, avocats, cacao, Perilla frutescens, champignons, huile d'olive, cerises douces, tomates et vins.

Les GO ou les hydrogels magnétiques contenus dans les injections expérimentales de COVID-19 nuisent à notre organisme par des destructions physiques telles que des lésions cérébrales et une neurotoxicité, des lésions de l'ADN et des modifications épigénétiques, des lésions mitochondriales, une réponse inflammatoire, une augmentation du stress oxydatif réactif (ROS), une apoptose dépendante de la mitochondrie, des lésions cellulaires et une nécrose (Ou, 2016). Les stress oxydatifs des espèces réactives de l'oxygène (ROS) et des espèces réactives de l'azote (RNS) provoqués par les injections expérimentales de COVID-19 endommagent les structures cellulaires, les protéines, les lipides et l'ADN (Losada-Barreiro, S., 2022). Les cytokines inflammatoires telles que l'IFNγ, l'IL-1β, l'IL-6 ou le TNFα, qui sont induites par l'infection par le SRAS-CoV-2 (et peut-être aussi par les injections expérimentales de COVID-19), peuvent déclencher la formation de radicaux libres tels que le monoxyde d'azote (NO) et le radical superoxyde (O2+) (Wu J., 2020).

Les aliments susmentionnés contiennent des antioxydants naturels exogènes tels que l'acide ascorbique (vitamine C), l'α-tocophérol (vitamine E), le β-carotène (vitamine A), la catalase, la superoxyde dismutase et la glutathion peroxydase. Ces antioxydants jouent un rôle crucial en soutenant les fonctions antioxydantes endogènes de l'organisme afin de le protéger et d'éliminer les espèces réactives de l'oxygène (ROS). La vitamine C et la vitamine E, ainsi que le sélénium, éliminent les peroxydes lipidiques nocifs et préviennent ou atténuent les réactions inflammatoires, les réactions auto-immunes dans des conditions telles que l'arthrite, l'asthme, la détérioration du cerveau telle que la maladie d'Alzheimer et le diabète (Pincemail, 2022).

2. Introduction aux tests toxicologiques

Des vaccins expérimentaux contre le Covid-19 ont été administrés à des personnes dans le monde entier à raison de 170,26 doses pour 100 personnes (Our World in Data, 2024). Les personnes qui présentent une excrétion ou un syndrome COVID prolongé sont souvent invitées à consulter des professionnels de la psychiatrie et peuvent être isolées de leur église, de leur quartier, voire de leur famille. Il est essentiel que notre société comprenne les conséquences des vaccinations expérimentales Covid-19, de l'excrétion et des risques encourus par les personnes exposées à des champs électromagnétiques puissants ou à la technologie 5G/6G.

Ils se plaignaient généralement de faiblesse généralisée, de fatigue, de vertiges, de syncopes, de chutes, de maux de tête forts et inhabituels, de changements émotionnels faciles et soudains, de difficultés à contrôler leurs émotions, de colères intermittentes et explosives, de contractions musculaires, d'engourdissement ou de froideur des extrémités, de difficultés de concentration, de brouillard cérébral, de difficultés à lire, à comprendre ou de pertes de mémoire, de perte ou de changements d'odorat, d'oppression thoracique, de crampes abdominales intermittentes et de ballonnements, d'œdème des membres inférieurs, de douleurs thoraciques intermittentes & palpitations, essoufflement, démangeaisons intraitables, lésions cutanées, sensations de

Tableau 1. Protocoles de cicatrisation pour la perte et les séquelles des produits injectables COVID-19

(La constitution personnelle, les caractéristiques, les conditions allergiques et d'autres facteurs doivent être pris en compte).

Articles	Initiation à la guérison pendant les 10 premiers jours	Cure de 4 mois	Mise en garde
LA PREMIÈRE CATÉGORIE : MÉDICAMENTS			
Hydroxychloroquine (HCQ)	200~300 mg par jour	100-200 mg par jour	Certaines personnes peuvent avoir des allergies. Il est important de vérifier votre vision et l'intervalle QTc à l'aide d'un électrocardiogramme. Suivez les prescriptions ou les conseils de vos médecins.
Ivermectine	Un comprimé ou un comprimé et demi par jour	1 comprimé par jour ou tous les deux jours	
Azithromycine	0,5 comprimé pendant 10 jours ou deux comprimés pendant trois jours et un comprimé pendant 7 jours supplémentaires	0,5Tablette par jour pendant 12 jours tous les mois	
Aspirine	0,5 comprimé ou un comprimé une fois par jour		
Fénofibrate	Un comprimé une fois par jour pendant dix jours	1 comprimé par jour ou tous les deux jours	
Oméga-3	Déconseillé aux personnes de moins de 20 ans. Une ou deux gélules par jour		
mélatonine	Prendre un comprimé tous les soirs. Arrêtez si vous avez des vertiges après avoir pris des médicaments.		
Montelukast	Prendre un comprimé une fois par jour. Arrêter le traitement si vous ressentez des désagréments après la prise du médicament.		
Fexofénadine/ Cétirizine	Prendre un comprimé par jour. Arrêtez si vous ressentez des vertiges ou une sécheresse buccale sévère après avoir pris le médicament.		
Vitamine C	Prenez deux grammes au cours de chaque repas. Surveillez votre taux de sucre dans le sang. Cesser l'utilisation si vous ressentez des maux d'estomac après la consommation.		
Vitamine D et zinc	Prendre un comprimé par jour. Arrêtez si vous ressentez une gêne après la prise du médicament.		
Extrait de Ginkgo biloba	Prenez le médicament deux fois par jour. Arrêtez si vous ressentez une gêne après la prise du médicament.		
Thymosine-alpha	Deux fois par semaine pendant 4 mois, si possible.		

NAC, glutathion et CO-Q10	Prendre un comprimé par jour. Arrêtez si vous ressentez un quelconque malaise après la prise du médicament.	
Antihelminthes	Le Zelcom, l'Albendazole ou le Biltricide (Praziquantel) peuvent être utiles en cas de sensations de reptation de la peau.	
Chélation à l'EDTA	Trois fois par semaine à raison de 1/5 d'ampoule pendant deux mois (environ 25 fois au total)	Effets secondaires
Oxygène hyperbare	40 séances au total (une ou deux fois par jour) ou deux fois par semaine pendant 4 mois	Effets secondaires
LA DEUXIÈME CATÉGORIE : LE CHANGEMENT DE COMPORTEMENT		
Thé vert	Prendre une à trois tasses par jour. Si vous êtes allergique à l'EGCG ou à la caféine, cette boisson n'est pas recommandée.	Certaines personnes peuvent souffrir d'allergies.
Thé aux aiguilles de pin	Une tasse par jour. Si votre corps se sent froid après avoir bu de la tisane d'aiguilles de pin, vous pouvez la remplacer par de la tisane de pissenlit.	
Curry 2 fois par semaine	Adaptez-vous à vous-même. Consommez des plats au curry, qui contiennent de la curcumine, une à quatre fois par semaine.	
Bain d'immersion des pieds ou mise à la terre	Les bains de pieds d'une à deux heures, cinq fois par semaine, et la marche pieds nus sur une route asphaltée ou recouverte de ciment sont inefficaces.	Attention aux jambes enflées.
Solution de MMS2 (hypochlorite de calcium)	Commencer par une goutte de la solution dans 250 cc d'eau potable. Buvez une à trois fois par jour. Puis augmentez progressivement jusqu'à huit ou dix gouttes par jour.	Non Hypochlorite de sodium
Jeûne de 16 heures avec lecture de la Bible, chants et prières	Une fois par semaine (par exemple, boire de l'eau uniquement du vendredi à 14 heures au samedi à 6 heures du matin) avec une lecture sincère de la Bible, des prières et des chants.	Attention aux DM.
Tenir à l'écart de la 5G/6G, des voitures électriques, des champs électromagnétiques, des chemtrails, des contaminants de l'ARNm dans les produits injectables, les aliments ou les patchs.	Éteignez les téléphones portables et le Wi-Fi pendant votre sommeil. Évitez la proximité des spots 5G/6G ou des lignes de transmission à haute tension. De nombreuses personnes souffrent de maux de tête, de nausées et d'oppression thoracique lorsqu'elles utilisent des voitures ou des bus électriques.	Cancer/protection cardiaque
Povidone iodée pour pulvérisation nasale, préparation ophtalmique	Il existe de nombreuses marques de préparations ophtalmiques et de sprays nasaux, ainsi que des solutions d'eau saline (NaCl) à usage ophtalmique, nasal et pour les gargarismes buccaux.	Arefin (2022) ; Kim, J.(2024)
Charbon de bois + fibres végétales	Il réduit le tissu adipeux viscéral et peut aider à éliminer les substances toxiques de l'intestin.	Sugimoto (2023)
LA TROISIÈME CATÉGORIE : ALIMENTS SAINS SANS OGM		

Hamssine Cheonggukjang pâte d'ail®	Il contient 750 sous-espèces de Bacillus subtilis qui peuvent favoriser un microbiome intestinal sain, réparer l'ADN nucléaire endommagé, éliminer les ARNm étrangers tels que les protéines de pointe, la nanotechnologie des hydrogels et les microplastiques, et réduire les réponses auto-immunes anormales.	Certaines personnes peuvent souffrir d'allergies.
Smart Food DM®	Il contient plusieurs plantes et aliments tels que l'Houttuynia cordata, le thé vert, les feuilles de mûrier, la réglisse, le Coix agrestis et le soja. Ce mélange est riche en quercitrine, EGCG, lécithine, génistéine et glycyrrhizine.	
Artémisinine/ Artétine-N®	Il contient de l'artémisinine, de la niacine et du zinc.	
Makgorang Bokgurang®	Il apporte du calcium et de la vitamine D grâce à la technologie de nanobroyage d'Apexel.	
Panax ginseng	Il peut protéger contre la grippe et les changements inflammatoires. Certaines personnes peuvent souffrir de maux d'estomac, d'allergies cutanées ou de problèmes cardiaques et de glycémie.	
Aliments/fruits/ boissons riches en antioxydants	Ananas, curry, tisane d'aiguilles de pin, tisane de pissenlit, framboises, baies bleues, baies noires, canneberges, raisin, tomates, artichauts, pruneaux, cacahuètes, noix de pécan, chou frisé, chou, haricots fermentés, pommes, avocats, cacao, Perilla frutescens, champignons, huile d'olive, cerises douces, tomates et vins.	Les aliments à base d'OGM, les viandes de substitution, les aliments à base d'insectes indigestes et les aliments hautement purifiés ne sont pas recommandés.

Tableau 1. Ce tableau présente trois catégories de stratégies permettant de se libérer du syndrome COVID long, de l'excrétion et/ou des effets secondaires des injections expérimentales de COVID-19. La première catégorie implique l'utilisation de médicaments spécifiques tels que la vitamine C, la vitamine D, le zinc, le glutathion, la N-acétyl-cystéine (NAC), l'hydroxychloroquine (HCQ), l'azithromycine/la doxycycline, l'aspirine, le fénofibrate, la mélatonine, l'ivermectine, la thymosine alpha et les médicaments antiparasitaires pour éliminer les substances nocives des injections expérimentales de COVID-19. La deuxième catégorie comprend des modifications comportementales telles que l'utilisation de solutions de MMS2, la consommation de curry (riche en curcumine), des bains de pieds réguliers, la mise à la terre en marchant pieds nus sur la terre, un jeûne de 16 heures et des activités telles que la lecture de la Bible, la prière et le chant d'hymnes. Il est essentiel de minimiser l'exposition à la 5G/6G et aux champs électromagnétiques. La troisième catégorie concerne la consommation de produits spécifiques tels que la pâte d'ail Hamssine Cheonggukjang®, Smart Food DM®, Artemisinin/Artesin-N®, Makgorang Bokgurang®, Panax ginseng, et des aliments sans organismes génétiquement modifiés (OGM) riches en antioxydants tels que les canneberges, les myrtilles, le raisin, les cacahuètes, le vin (contenant du resvératrol) et les ananas (contenant de la bromélaïne).

reptation sur la peau, douleurs dorsales, douleurs de l'articulation de la hanche et cancers soudains et inattendus.

2-1. L'IDENTIFICATION DES PATIENTS ATTEINTS DE SÉQUELLES

Les tests toxicologiques doivent permettre d'établir un diagnostic de l'état des patients et constituer un baromètre des réponses aux traitements de désintoxication ou aux protocoles de guérison. Il pourrait y avoir plusieurs catégories pour évaluer l'état des patients, comme le montre le tableau 2. Un consensus pourrait être nécessaire pour généraliser les tests toxicologiques et évaluer la gravité de l'état toxique. La clinique de l'auteur attribue des scores à chaque élément des tests de toxicologie sanguine : taille totale des GO/microchips (4 points pour plus de 100 micromètres, 3 points pour plus de 75 à 99, 2 points pour plus de 50 à 75, 1 point pour 1 à 49, 0 point pour aucun GO/microchip) ; taille totale de la masse inflammatoire en forme de pâte (4 points pour plus de 750 micromètres, 3 points pour 500-749, 2 points pour 250-449, 1 point pour 1-249, 0 point pour aucune masse inflammatoire) ; nombre de microrobots en mouvement actif (4 points pour plus de 7 particules, 3 points pour 4-6, 2 points pour 2-3, 1 point pour 1) ; nombre de cellules inflammatoires (4 points pour plus de la surface de la lame ; 3 points pour 3/4 de la lame, 2 points pour 1/2 de la lame, 1 point pour 1/4 de la lame, 0 point pour moins de 1/4 de la lame), nombre de GR crénelés (4 points pour plus de 20, 3 points pour 10-19, 2 points pour 5-9, 1 point pour 1-5, 0 pour 0), nombre de rouleaux de GR (4 points pour plus de 10 ou grand, 3 points pour 6-9 ou moyen, 2 points pour 3-5 ou modéré, 1 point pour 1-2 ou léger, 0 point pour 0), et score total : 24 points (sévère [≥80%] pour plus de 18 points, moyen supérieur [60-79%] pour 12-17, modéré [40-59%] pour 7-11, léger [20-39%] pour 3-6, et absent [<20%] pour 0-2).

<table>
<tr><th colspan="4">Tableau 2. Test toxicologique pour la dissémination et les séquelles des produits injectables COVID-19
(Un consensus pourrait être nécessaire pour évaluer l'ampleur des dommages causés à la santé humaine).</th></tr>
<tr><td>Noms des tests</td><td>Échantillons</td><td>Contenu du test toxicologique</td><td>Référence</td></tr>
<tr><td colspan="3">1. Expériences sur les animaux : le développement de vaccins à vitesse accélérée a permis au HHS et à la FDA d'autoriser les tests sur les humains sans essais préalables sur les animaux.</td><td>O'Callaghan (2020) ; Jeon (2020c)</td></tr>
<tr><td colspan="3">2. Séquençage de l'ADN : Tous les vecteurs Pfizer contiennent le signal SV40 Promoter/Enhancer/Origin/polyA.</td><td>Lee V. (2023) ; McKernan (2023)</td></tr>
<tr><td colspan="3">3. Microscopie électronique : Détection de l'oxyde de graphène (ou de l'hydrogel, des microrobots, des micropuces) dans une suspension aqueuse de Comirnaty.</td><td>Campra (2021)</td></tr>
<tr><td colspan="3">4. Vérifier l'intensité du MAC ID et du champ électromagnétique dans notre environnement et dans le corps humain : L'adresse MAC (Media Access Control), un code à 12 chiffres, peut servir à identifier un individu spécifique, ce qui permet l'identification, la surveillance, l'éducation et le contrôle à l'échelle mondiale.</td><td>Jeon(2023b) ; US7427497B2 ; WO2020060606A1</td></tr>
<tr><td colspan="3">5. Marqueurs sanguins : Les marqueurs anticancéreux comprennent les macrophages 1 (IL6, TNF), qui favorisent l'inflammation. Les marqueurs pro-cancer comprennent le macrophage 2 (IL8, TGFβ1, SPP1 [phosphoprotéine sécrétée 1]), qui ont des propriétés anti-inflammatoires. En outre, l'IFN-1 et l'activité du facteur nucléaire kappaB sont présents.</td><td>Chung(2021) ; Liu, J. (2021) ; Zong (2021) ; Wei, Q. (2023)</td></tr>
<tr><td colspan="4">6. Examen au microscope optique :</td></tr>
<tr><td rowspan="5"></td><td rowspan="4">1. L'urine</td><td>1. Nombre et taille des structures organisées</td><td rowspan="4">Jeon (2022b ; 2023b)</td></tr>
<tr><td>2. Nombre et taille de l'oxyde de graphène (ruban d'hydrogel, filament, etc.)</td></tr>
<tr><td>3. Nombre et taille des structures en forme d'antenne</td></tr>
<tr><td>4. Nombre et taille des structures de type micropuce</td></tr>
<tr><td>2. Le sang</td><td>1. Nombre et taille de l'oxyde de graphène (ruban d'hydrogel) ou de la micropuce</td><td></td></tr>
</table>

		2. Nombre et taille des structures de monticules en forme de pâte	
		3. Nombre et taille des microrobots	
		4. Nombre et taille des cellules inflammatoires/des globules blancs	
		5. Nombre et taille des globules rouges crénelés (échinocytes)	
		6. Nombre et taille des rouleaux de globules rouges (GR)	
	3. Autres : échantillons de bains de pieds, de bains de siège, d'extraits de peau et de flacons d'injection expérimentale COVID-19.		Jeon (2023b) ; Lee(2024)

Tableau 2. Le tableau 2 présente diverses méthodes suggérées pour effectuer des tests toxicologiques sur les vaccins expérimentaux COVID-19. La FDA aux États-Unis, ainsi que les institutions nationales équivalentes dans d'autres pays, n'ont pas effectué ces tests toxicologiques, invoquant l'autorisation d'utilisation d'urgence de Warp Speed. Ces tests, qui font appel à des marqueurs sanguins et à des examens au microscope optique, peuvent être utilisés pour diagnostiquer et surveiller les effets des injections expérimentales de COVID-19 sur les humains et les animaux, y compris l'excrétion et d'autres injections/pièces/aliments expérimentaux à base d'ARNm.

2-2. CAS DE PATIENTS

L'auteur a présenté trois cas de patients. En les examinant, les médecins et les scientifiques peuvent parvenir à un consensus sur les tests toxicologiques afin d'établir des critères de diagnostic et de suivi normalisés pour le traitement et la progression de la guérison.

2-2-1. Homme de 52 ans (M. Kim) souffrant de palpitations intermittentes, d'un pouls de 115 battements par minute, de violents maux de tête avec crampes, d'un brouillard cérébral et d'un trouble panique. Il a reçu deux injections expérimentales de COVID-19 et a connu deux cas confirmés de SRAS-CoV-2 (maladie COVID-19). Ses résultats chimiques d'avril 2024 montrent des niveaux légèrement élevés d'AST/ALT/gamma-GTP/cholestérol/

triglycérides à 159/46/10/215/374. L'étude toxicologique de son sang non traité en avril 2024 est illustrée dans la colonne de gauche de la figure 1. Par la suite, il a suivi des protocoles de guérison pendant plusieurs semaines, après quoi ses symptômes ont largement disparu.

Le 8 mai 2024, l'étude toxicologique de son sang après trois semaines de traitement par le protocole de santé a montré une amélioration significative, comme le montre la colonne de droite de la figure 1. Ses taux d'AST/ALT/gamma-GTP/cholestérol/triglycérides étaient de 29/28/25/176/152.

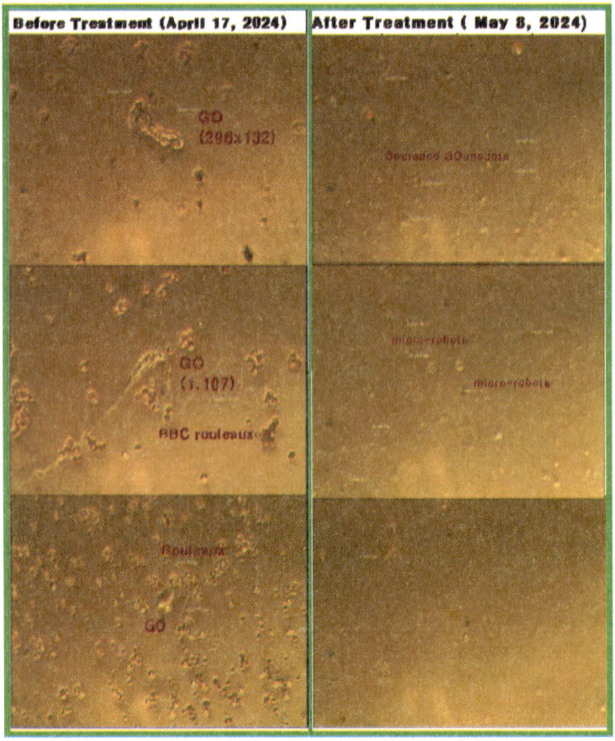

Figure 1. Le sang a été centrifugé pendant 30 minutes à 2 500 tours/minute et la partie supérieure du plasma a été examinée au stéréomicroscope avec un grossissement de 250. Avant le traitement par protocoles de guérison du 17 avril, l'analyse toxicologique du sang a révélé la présence d'une particule de GO en forme d'écheveau mesurant 296 micromètres, d'une particule de GO en forme de canne mesurant 1 107 micromètres de long et d'une particule de GO en forme de chrysalide mesurant 151 micromètres. En outre, des globules rouges formés en rouleaux ont été observés dans l'étude toxicologique initiale.
Son test de toxicologie sanguine du 8 mai 2024 a révélé les résultats suivants dans la colonne de droite : Des monticules ronds de différentes tailles d'oxydes de graphène (GO) dégradés ou de pâte inflammatoire (60 micromètres, 90 micromètres, 117 micromètres, 119 micromètres) et des microrobots en mouvement actif (19 micromètres, 20 micromètres, 28 micromètres) ont été détectés.

Figure 1	Avant (17 avril 2024)	Après (8 mai 2024))
1. Nombre et taille de l'oxyde de graphène (ruban d'hydrogel) ou de la micropuce	4	0
2. Nombre et taille des structures de monticules en forme de pâte	0	2
3. Nombre et taille des microrobots	4	3
4. Nombre et taille des cellules inflammatoires/des globules blancs	4	2
5. Nombre et taille des globules rouges crénelés (échinocytes)	4	0
6. Nombre et taille des rouleaux de globules rouges (GR)	4	0
Score total	20 (grave)	7 (modéré)

2-2-2. Mme Hwang, 69 ans, a reçu deux doses de vaccin expérimental COVID-19 et a subi deux tests PCR. Elle s'est rendue à ma clinique pour une hypertension nouvellement apparue, mesurant 200/100. Elle a fait état de vertiges, d'une perte de force musculaire et de deux chutes. Elle a également souffert d'une toux intermittente et d'une oppression thoracique. Malgré des maux de tête occasionnels et une tension artérielle élevée, elle a refusé de prendre des médicaments antihypertenseurs. Les analyses de sang effectuées le 15 avril 2024 ont révélé une légère anémie.

Les résultats des analyses toxicologiques sanguines effectuées avant le traitement à la même date sont présentés dans les colonnes impaires (1ère et 3ème) de la figure 2. Après quatre semaines de traitement avec des protocoles de guérison, ses symptômes se sont améliorés de manière significative.

Les analyses toxicologiques de son sang effectuées le 14 mai 2024 ont révélé une nette amélioration de son état, comme le montrent les colonnes paires (2e et 4e) de la figure 2. Sa tension artérielle s'est normalisée presque complètement sans qu'elle ait besoin de prendre des médicaments antihypertenseurs.

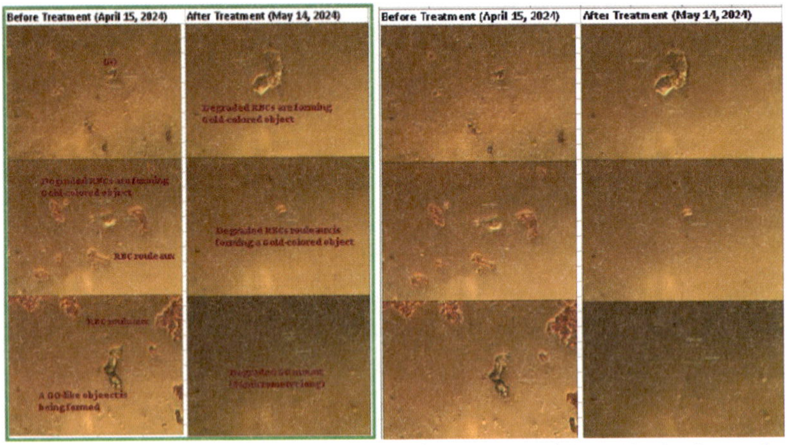

Figure 2. Le 15 avril 2024, le sang non traité des colonnes impaires (1ère et 3ème) présentait des GO (108 micromètres, 130x176 micromètres et 367 micromètres de long), de nombreux rouleaux de globules rouges (GR) et plusieurs micro-robots en mouvement parmi les cellules inflammatoires. Les analyses toxicologiques de son sang effectuées le 14 mai 2024 ont révélé une nette amélioration de son état, comme le montrent les colonnes paires (2e et 4e). Les petites particules inflammatoires à l'arrière-plan ont été en grande partie éliminées, avec quelques micro-robots mobiles démontrables restants. Des rouleaux de globules rouges se sont formés et sont apparus sous la forme d'une pâte inflammatoire de couleur dorée.

Figure 2	Avant (15 avril 2024)	Après le (14 mai 2024))
1. Nombre et taille de l'oxyde de graphène (ruban d'hydrogel) ou de la micropuce	4	0
2. Nombre et taille des structures de monticules en forme de pâte	0	4
3. Nombre et taille des microrobots	4	2
4. Nombre et taille des cellules inflammatoires/des globules blancs	3	1
5. Nombre et taille des globules rouges crénelés (échinocytes)	4	0
6. Nombre et taille des rouleaux de globules rouges (GR)	4	0
Score total	19 (grave)	7 (modéré)

2-2- 3. Une femme de 30 ans (Mme Jang) a reçu deux injections expérimentales de COVID-19 en 2021 et a subi trois tests PCR. Elle a ressenti à deux reprises de fortes douleurs thoraciques, de fortes douleurs dorsales et une fièvre modérée. En février 2022, on a diagnostiqué chez elle le SRAS-CoV-2. Au cours de cette période, elle a souffert de fortes douleurs dorsales et est restée alitée pendant trois jours. En janvier 2024, elle a soudainement éprouvé des difficultés à respirer et sa vision s'est assombrie. Elle a ressenti des palpitations, des étourdissements, des vertiges, une grande faiblesse et a failli s'évanouir. Après 15 minutes de repos, elle s'est spontanément rétablie. En janvier et février 2024, elle a ressenti une oppression thoracique, des phénomènes de blanchiment du cerveau et un essoufflement. Fin avril 2024, elle a développé une forte toux et une légère fièvre. Le 9 mai 2024, on lui a diagnostiqué une pneumonie et elle a été soignée dans un hôpital de la ville, sans succès. Elle s'est ensuite rendue à la clinique de Jeon avec son père. Jeon a recommandé qu'elle soit admise à la clinique, ce qui a donné lieu à une vive dispute avec son père au sujet de l'admission. Finalement, elle a accepté d'être admise. L'auteur a observé de nombreux cas où des personnes sont devenues très en colère (montrant des changements émotionnels) en apprenant les effets indésirables potentiels des injections expérimentales de COVID-19. Ces personnes ont également souffert de dysfonctionnements autonomes tels que la syncope vasovagale, le syndrome de tachycardie orthostatique posturale ou l'hypotension orthostatique. Mme Jang s'est évanouie deux fois en janvier et février 2024. Jeon a émis l'hypothèse que ces incidents pourraient être liés à des lésions du VMAT2 (Vesicular Monoamine Transporter 2), qui régule la neurotransmission des monoamines dans les neurones du SNC (Eiden, 2011), et du système limbique, causées par de longues vaccinations expérimentales au COVID-19 ou au COVID-19 (Taskiran-Sag, 2023). Le jour de son admission, le 14 mai 2025, elle a subi un test sanguin et une radiographie pulmonaire. Sa chimie sanguine a révélé de légères anomalies avec des taux de D-dimères/glucose/gamma-GTP élevés de 0,64/170/56. Sa radiographie du thorax a révélé des opacités en verre dépoli dans les deux poumons inférieurs. Un traitement de catégorie 1 des protocoles de guérison a été mis en place. Ce traitement a été appliqué pendant 7 jours, au cours desquels la toux persistante, la faiblesse, la légère élévation de la fièvre et les douleurs thoraciques de la patiente ont diminué. Le 21 mai 2025, une nouvelle analyse de sang a été effectuée. Le 23 mai 2024, elle a subi une radiographie pulmonaire de contrôle et a été autorisée à sortir de l'hôpital car ses symptômes et sa radiographie pulmonaire s'étaient améliorés. Cependant, les résultats de l'analyse toxicologique du sang (Fig. 3) effectuée à la clinique de Jeon ne concordaient pas avec les résultats des analyses chimiques du sang et de la radiographie pulmonaire de contrôle, qui sont généralement acceptés dans la plupart des hôpitaux et des cliniques. Il lui a été conseillé de suivre les traitements des catégories 2 et 3 des protocoles de guérison après sa sortie de l'hôpital. Sa deuxième radiographie pulmonaire de suivi et ses tests de toxicologie sanguine ont été effectués le 2 juin 2024 (Fig. 3 & 4).

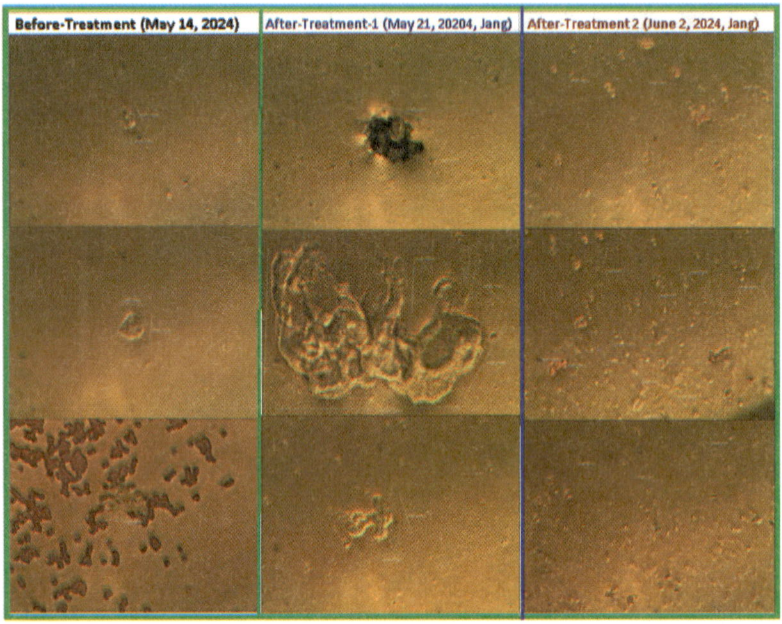

Figure 3. Le jour de son admission, le 14 mai 2025, sa chimie sanguine a montré quelques anomalies avec des niveaux élevés de D-dimères/glucose/gamma-GTP de 0,64/170/56. Son sang non traité, dans la première colonne de la figure 3, a révélé : premièrement, une masse ressemblant à de l'oxyde de graphène (137 x 117 micromètres) et une autre masse ressemblant à de l'oxyde de graphène (157 x 156 micromètres) avec des cellules inflammatoires et de nombreux microrobots en mouvement ; deuxièmement, de multiples rouleaux de GR et une masse mixte ressemblant à de la pâte (294 micromètres de long) de cellules inflammatoires et de microrobots en mouvement. Sa radiographie pulmonaire du 14 mai 2024 (image du quadrant inférieur droit de la figure 4) a révélé une pneumonie à COVID-19 dans les deux champs pulmonaires inférieurs, avec des opacités en verre dépoli (GGO), malgré un test PCR négatif effectué dans la ville précédente.

Le 21 mai 2025, son sang a été analysé. L'analyse toxicologique du sang, comme le montre la deuxième colonne de la figure 3, a révélé les éléments suivants : premièrement, une présence importante de cellules inflammatoires et de GO (oxyde de graphène mesurant 362 x 271 micromètres) ; deuxièmement, de grandes masses mixtes ressemblant à de la pâte (l'une mesurant 51 x 362 x 1 296 x 293 x 927 micromètres et l'autre 248 x 308 micromètres) composées de cellules inflammatoires et de microrobots. Les analyses de chimie générale ont donné des résultats normaux. Le 23 mai 2024, les radiographies du thorax ont également montré une amélioration (quadrant supérieur droit et quadrant inférieur gauche de la figure 4), seuls des vestiges des lésions de l'OGD étant visibles.

Le 2 juin 2024, le test de toxicologie sanguine (troisième colonne de la figure 3) et la radiographie pulmonaire (rangée supérieure, colonne de gauche de la figure 4) ont été effectués et ont montré des améliorations.

figure 3	Avant le traitement (14 mai 2024)	Post-traitement 1 (21 mai 2024)	Après le traitement 1 (2 juin 2024)
1. Nombre et taille de l'oxyde de graphène (ruban d'hydrogel) ou de la micropuce	4	4	0
2. Nombre et taille de la structure de montage en forme de pâte	2	4	0
3. Nombre et taille des microrobots	3	3	3
4. Nombre et taille des cellules inflammatoires/des globules blancs	2	3	4
5. Nombre et taille des globules rouges crénelés (échinocytes)	2	0	2
6. Nombre et taille des rouleaux de globules rouges (GR)	4	0	2
Score total	17 (moyenne supérieure)	14 (moyenne supérieure)	11 (modéré)

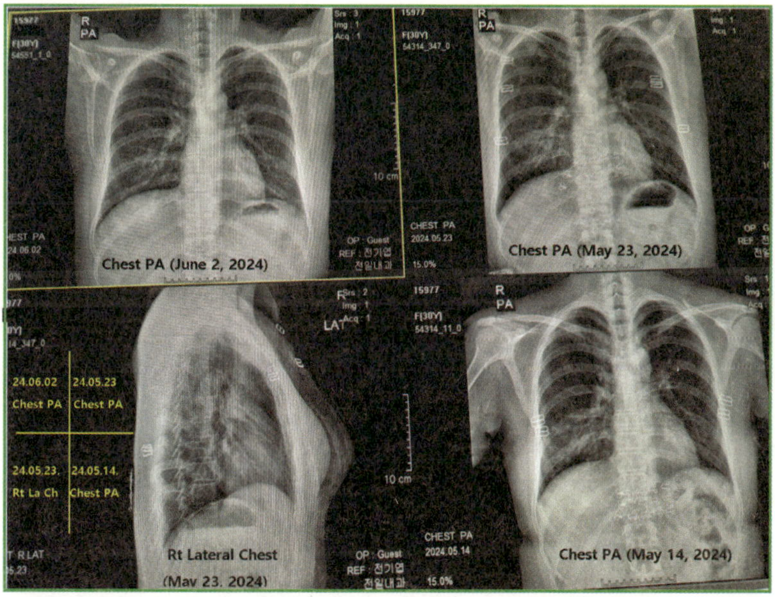

Figure 4. La radiographie du thorax du 14 mai 2024 a révélé des opacités en verre dépoli dans les deux champs pulmonaires inférieurs (rangée inférieure, image de droite de la figure 4).

Après une semaine de traitement de catégorie 1 dans le cadre des protocoles de guérison, ses radiographies pulmonaires de suivi ont été examinées le 23 mai 2024. Les opacités en verre dépoli dans les deux champs pulmonaires inférieurs avaient diminué. (Radiographie du thorax : rangée supérieure, image de droite ; radiographie thoracique latérale droite : rangée inférieure, image du côté gauche de la figure 4).

Elle est sortie de l'hôpital le 23 mai 2024 et a été suivie le 2 juin 2024. Sa radiographie pulmonaire (rangée supérieure, image du côté) a montré des lésions d'opacités en verre dépoli (GGO) presque claires dans les deux poumons inférieurs.

Discussion

1. Contenu du COVID-19 injectable

Des dossiers et des documents officiels ont été utilisés pour montrer que le virus COVID-19 était un "Frankenstein" créé par le biais de recherches sur le gain de fonction et principalement financé par l'Institut national américain des allergies et des maladies infectieuses sous la direction d'Anthony Fauci (Yan, 2020 ; Fleming, 2021 ; Kennedy, Jr., 2021 ; Huff & Lyons, 2023). Le virus a été déclaré urgence de santé publique de portée internationale par l'Organisation mondiale de la santé le 11 mars 2020 (Ghebreyesus, 2020). Cependant, son impact de 1919 à 2020, avant l'introduction des vaccins COVID-19, n'était pas très différent de celui d'une saison grippale normale (Beattie, 2021 ; Rancourt, 2022 ; Rancourt et al., 2023 ; Chossudovsky, 2024). Après l'administration de milliards de doses de COVID-19 injectables, environ un million de décès en excès ont été documentés en 2021 et 2022 (Beattie, 2021, 2024 ; Rancourt, 2022 ; Rancourt et al., 2023 ; Mead et al., 2024). Les produits injectables expérimentaux COVID-19 sont désormais connus pour être des armes biologiques. Parmi leurs composants nocifs, on trouve 500 fois plus de fragments d'ADN étrangers que ce qui est autorisé par la FDA. Les produits injectables contiennent également des segments du rétrovirus du SIDA, du virus du cancer

SV-40 et de nombreux N1 -pseudouridine(Ψ), l'ARN modifié autoreproducteur associé aux caillots synthétiques (Nyström & Hammarström, 2022 ; Santiago & Oller, 2023), les turbo-cancers (Mead et al., 2024)peut provoquer une maladie à prion (Peréz et al., 2023)et d'autres turbo-cancers débilitants et finalement mortels.

Des échantillons d'injectables incubés dans des conditions contrôlées génèrent des entités étrangères auto-assemblées (Lee & Broudy, 2024). Certains d'entre eux ressemblent à des parasites de forme similaire à Trypanosoma cruzi, hydra vulgaris, Morgellons, et à des helminthes (Benzi Cipelli et al., 2022 ; Hughes, 2022 ; Jeon, 20222022a). En outre, le sang, l'urine, le bain de pied et les extraits de peau des personnes ayant reçu des injections des vaccins expérimentaux COVID-19 et NOVA(Jeon, 2023b), ainsi que les vaccins expérimentaux incubés dans des conditions de laboratoire contrôlées, en particulier les produits Pfizer et Moderna, ont généré des structures auto-assemblées ressemblant à des puces électroniques. (Lee & Broudy, 2024) qui semblent être à la base de l'activation par le WiFi et les téléphones cellulaires (European Forum for Vaccine Vigilance, 2021 ; Goudjil & European Forum for Vaccine Vigilance, 2021 ; Hughes, 2024). Selon la demande de brevet publiée en 2020 par Microsoft auprès de l'Organisation mondiale de la propriété intellectuelle, le concept d'un "système de crypto-monnaie utilisant les données d'activité corporelle" était déjà réalisable en 2019

(Abramson et al., 2020).

2. Traitements interdits pour COVID-19

Dès que l'on a su que le SRAS-CoV-2 était une arme biologique artificielle, les recommandations contre la réaffectation de médicaments tels que l'hydroxychloroquine et/ou l'ivermectine pour le traitement des maladies COVID-19 ont également été interdites (Berg, S., 2021). Il semble clair aujourd'hui que les injectables COVID-19 faisaient partie d'un plan à long terme visant à réduire la population mondiale - comme cela a été documenté (Kennedy, Jr., 2021 ; Wakefield & Kennedy, Jr., 2022).. Un tel programme a été suggéré par Bill Gates avec l'utilisation de vaccins (Gates, 2010) juste après que Melinda Gates et lui-même aient versé 10 milliards de dollars à l'Organisation mondiale de la santé pour contribuer à la promotion de ces vaccins de contrôle de la population (Higgins, 2010). Maintenant que plus de 5,2 milliards de personnes ont reçu une ou plusieurs doses du vaccin injectable COVID-19 (Pharmaceutical Technology, 2024) et que les données mondiales ont montré une augmentation spectaculaire de la mortalité toutes causes confondues (Beattie, 2021Rancourt, 2022 ; Rancourt et al., 2023)il n'est pas surprenant que les promoteurs des COVID-19 injectables s'opposent à l'utilisation de l'hydroxychloroquine et de l'ivermectine avec l'azithromycine, qui se sont avérées efficaces contre les maladies COVID-19 (Jeon, 20202020b ; Risch, 2020).

Le 15 octobre 2021, le procureur général du Nebraska, Douglas J. Peterson, a publié un important argumentaire.

> "Le Lancet a publié un article dénonçant la dangerosité de l'hydroxychloroquine. (Mehra et al., 2020). Pourtant, les statistiques étaient tellement erronées. ... Le rédacteur en chef du Lancet lui-même a admis que l'article était une "fabrication", "une fraude monumentale (Roni Caryn Rabin, 2020)et "un exemple choquant d'inconduite en matière de recherche au beau milieu d'une urgence sanitaire mondiale (Boseley & Davey, 2020). ... Permettre aux médecins de prendre en compte les traitements précoces leur donnera la possibilité d'évaluer d'autres outils susceptibles de sauver des vies, d'éviter aux patients d'être hospitalisés et de soulager notre système de soins de santé déjà mis à rude épreuve" (dans Hilgers, 2021, p. 47).

L'omission de l'hydroxychloroquine de la liste des médicaments thérapeutiques pour le traitement de la maladie de COVID-19 a sans aucun doute coûté de nombreuses vies (Jeon, 20202020a ; McCullough & Oskoui, 2020 ; McCullough et al., 2021). L'hydroxychloroquine interfère avec la voie d'endocytose de la protéine spike, limitant sa liaison aux récepteurs de l'enzyme de conversion de l'angiotensine et empêchant ainsi la tempête de cytokines qui accompagne généralement la maladie de COVID-19 (Satarker et al., 2020 ; Blaylock, 2021, 2022a, 2022b).

3. Mystères des vaccins expérimentaux COVID-19 à l'origine de séquelles

L'intégrité des données de l'essai d'injection de Pfizer (C4591001) était défectueuse, ce qui a masqué une multiplication par plus de 3,7 des décès d'origine cardiaque dans le groupe ayant reçu l'injection de COVID-19 par rapport au groupe témoin (P. Thacker, 2021 ; C. Michels, 2023). Selon un rapport, 30 des 58 pays étudiés, soit 44,8 % des 5,8 milliards d'habitants, ont enregistré moins de 4 décès dus au COVID-19 pour 100 000 personnes en 6 semaines, ce qui serait inférieur au risque projeté de décès associé aux vaccinations contre le COVID-19 (Oh, J.S., 2021).

Katalin Karikó et Drew Weissman ont reçu le prix Nobel 2023 pour leurs recherches de 2005 sur le nucléoside modifié de manière cruciale dans l'"ARNm" de la protéine spike (K. Karikó, 2005). Plus tard, la modification de la N1 -méthylpseudouridine (m1 Ψ) a été connue (Andries, O., et al., 2015 ; T. Chen, 2022). La recherche sur la modification N1 -méthylpseudouridine (m1 Ψ) a facilité le développement rapide des injections d'ARNm COVID-19, faisant passer leur efficacité de 48 % à plus de 90 % (Morais P, 2021). Étant donné que notre propre système immunitaire peut non seulement cibler les protéines homologues composées de pseudouridine (Ψ) ou de N1 -méthylpseudouridine (m1 Ψ), mais aussi ses propres protéines, cellules et tissus, il peut également entraîner des syndromes d'immunodéficience, des allergies ou des maladies auto-immunes mortelles (Santiago, D., 2023). Récemment, l'Union européenne (UE) a reconnu que les vaccins expérimentaux COVID-19 avaient endommagé le système immunitaire humain, entraînant une augmentation du nombre de décès dus à diverses infections et cancers (Toledo A., 2022).

Outre la transformation de l'uridine en méthyl- pseudouridine(Ψ) (F. Gang, 2021), les composants potentiels de l'injection de COVID-19 - tels que les hydrogels magnétiques multifonctionnels (MH) et les GO dans les lipides PEGylés - pourraicnt ĉtre transportés vers les sites spécifiques ciblés par les hydrogels Ai pour créer des objets biosynthétiques tels que des "caillots fibreux mystérieux" (Dowd, E., 2022). En outre, des différences de résultats indésirables ont été observées d'un lot à l'autre dans les injections de COVID-19 : trois corrélations linéaires régressives distinctes ont été observées dans les événements indésirables présumés (EIG) de 10 793 766 doses de 52 lots différents d'injections expérimentales de BNT162b2 COVID-19 (M. Schmeling, 2023).

Les fragments génétiques du virus simien 40 (SV-40) ont été trouvés dans de nombreux flacons de Pfizer COVID-19 par deux scientifiques indépendants (Lee, V., 2023 ; McKernan, K., et al., 2023). Les injections expérimentales actuelles d'ARNm du COVID-19 ont dépassé de 188 à plus de 500 fois la limite supérieure fixée par la FDA pour les ADN contaminés (Speicher DJ et al, 2023). Les injections expérimentales COVID-19 contiennent des ingrédients nocifs et des nanostructures auto-assemblées de type amyloïde (Jeon, 2022b ; Morozova, 2023). Plus une personne a reçu d'injections expérimentales COVID-19, plus elle est susceptible d'accumuler des ingrédients nocifs, des nanofibres auto-assemblées de type amyloïde et d'intégrer dans son génome les ADN contaminés provenant des injections COVID-19. Cela augmente la probabilité de morts subites, de maladies de type amyloïde et de changements turbo-cancéreux dans le corps de cette personne (Zapatka, M., et al., 2023).

4. Un changement de paradigme

Le ministère de la santé et des services sociaux a constaté que la FDA n'avait inspecté que 1 % des sites d'essais cliniques et avait négligé de s'attaquer à des problèmes tels que la falsification de données, l'absence d'insu chez les patients et le suivi insuffisant des événements indésirables sur les sites d'essais cliniques au Texas (P.

Thacker, et al., 2021). Certains chercheurs ont fait état d'un "intervalle de risque de 0 à 42 jours seulement" et ont conclu que "l'analyse multi-pays a confirmé les signaux de sécurité préétablis pour la myocardite, la péricardite, le syndrome de Guillain-Barre et la thrombose du sinus veineux cérébral" (Faksova, 2024). Cependant, le rapport pourrait contenir trois erreurs fondamentales et la conclusion pourrait être falsifiée. Selon le rapport, l'étude pourrait n'avoir suivi que 35 jours (probablement de 8 à 42 jours) au lieu de 42 jours (de 0 à 42 jours). Deuxièmement, l'étude ne peut être généralisée en raison de la distribution asymétrique de la population vaccinée. L'étude indique que "la plupart des personnes vaccinées étaient âgées de 20 à 39 ans et de 40 à 59 ans". Cependant, la majorité des personnes ayant reçu des injections expérimentales de COVID-19 avaient plus de 60 ans et étaient plus susceptibles d'avoir subi des séquelles des injections de COVID-19. Troisièmement, l'évaluation des injections expérimentales de COVID-19 pourrait se dérouler en trois étapes différentes et une évaluation à long terme est nécessaire (Jeon, 2023b) : tout d'abord, des protéines de pointe ont été détectées sur des exosomes circulants et étaient étonnamment transmissibles quatre mois après les injections expérimentales de COVID-19 (Bansal, 2021) ; et le pic de surmortalité a été atteint cinq mois après l'injection expérimentale de COVID-19 (Sy, W., 2023). En outre, les tests toxicologiques présentés dans le tableau

2 de cet article ont été nécessaires pour étudier de manière approfondie la nature des injections de COVID-19.

En 2024, le climat sociétal semble changer. Le 7 mai 2024, la Cour d'appel des États-Unis pour le dixième circuit a confirmé au Colorado qu'une exemption religieuse devait être appliquée à tous les vaccins, y compris les vaccins expérimentaux COVID-19 (affaire en appel : 21-1414, 2024). L'État de l'Arizona a déclaré que les injectables expérimentaux à ARNm COVID-19 étaient une arme biologique, sur la base des statistiques cliniques de Pfizer, qui font état de 1 223 décès, 42 000 cas indésirables et 158 000 incidents indésirables (Chris Wick News, 2024). Pfizer a été condamné à une amende de 34 800 livres par la Prescription Medicines Code of Practice Authority (PMCPA) parce qu'un directeur médical de Pfizer UK a retweeté un message d'un employé américain affirmant que le vaccin COVID-19 de Pfizer était efficace pour prévenir le COVID-19, ce qui s'est avéré inexact. La PMCPA a déterminé que le message ne contenait pas de références aux événements indésirables et aux informations de sécurité, et qu'il diffusait des informations trompeuses (I. Cameron, 2024). Auparavant, le Dr Fleming avait affirmé dans son livre que les injections de COVID-19 pouvaient être une arme biologique mortelle (R. Fleming, 2021).

En République de Corée, aucune personne âgée de moins de

20 ans, aucune femme enceinte ou allaitante n'est décédée des suites du SRAS-CoV-2 avant la mise en œuvre des injections expérimentales obligatoires de COVID-19 et des passeports de vaccination COVID-19. Cependant, à la suite des injections obligatoires de COVID-19 pour les jeunes étudiants, 18 écoliers et adolescents sont décédés et plus de 800 jeunes enfants et adolescents ont été gravement blessés après les injections de COVID-19 en République de Corée. Les familles des personnes décédées s'unissent pour contester la position apathique et les réactions insensibles du gouvernement coréen face à leurs demandes de rectification des problèmes liés aux vaccinations coercitives COVID-19 et au système de passeport vaccinal pour les personnes âgées de moins de 20 ans (Naver.tv, 2024).

5. Transhumanisme, humain 2.0 et spiritualité

Andreas Noack (Fig. 5) et beaucoup d'autres, dont le regretté professeur Luc Montagnier, ont consacré leur vie à dire la vérité dans un monde rempli de désinformation et de mensonges.

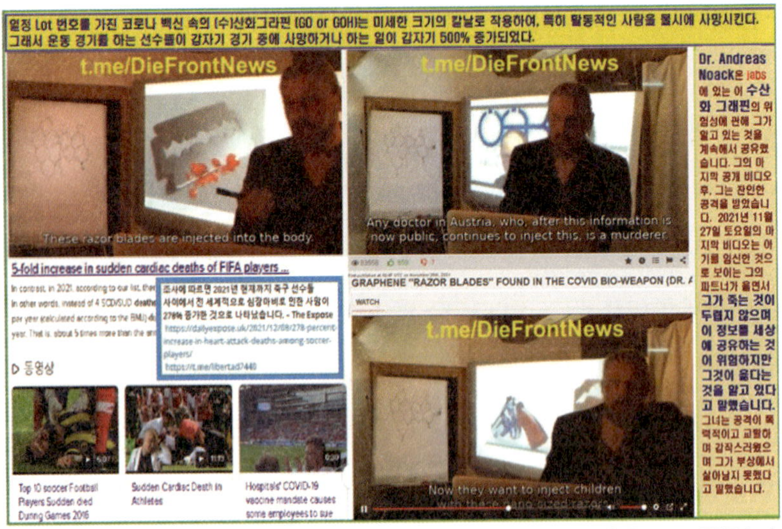

Figure 5. Présentation sur U-Tube le 10 décembre 2021. La présentation de Jeon sur U-Tube le 10 décembre 2021 portait sur les informations relatives à l'homicide du Dr Andreas Noack et sur l'augmentation de 278 % du nombre de décès chez les athlètes pendant les matchs de football. Le contenu de son U-Tube a été effacé, mais les informations sur le défunt Dr Andreas Noack ont été conservées (t.me, 2021). Andreas Noack a été attaqué par des policiers et est décédé après l'attaque. Sa présentation sur U-Tube portait sur le comportement brutal et génocidaire du gouvernement, même après qu'il ait su que les injections expérimentales de COVID-19 contenaient des oxydes de graphène (ou hydroxyde de graphène) au comportement similaire à celui d'un rasoir.

L'un des objectifs ultimes des vaccins expérimentaux COVID-19 est d'ouvrir la voie au développement d'humains 2.0, d'humanoïdes ou de transhumains, ce qui pourrait conduire à la fabrication d'esclaves humains. Lorsqu'une personne reçoit un vaccin expérimental COVID-19, elle se voit attribuer un identifiant à 12 chiffres appelé adresse MAC (Media Access Control), qui peut être utilisé pour le suivi du patient ou l'identification personnelle (Akbar, 2022) (Fig. 6). Tous les comportements, émotions et pensées peuvent être surveillés, régulés et même manipulés par des IA et des superordinateurs externes. Cette nouvelle forme de contrôle humain a été établie et programmée par le brevet mondial WO2020060606A1 et le brevet coréen 10-2017-0090373 (Abramson, 2020). Cependant, le brevet américain 11 107 588 B2 reconnaît que cet identifiant à 12 chiffres représente des identifiants partiels. Le brevet indique qu'un deuxième numéro d'identification sera généré après un certain temps, suivi de la création d'un "nouvel identifiant", éventuellement après un certain temps (Ehrlich, 2021).

L'auteur a observé que l'identification partielle à 12 chiffres de certaines personnes avait disparu ou avait été affaiblie par les protocoles de guérison. En outre, de nombreuses personnes ont déclaré avoir effacé leur identifiant partiel grâce à la solution de MMS2 ou au bain d'immersion des pieds. L'auteur estime que le moment est venu de s'engager dans les protocoles de guérison afin d'éliminer les identifiants partiels, de rompre cet esclavage humain nouvellement établi et de se libérer pour ne pas devenir des transhumains, des humains 2.0 ou des esclaves humains-humanoïdes. Plus précisément, les droits individuels et l'autodétermination concernant l'acceptation ou le rejet des vaccins expérimentaux COVID-19 doivent être respectés, et le traité/accord de l'OMS sur les pandémies, qui porte atteinte à ces droits et à l'autodétermination, doit être rejeté.

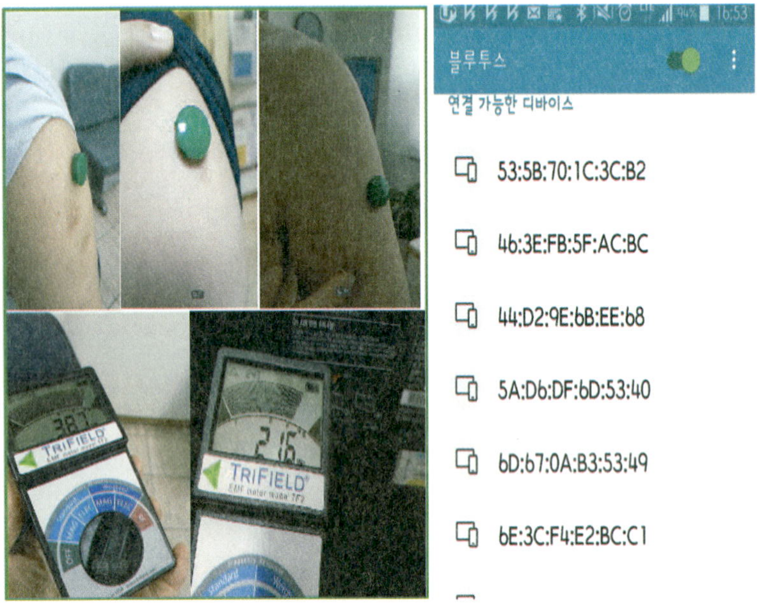

Figure 6. Ces images montrent un aimant fixé aux bras de personnes ayant reçu des injections expérimentales de COVID-19. L'intensité du champ électromagnétique de leur corps a été mesurée à 387 v/m et 216 v/m. Chaque individu vacciné présentait un identifiant unique à 12 chiffres (adresse de contrôle d'accès aux médias), comme indiqué dans la colonne de droite. Ces identifiants à 12 chiffres sont liés à la technologie Bluetooth, aux réseaux 5G/6G et, en fin de compte, à l'IA ou aux superordinateurs.

6. Désintoxication et guérison

Le Dr Peter McCullough a présenté la nattokinase, la bromélaïne et la curcumine comme des agents ciblant la protéine de la pointe du SRAS-CoV-2 (P. McCullough, 2023). Il a admis que la nattokinase de Bacillus subtilis var. natto désintégrait la protéine de la pointe du SRAS-CoV-2 en fonction de la dose et du temps (Tanikawa, T., 2022). Il a été rapporté que les aliments curatifs et détoxifiants aidaient les gens à trouver un soulagement à la douleur, à la mort et aux séquelles à long terme liées à COVID-19, ainsi qu'aux symptômes du long syndrome COVID-19, à l'excrétion et/ou aux effets secondaires des injections expérimentales de COVID-19 (Jeon, 2022b).

Des études récentes ont recommandé l'utilisation de petits ARN interférents (siRNA) et de chimères ciblant la ribonucléase (RIBOTAC) pour la détoxification dans la technologie des vaccins ARNm, y compris les injections expérimentales de COVID-19. Ces techniques innovantes visent à neutraliser l'ARNm dans les injections expérimentales de COVID-19 (Hulscher, N., 2024). Le principal avantage de ces méthodes est qu'elles ciblent spécifiquement l'ARNm codant pour la protéine spike. L'hydroxychloroquine et l'ivermectine présentent des fonctions similaires en inhibant l'ARN polymérase ARN-dépendante et en bloquant en outre l'attachement des protéines spike au récepteur cellulaire ACE2, ainsi que les réactions inflammatoires des cytokines (Satarker, 2020 ; Zaidi, 2022). L'efficacité de l'ivermectine a été confirmée par une méta-analyse (Bryant, A., 2021). En outre, des données suggèrent que l'ivermectine et l'hydroxychloroquine agissent en synergie (Patri, A., 2020).

Le président Trump a mentionné le potentiel des technologies de guérison quantique telles que Med Beds devant la nation le 14 juin 2020. En revanche, nous devrions souligner l'importance de préserver la pureté de l'ADN humain (Greere, 2022).

7. Identifier les patients et surveiller leur état

La plupart des patients souffrant des conséquences des injections expérimentales ou de l'excrétion de COVID-19 étaient en détresse et frustrés car leur état ne pouvait être classé ou diagnostiqué. Cela souligne la nécessité d'un test toxicologique pour identifier les personnes qui souffrent réellement des conséquences des injections expérimentales de COVID-19 ou de l'excrétion, mais qui ne sont pas reconnues par les autres prestataires de soins de santé ou par le grand public. Un tel test pourrait également permettre de suivre la progression de l'état des patients au fur et à mesure de l'évolution de leur maladie.

Résumé

1. Protocoles de guérison : Trois catégories de guérison des séquelles du COVID (SARS-CoV-2), de l'excrétion et/ou du COVID-19.

Le monde entier peut avoir besoin de guérir et de se remettre des dommages causés par le SRAS-CoV-2 et le COVID-19. Les différentes méthodes de guérison ont été résumées en trois catégories de protocoles de guérison.

La première catégorie : Médicaments

Un cocktail de médicaments, comprenant de la vitamine C, D, du zinc, de l'ivermectine, de la N-acétyl-cystéine (NAC), de l'hydroxychloroquine (HCQ), du glutathion et de l'azithromycine (AZM), pourrait atténuer les symptômes du SRAS-CoV-2 (maladie COVID-19) et a également été utilisé pour traiter les conséquences de l'excrétion et des vaccins expérimentaux contre le COVID-19.

La deuxième catégorie : Le changement de comportement

Les changements comportementaux comprennent la consommation quotidienne de thé, de thé aux aiguilles de pin et de MMS2, la consommation de curry une fois par semaine, l'immersion des pieds dans de l'eau salée avec du vinaigre presque tous les jours, la mise à la terre et le jeûne intermittent pendant 16 heures une fois par semaine, tout en lisant la Bible, en priant et en chantant des psaumes.

La troisième catégorie : Choisir des aliments sains

Les aliments sains, notamment la Master Mineral Solution (MMS2), la Nattokinase, la pâte d'ail Hamssine Cheonggukjang, la Smart Food DM, le thé vert (riche en épigallocatéchine-3-gallate), l'extrait d'aiguilles de pin (riche en suramine), l'ananas (riche en bromélaïne), curry (riche en curcuma ou curcumine), canneberges, myrtilles, mûres, raisins, arachides et vins (riches en resvératrol), ont contribué à la guérison et au rétablissement du syndrome COVID de longue durée, de la mue et/ou des séquelles du COVID-19 expérimental.

2. Tests de toxicologie sanguine pour l'évaluation et la surveillance de l'excrétion prolongée de COVID (SARS-CoV-2) et/ou des séquelles de COVID-19

Il existe différentes manières d'évaluer et de suivre l'état des patients présentant des séquelles d'injections expérimentales de COVID-19, d'excrétion et de syndrome COVID long. Bien qu'un consensus mondial puisse être nécessaire, le tableau 2 est présenté comme un prototype de tests de toxicologie sanguine à cette fin. En outre, les protocoles de guérison et les tests de toxicologie sanguine de l'auteur peuvent aider à traiter, guérir et surveiller les maladies causées par d'autres virus à ARN monocaténaire qui partagent des ARN polymérases ARN-dépendantes similaires pour leur réplication et leur transcription. Les virus à ARN monocaténaire tels que le SRAS-CoV-2, le virus de la grippe, le virus respiratoire syncytial, le virus Nipah, le virus Ebola ou le virus Marburg sont inclus dans cette catégorie (Lai, M.M.C., 1984). L'auteur suggère qu'une invasion massive de ces virus à ARN simple brin et d'armes à énergie directe (DEW, y compris 5G) pourrait conduire à un futur traité/accord de l'OMS sur les pandémies, qui pourrait être promulgué sous le faux drapeau d'une pandémie de grippe. Cependant, ces agents pandémiques peuvent être traités et guéris plus efficacement en utilisant les protocoles de guérison plutôt que des injections expérimentales bio-armées, des patchs ou d'autres formes de substances étrangères qui pénètrent dans nos corps. Le test de toxicologie sanguine peut être un outil précieux pour évaluer et surveiller ces maladies ou invasions de la "maladie X."

Remerciements

L'auteur remercie Dieu, qui m'a conduit à ce point : le Centre coréen de recherche Nobel, qui a courageusement défendu les méthodes de guérison des séquelles des injections expérimentales de COVID-19 à une époque et dans un monde où les informations sur les injections expérimentales de COVID-19 et leurs séquelles sont réduites à néant. L'auteur tient à remercier le Dr John Oller, rédacteur en chef de l'IJVTPR, et Mme Sasha Sims, coordinatrice de la rédaction, pour leurs recommandations et conseils substantiels. Les méthodes de la première catégorie ont été introduites par le Dr Carrie Madej, le Dr Vladimir Zelenko, le Dr Harvey Risch et les médecins de la Front Line COVID-19 Critical Care Alliance. Peter McCullough, Ariyana Love, Karen Kingston, les médecins de La Quinta Columna, le Dr Ricardo Delgado Martin (79.202.099N), le Dr Ana Maria Mihalcea et de nombreux autres guérisseurs dans le monde ont été des pionniers qui ont guidé le monde à juste titre dans le domaine de l'injection expérimentale COVID-19 et des séquelles. L'auteur rend hommage à ces chercheurs et médecins. L'auteur tire également son chapeau aux militants des droits civiques pour leur travail sur toutes sortes de méthodes de guérison afin de se remettre des dommages causés par les injections expérimentales de COVID-19 et pour leurs magnifiques rassemblements visant à défendre l'ADN humain et les droits de l'homme.

Intérêts concurrents

L'auteur n'a reçu aucune redevance ni aucun soutien financier pour ce travail de la part de sociétés ou d'institutions de recherche. Il a reçu les encouragements de la population de la République de Corée et de Dieu.

독일어

Heilungsprotokolle und Toxikologietests für die Folgen von COVID19-Injektionsmitteln

Ki-Yeob Jeon[1] , MD, Jeonbuk National University, Republik Korea (Südkorea); PhD, Chonnam National University, Republik Korea; ScD, Johns Hopkins University, USA

[1] Hopkins Jeonil Klinik für Innere Medizin, Jeonju, Republik Korea, ROK,
E-Mail: kjeon@hanmail.net ORCID: https://orcid.org/0000-0003-4385-0702
[1] Kandidat für den Nobelpreis für Physiologie oder Medizin 2024 vom Korea Nobel Research Center
Citation: Jeon, K.-Y. (2024). Healing Protocols and Toxicology Tests for Sequelae of Covid-19 Injectables.
International Journal of Research - GRANTHAALAYAH, 12(6), 1-16.
doi:10.29121/granthaalayah.v12.i6.2024.5696

Abstrakt

In diesem Artikel werden erstens Heilungsprotokolle für eine erfolgreiche Entgiftung und zweitens toxikologische Tests zur Diagnose von Folgeerscheinungen der experimentellen COVID-19-Impfungen, des langen COVID-Syndroms und der infektiösen Ausscheidung schädlicher Bestandteile von Personen oder Umgebungen, die mit COVID-19-

Impfungen belastet sind (wie Chemtrail- oder mRNA-gespritzte Lebensmittel), vorgestellt. Die Heilungsprotokolle bestehen aus drei Kategorien: erstens ein Medikamentencocktail, zweitens Verhaltensänderungen und drittens gesunde Lebensmittel. Die toxikologischen Tests umfassen mikroskopische Untersuchungen von Graphenoxiden (Hydrogel), Mikrochips, Mikrorobotern, Entzündungszellen und der Morphologie roter Blutkörperchen in Proben vor allem von Blut, aber auch von Urin, Fußbädern, Sitzbädern, Hautextrakten und experimentellen Injektionsfläschchen, um etwaige menschliche Krankheiten zu bewerten und die Auswirkungen der Heilungsprotokolle zu überwachen.
Stichworte: COVID-19-Injektionspräparate, Heilungsprotokolle, langes COVID-Syndrom, Ausscheidung von Injektionspräparaten, Folgeerscheinungen von experimentellen COVID-19-Injektionspräparaten, toxikologische Tests, Graphenoxid, Hydrogel, Mikrochips, Mikroroboter

Einführung

1. Einführung zu Drei Kategorien von Heilungen

1-1. DIE ERSTE KATEGORIE: MEDIKATION

Eine Kombination oder ein Cocktail aus verschiedenen

Medikamenten, bestehend aus Azithromycin, Hydroxychloroquin (HCQ), Ivermectin, den Vitaminen C, D und Zink, erwies sich als wirksam für die Behandlung der COVID-19-Krankheit (Jeon, 2020b; Jeon, M.H., 2021). Der Autor erweiterte den Medikamentencocktail um Aspirin, Fenofibrat, Melatonin, Fexofenadin/Cetirizin, Ginkgo biloba, NAC, Glutathion, Co-Enzym Q, Thymosin-alpha und EDTA (Ethylendiamintetraessigsäure) nicht nur zur Behandlung der SARS-CoV-2-Krankheit, sondern auch zur Beseitigung von Graphenoxiden (GOs; oder Hydrogel), Mikrochips und Schadstoffe in den COVID-19-Versuchsinjektionen (Jeon, 2022b; 2023a; George, T., 2023).

1-1-1. EDTA-Chelat-Therapie

Die US-amerikanische FDA hat die Chelattherapie für Bleivergiftungen zugelassen (George, T., 2023). Die Patienten berichteten, dass sie sich nach der möglichen Entfernung von Cäsium oder Yttrium-90 viel besser fühlten (Moderna, 2020). Vitamin C, Mariendistel, Probiotika und Chlorella sind bekannte natürliche Chelatbildner.

1-1-2. Hyperbare Sauerstofftherapie (HBOT)

Insgesamt 40 Sitzungen (ein- oder zweimal täglich) mit HBOT verbesserten Lebensqualität, Schlaf, neuropsychiatrische

Symptome und Schmerzsymptome (Hadanny, 2024).

1-2. DIE ZWEITE KATEGORIE: VERHALTENSÄNDERUNG

Zu den Verhaltensänderungen gehören der regelmäßige Konsum von grünem Tee und Kiefernnadeltee, die Verwendung von MMS2-Lösungen, der Verzehr von Curry, Fußbäder, 16-stündige Fastenzeiten mit Meditation (Barfußlaufen auf dem Boden oder am Meer) und die Vermeidung von 5G/6G-Hotspots, Elektroautos und elektromagnetischen Hochspannungsfeldern.

1-2-1. EGCG (Epigallocatechin-3-gallat)

EGCG in grünem Tee (Grüntee-Catechin) kann mRNA-Spike-Proteine auflösen und die Amyloidogenese durch mRNA-Spike-Proteine von SARS-CoV-2- oder COVID-19-Injektionen verringern. (Secker, C., 2023).

1-2-2. 16-Stunden-Fasten und spirituelle Aktivitäten

Das 16-stündige Fasten mit Meditation erhöht die Autophagie und die AMPK (AMP-aktivierte Proteinkinase), um die angeborene Immunität durch die Stimulierung von Typ-I-Interferon (IFN) und Toll-like-Rezeptor 7 (TLR7) zu stärken. Diese Mechanismen helfen dabei, sich von den Schäden zu erholen, die durch die Einführung (oder Transfektion) verschiedener fremder DNAs in den experimentellen COVID-19-Impfstoffen in die menschliche DNA durch Injektionen verursacht wurden (Alden, M., 2022; Hannan, M.A., 2020; Mihaylova, M., 2011). Eine in der Fachzeitschrift JAMA veröffentlichte Studie ergab, dass die Teilnahme von Gläubigen an religiösen Diensten erheblich zur Verbesserung der Gesundheitsergebnisse beiträgt (Balboni, 2022). Es wurde festgestellt, dass spirituelle Dienste das Stressniveau senken und die Reaktionsfähigkeit des menschlichen Immunsystems verbessern (Kim, I., 2021).

1-2-3. Die Rolle der Korea Veritas Doctors (KoVeDocs) und Erdung

Auf der Pressekonferenz vom 13. Dezember 2021 ( ) gab KoVeDocs bekannt, dass sich in den COVID-19-Versuchsgefäßen verschiedene schädliche Stoffe befinden. Sie stellten das Fußtauchbad als Methode zur Extraktion von sich aktiv bewegenden lebenden Organismen, Graphenoxid (GO)-ähnlichen Objekten, metallähnlichen Partikeln und wurmartigen Objekten vor (Jeon, 2022a; Lee, Y., 2022). Im Anschluss an die KoVeDocs-Pressekonferenz gab es in Korea einen starken Anstieg bei der Anwendung von Fußbädern zur Entfernung dieser Fremdkörper. Bei vielen Personen, die sich einem Fußbad unterzogen, wurden Morgellons mit haarähnlichen GOs extrahiert, was darauf hindeutet, dass diese GOs unabhängig von der experimentellen

COVID-19-Injektion im menschlichen Körper vorhanden sind (Jeon, 2022a; Melville, 2024). Erdung (Barfußlaufen auf dem Boden oder am Meeresstrand) reduziert nachweislich schädlichen oxidativen Stress, verbessert die natürliche Immunität und das Wohlbefinden und hilft bei der Genesung von verschiedenen Krebsarten (J. Oschman, 2015).

1-2-4. Nasenspray, Gurgeln und Holzkohle

Es gibt viele Marken von Povidon-Iod für Nasensprays und Augenpräparate (Arefin, 2022). Zusätzlich wird empfohlen, während der Chemtrail-Kontamination und der nasalen Aerosolisierung von mRNA-Nanopartikeln mit einer Kochsalzlösung zu spülen und zu gurgeln, um die Augen, die Nase und den Mund zu reinigen (Kim, J., 2024). Da bei den COVID-19-Versuchsimpfungen Lipid-Nanopartikel, Pflanzenfasern und Holzkohle verwendet werden, die an Lipiden haften, könnten Materialien, die diese aus unserem Körper extrahieren können, für die Entgiftung nützlich sein (Sugimoto, 2023).

1-2-5. Die Wiederverwendung von MMS2 (Calciumhypochlorit) zur Zerstörung von Graphenoxiden (Polyacrylamid-Hydrogel-Filamenten), Mikrochips und Mikroroboterm im menschlichen Körper

Der Autor hat MMS2 neu eingesetzt und berichtet, dass MMS2

GOs sowohl in Urin- als auch in Blutproben zerstört (Jeon, 2023a, b). MMS2, auch bekannt als Master Mineral Solution 2, Calciumhypochlorit (Ca(ClO)2), wurde vom US Army Center für die Wasserdesinfektion empfohlen (Headquarters, Departments of the Army, Navy, and Air Force, 2005).

MMS2 wirkt durch die Produktion von hypochloriger Säure (HOCl), der gleichen Verbindung, die von der Myeloperoxidase in Neutrophilen, Eosinophilen, mononukleären Phagozyten und B-Lymphozyten im menschlichen Blut produziert wird. Hypochlorige Säure wandelt GOs bekanntermaßen in harmlose Flavonoide und Polyphenole um (Huang S, et al., 2021; Panasenko OM, et al., 2013). Außerdem kann MMS2 GO-induzierte Schäden wie Gefäßverschlüsse, Gewebeschäden und anhaltende entzündliche Veränderungen verhindern (Castanheira FVS, et al., 2019).

1-3. DIE DRITTE KATEGORIE: GESUNDE ERNÄHRUNG

1-3-1. Reparatur beschädigter Kern-DNAs und Wiederherstellung der angeborenen Immunität

Hamssine Cheonggukjang®, Kurkuma, Resveratrol, Panax Ginseng oder 16-stündiges Fasten mit Meditation erhöht AMPK, um die beschädigte angeborene Immunität wiederherzustellen (Kim, J., 2016). Smart Food DM® ist für seine antioxidativen und entzündungshemmenden Eigenschaften bekannt, die eine übersteigerte Autoimmunität reduzieren, den Blutzuckerspiegel senken und die Genesung von entzündlichen Darmerkrankungen unterstützen können.

1-3-2. *Hamssine Cheonggukjang* (eine fermentierte Sojabohne mit Mausaugen [Seomok-tae]) *Knoblauchpaste®*

Es ist bekannt, dass Bacillus subtilis var. natto das Spike-Protein von SARS-CoV-2 in einer dosis- und zeitabhängigen Weise auflöst (Tanikawa, 2022). Nach der Fermentation ist das gentechnikfreie Seomok-tae reich an Vitaminen und anderen Nährstoffen. Genistein, das die östrogene Wirkung nachahmt, reduziert die Auswirkungen der Menopause, hat krebshemmende und Anti-Photoaging-Eigenschaften und schützt vor Osteoporose (Sharifi-Rad, 2021). Das fermentierte Produkt, die Hamssine Cheonggukjang-Knoblauchpaste®, enthält 750 Arten von Bacillus subtilis-Varianten, darunter die Natto-Variante/Unterspezies. Sie aktiviert AMPK, enthält Genistein (Kim, J., 2016), baut mRNA-Spike-Proteine ab und hilft bei der Reparatur beschädigter Kern-DNA (Mulroney, 2023 ; Steinberg, G.R., et al., 2023). Mikroplastik oder Hydrogel-Nanotechnologie Mikroplastik könnte über die Umwelt oder durch experimentelle COVID-19-Injektionen in unseren Körper gelangen (Kozlov, 2024; Marfella, et al., 2024). Bacillus subtilis ist bekannt dafür, Mikroplastik zu verdauen

(Yang, 2023), das Entzündungen im Gewebe, Fibrose und den Verlust von Organstrukturen verursachen kann (Rivers-Auty, 2023). Es reduziert das Reizdarmsyndrom, verbessert das Gedächtnis und die kognitiven Funktionen, erhöht die Stuhlfrequenz und lindert entzündliche Reaktionen. Es heilt auch geschädigte Kern-DNA, um Autoimmunkrankheiten und Krebs zu verringern, möglicherweise sogar solche, die durch mRNA-Spike-Proteine induziert werden, die N1 -methyl-pseudouridine(Ψ) enthalten (Dimidi, 2019).

1-3-3. *Smart Food DM*® und *Artemisinin*

Smart Food DM® ist ein hervorragendes Heilnahrungsmittel zur Verringerung entzündlicher Veränderungen in unserem Körper und zur Entgiftung nach einem langen COVID-Syndrom, nach Ausscheidungen und/oder nach experimentellen COVID-19-Injektionen (Jeon, 2022b). Es besteht aus verschiedenen Lebensmitteln wie Houttuynia cordata, grünem Tee, Maulbeerblättern, Süßholz, Coix agretis und Sojabohnen. Houttuynia cordata enthält Decanoilacetaldehyd, das eine antibiotische Wirkung hat, und Quercitrin, das antioxidativ wirkt. Grüner Tee enthält EGCG. Maulbeerblätter enthalten Polyphenole, die antioxidative Wirkungen haben. Lakritze enthält Glycyrrhizin, das entzündungshemmend wirkt. Coix agretis enthält Coixenolid, das entzündungshemmende Wirkungen hat. Sojabohnen enthalten Lecithin, das krebshemmend wirkt, und Genistein, das extrogenartige Wirkungen und Anti-Aging-Effekte hat (Liang, M., 2022).

Artemisinin wurde mit Hydroxychloroquin (HCQ) kombiniert, um Leben bei Autoimmunkrankheiten wie Lupusnephritis zu retten, indem der entzündliche Kernfaktor-κB-Signalweg herunterreguliert wurde (Liang, N., 2018). Außerdem hat die Kombination die entzündliche Differenzierung von CD4+ T-Zellen bei Ratten herunterreguliert (Bai, 2019). Somit kann sie einen Zytokinsturm, einen fälschlicherweise übertriebenen Entzündungsprozess bei einer SARS-CoV-2-Infektion und die übermäßig ausgeprägten Autoimmunschäden verhindern, die durch die N1 -Methylpseudouridin (m1 Ψ)-Modifikation in den experimentellen COVID-19-Injektionen verursacht werden.

1-3- 4. Lebensmittel, die reich an Antioxidantien sind: Ananas, Curry, Kiefernnadeltee, Löwenzahntee, Himbeeren, blaue Beeren, schwarze Beeren, Cranberries, Weintrauben, Tomaten, Artischocken, Pflaumen (getrocknete Pflaumen), Erdnüsse, Pekannüsse, Grünkohl, Kohl, fermentierte Bohnen, Äpfel, Avocado, Kakao, Perilla frutescens, Pilze, Olivenöl, Süßkirschen, Tomaten und Weine

GOs oder magnetische Hydrogele in den experimentellen

COVID-19-Injektionen schädigen unseren Körper durch physische Zerstörungen wie Hirnschäden und Neurotoxizität, DNA-Schäden und epigenetische Veränderungen, mitochondriale Schäden, Entzündungsreaktionen, erhöhten reaktiven oxidativen Stress (ROS), mitochondrial-abhängige Apoptose, Zellschäden und Nekrose (Ou, 2016). Oxidativer Stress durch reaktive Sauerstoffspezies (ROS) und reaktive Stickstoffspezies (RNS), die durch die experimentellen COVID-19-Injektionen entstehen, schädigen unsere Zellstrukturen, Proteine, Lipide und DNA (Losada-Barreiro, S., 2022). Entzündungszytokine wie IFNγ, IL-1β, IL-6 oder TNFα, die durch die SARS-CoV-2-Infektion (und möglicherweise auch durch die experimentellen COVID-19-Injektionen) induziert werden, können die Bildung von freien Radikalen wie Stickstoffmonoxid (NO) und Superoxidradikalen (O2+) auslösen (Wu J., 2020).

Die oben genannten Lebensmittel enthalten exogene natürliche Antioxidantien wie Ascorbinsäure (Vitamin C), α-Tocopherol (Vitamin E), β-Carotin (Vitamin A), Katalase, Superoxiddismutase und Glutathionperoxidase. Diese Antioxidantien spielen eine entscheidende Rolle bei der Unterstützung der körpereigenen antioxidativen Funktionen zum Schutz des Körpers und zum Abfangen bestimmter reaktiver Sauerstoffspezies (ROS). Vitamin C und Vitamin E tragen zusammen mit Selen dazu bei, schädliche

Lipidperoxide zu beseitigen und Entzündungsreaktionen, Autoimmunreaktionen bei Erkrankungen wie Arthritis, Asthma, Hirnschädigungen wie Alzheimer und Diabetes zu verhindern oder zu lindern (Pincemail, 2022).

Tabelle 1. Heilungsprotokolle für Ausscheidungen und Folgen von COVID-19-Injektionsmaterial
(Persönliche Konstitution, Eigenschaften, allergische Erkrankungen und andere Faktoren sollten berücksichtigt werden).

Artikel	Heilungseinleitung für die ersten 10 Tage	4-monatige Heilung	Caveat
DIE ERSTE KATEGORIE: MEDIKATION			
Hydroxychloroquin (HCQ)	200~300 mg täglich	100-200mg täglich	Manche Menschen können Allergien haben. Es ist wichtig, Ihre Sehkraft und Ihr QTc-Intervall mit Hilfe eines Elektrokardiogramms zu überprüfen. Befolgen Sie die Verordnungen oder Ratschläge Ihrer Ärzte.
Ivermectin	Eine Tablette oder eineinhalb Tabletten täglich	1Tablette täglich oder jeden zweiten Tag	
Azithromycin	0,5 Tabletten für 10 Tage oder zwei Tabletten für drei Tage und eine Tablette für 7 Tage mehr	0,5Tablette täglich für 12 Tage monatlich	
Aspirin	0,5 Tablette oder eine Tablette einmal täglich		
Fenofibrat	Eine Tablette einmal pro Tag für zehn Tage	1 Tablette täglich oder jeden zweiten Tag	
Omega-3	Nicht empfohlen für Personen unter 20 Jahren. Eine oder zwei Kapseln täglich		
Melatonin	Nehmen Sie jede Nacht eine Tablette ein. Hören Sie auf, wenn Ihnen nach der Einnahme von Medikamenten schwindlig wird.		
Montelukast	Nehmen Sie einmal täglich eine Tablette ein. Brechen Sie die Einnahme ab, wenn Sie nach der Einnahme des Medikaments Unwohlsein verspüren.		
Fexofenadin/Cetirizin	Nehmen Sie täglich eine Tablette ein. Brechen Sie die Einnahme ab, wenn Sie Schwindelgefühle oder starke Mundtrockenheit verspüren.		
Vitamin C	Nehmen Sie zu jeder Mahlzeit zwei Gramm ein. Überwachen Sie Ihren Blutzuckerspiegel. Brechen Sie die Einnahme ab, wenn Sie nach der Einnahme Bauchschmerzen haben.		
Vitamin D und Zink	Nehmen Sie täglich eine Tablette ein. Brechen Sie die Einnahme ab, wenn Sie nach der Einnahme des Medikaments Unwohlsein verspüren.		
Ginkgo biloba-Extrakt	Nehmen Sie es zweimal täglich ein. Hören Sie auf, wenn Sie nach der Einnahme des Medikaments Unbehagen verspüren.		

Thymosin-alpha	Zweimal pro Woche für 4 Monate, wenn möglich.	
NAC, Glutathion und CO-Q10	Nehmen Sie täglich eine Tablette ein. Brechen Sie die Einnahme ab, wenn Sie nach der Einnahme des Medikaments Unwohlsein verspüren.	
Antihelminthikum	Zelcom, Albendazol oder Biltricide (Praziquantel) können bei krabbelnden Hautgefühlen hilfreich sein.	
EDTA-Chelatisierung	Dreimal wöchentlich 1/5 Ampulle über zwei Monate (insgesamt etwa 25 Mal)	Nebenwirkungen
Hyperbarer Sauerstoff	40 Sitzungen insgesamt (ein- oder zweimal täglich) oder zweimal pro Woche über 4 Monate	Nebenwirkungen
DIE ZWEITE KATEGORIE: VERHALTENSÄNDERUNG		
Grüner Tee	Nehmen Sie eine bis drei Tassen pro Tag. Wenn Sie allergisch gegen EGCG oder Koffein sind, wird die Einnahme nicht empfohlen.	Manche Menschen können eine Allergie haben.
Kiefernnadeltee	Eine Tasse täglich. Wenn sich Ihr Körper nach dem Trinken von Kiefernnadeltee kalt anfühlt, können Sie stattdessen auf Löwenzahntee umsteigen.	
Curry 2 Mal pro Woche	Stellen Sie sich auf sich selbst ein. Verzehren Sie ein- bis viermal pro Woche Currygerichte, die Curcumin enthalten.	
Fuß-Tauchbad oder Erdung	Unwirksam sind ein- bis zweistündige Fußbäder fünfmal pro Woche und das Barfußlaufen auf einer asphaltierten oder zementierten Straße.	Vorsicht, wenn Sie geschwollene Beine haben.
MMS2 (Calciumhypochlorit) Lösung	Beginnen Sie mit einem Tropfen der Lösung in 250 ml Trinkwasser. Trinken Sie ein- bis dreimal am Tag. Steigern Sie dann allmählich auf acht bis zehn Tropfen täglich.	Nicht Natriumhypochlorit
16-stündiges Fasten mit Bibellesen/Hymnen/Gebet	Einmal in der Woche (z.B. Wassertrinken nur von Freitag, 14 Uhr bis Samstag, 6 Uhr) mit aufrichtigem Bibellesen, Beten und Singen.	Seien Sie vorsichtig, wenn Sie DM haben.
Halten Sie sich fern von 5G/6G, Elektroautos, elektromagnetischen Feldern, Chemtrails, mRNA-Kontaminanten in Injektionsmitteln, Lebensmitteln oder Pflastern	Schalten Sie Mobiltelefone und Wi-Fi während des Schlafs aus. Vermeiden Sie die Nähe von 5G/6G-Spots oder Hochspannungsleitungen. Viele Menschen leiden unter Kopfschmerzen, Übelkeit und Engegefühl in der Brust, wenn sie Elektroautos oder -busse benutzen.	Krebs/Herzschutz
Povidon-Jod für Nasenspray, Augenpräparat	Es gibt viele Marken von Augenpräparaten und Nasensprays sowie Kochsalzlösungen (NaCl) für Augen-, Nasen- und Mundgurgelzwecke.	Arefin (2022); Kim, J.(2024)
Holzkohle + Pflanzenfasern	Es reduziert das viszerale Fettgewebe und kann die Ausscheidung von Giftstoffen aus dem Darm unterstützen.	Sugimoto (2023)
DIE DRITTE KATEGORIE: GESUNDE NICHT-GVO-LEBENSMITTEL		

Hamssine Cheonggukjang-Knoblauchpaste®	Es enthält 750 Unterarten von Bacillus subtilis, die ein gesundes Darmmikrobiom fördern, beschädigte Kern-DNA reparieren, fremde mRNA wie Spike-Proteine, Hydrogel-Nanotechnologie und Mikroplastik eliminieren und anormale Autoimmunreaktionen reduzieren können.	Manche Menschen können eine Allergie haben.
Intelligente Lebensmittel DM®	Sie enthält verschiedene Pflanzen und Lebensmittel wie Houttuynia cordata, grünen Tee, Maulbeerblätter, Süßholz, Coix agrestis und Sojabohnen. Diese Mischung ist reich an Quercitrin, EGCG, Lecithin, Genistein und Glycyrrhizin.	
Artemisinin/ Artesin-N®	Es enthält Artemisinin, Niacin und Zink.	
Makgorang Bokgurang®	Es liefert Kalzium und Vitamin D mit der Nanomahltechnik von Apexel.	
Panax ginseng	Es kann vor Grippe und entzündlichen Veränderungen schützen. Bei manchen Menschen können Magenschmerzen, Hautallergien oder Herz- und Blutzuckerprobleme auftreten.	
Lebensmittel/ Früchte/Getränke, die reich an Antioxidantien sind	Ananas, Curry, Kiefernnadeltee, Löwenzahntee, Himbeeren, blaue Beeren, schwarze Beeren, Preiselbeeren, Weintrauben, Tomaten, Artischocken, Pflaumen (getrocknete Pflaumen), Erdnüsse, Pekannüsse, Grünkohl, Kohl, fermentierte Bohnen, Äpfel, Avocado, Kakao, Perilla frutescens, Pilze, Olivenöl, Süßkirschen, Tomaten und Weine	GVO-Lebensmittel, Fleischersatz, unverdauliche Insektennahrung und stark gereinigte Lebensmittel werden nicht empfohlen.

Tabelle 1. Die Tabelle zeigt drei Kategorien von Strategien, um ein langes COVID-Syndrom, Shedding und/oder Nebenwirkungen der experimentellen COVID-19-Injektionen zu vermeiden. Die erste Kategorie umfasst die Verwendung spezifischer Medikamente wie Vitamin C, Vitamin D, Zink, Glutathion, N-Acetyl-Cystein (NAC), Hydroxychloroquin (HCQ), Azithromycin/ Doxycyclin, Aspirin, Fenofibrat, Melatonin, Ivermectin, Thymosin Alpha und Antiparasitika, um schädliche Substanzen aus den experimentellen COVID-19-Injektionen zu eliminieren. Die zweite Kategorie umfasst Verhaltensänderungen wie die Verwendung von MMS2-Lösungen, den Verzehr von Curry (reich an Curcumin), regelmäßige Fußbäder, Erdung durch Barfußlaufen auf der Erde, 16-stündiges Fasten und Aktivitäten wie Bibellesen, Beten und Singen von Liedern. Es ist wichtig, die Exposition gegenüber 5G/6G und elektromagnetischen Feldern zu minimieren. Die dritte Kategorie umfasst den Verzehr spezifischer Produkte wie Hamssine Cheonggukjang Knoblauchpaste®, Smart Food DM®, Artemisinin/Artesin-N®, Makgorang Bokgurang®, Panax Ginseng und nicht genetisch veränderte Lebensmittel, die reich an Antioxidantien sind, wie Preiselbeeren, Heidelbeeren, Weintrauben, Erdnüsse, Wein (mit Resveratrol) und Ananas (mit Bromelain).

2. Einführung in toxikologische Tests

Weltweit wurden experimentelle Covid-19-Impfungen an

Menschen verabreicht, und zwar 170,26 Dosen pro 100 Personen (Unsere Welt in Daten, 2024). Denjenigen, bei denen eine Ausscheidung oder ein langes COVID-Syndrom auftritt, wird oft geraten, psychiatrisches Fachpersonal zu konsultieren, und sie werden möglicherweise von ihren Kirchen, Nachbarschaften und sogar Familienmitgliedern isoliert. Für unsere Gesellschaft ist es von entscheidender Bedeutung, die Folgen der experimentellen Covid-19-Impfungen, das Shedding und die Risiken zu verstehen, die für Personen bestehen, die starken elektromagnetischen Feldern oder der 5G/6G-Technologie ausgesetzt sind.

Sie klagten in der Regel über allgemeine Schwäche, Müdigkeit, Schwindel, Ohnmacht, Stürze, starke und ungewöhnliche Kopfschmerzen, leichte und plötzliche emotionale Veränderungen, Schwierigkeiten bei der emotionalen Kontrolle, intermittierende und explosive Wut, Muskelzuckungen, Taubheit oder Kälte in den Extremitäten, Konzentrationsschwierigkeiten, Hirnnebel, Schwierigkeiten beim Lesen, Verstehen oder Gedächtnisverlust, Verlust oder Veränderungen des Geruchsinns, Engegefühl in der Brust, intermittierende krampfartige Bauchschmerzen und Blähungen, Ödeme in den unteren Extremitäten, intermittierende Brustschmerzen & Herzklopfen, Kurzatmigkeit, hartnäckiger Juckreiz, Hautläsionen, Gefühl des Krabbelns auf der Haut, Rückenschmerzen, Hüftgelenkschmerzen und plötzliche und unerwartete Krebserkrankungen.

2-1. DIE IDENTIFIZIERUNG VON SEQUEL-PATIENTEN

Die toxikologischen Tests sollten helfen, eine Diagnose für den Zustand der Patienten zu stellen und ein Barometer für die Reaktion auf die Entgiftungsbehandlungen oder Heilungsprotokolle sein. Es könnte mehrere Kategorien zur Bewertung des Zustands der Patienten geben, wie in Tabelle 2 dargestellt. Es könnte ein Konsens erforderlich sein, um die toxikologischen Tests zu verallgemeinern und den Schweregrad des toxischen Zustands zu bewerten. Die Klinik des Autors ordnet jedem Element der toxikologischen Bluttests Punkte zu: Gesamtgröße der GO/Mikrochips (4 Punkte für über 100 Mikrometer, 3 Punkte für über 75 bis 99, 2 Punkte für über 50 bis 75, 1 Punkt für 1 bis 49, 0 Punkte für keine GO/Mikrochips); Gesamtgröße der teigartigen Entzündungsmasse (4 Punkte für über 750 Mikrometer, 3 Punkte für 500-749, 2 Punkte für 250-449, 1 Punkt für 1-249, 0 Punkte für keine Entzündungsmasse); Anzahl der sich aktiv bewegenden Mikroroboter (4 Punkte für über 7 Partikel, 3 Punkte für 4-6, 2 Punkte für 2-3, 1 Punkt für 1); Anzahl der Entzündungszellen (4 Punkte für über die Objektträgeroberfläche; 3 Punkte für 3/4 des Objektträgers, 2 Punkte für 1/2 des Objektträgers, 1 Punkt für 1/4 des Objektträgers, 0 Punkte für weniger als 1/4 des Objektträgers), Anzahl der gekerbten Erythrozyten (4 Punkte für über 20, 3 Punkte für 10-19, 2 Punkte für 5-9, 1 Punkt für 1-5, 0 für 0), Anzahl der Erythrozyten-Rouleaus (4 Punkte für über 10 oder groß, 3 Punkte für 6-9 oder mittelgroß, 2 Punkte für 3-5 oder mäßig, 1 Punkt für 1-2 oder gering, 0 Punkte für 0) und Gesamtpunktzahl: 24 Punkte (schwer [≥ober 80%] für über 18 Punkte, mittelschwer [60-79%] für 12-17, mäßig [40-59%] für 7-11, leicht [20-39%] für 3-6 und fehlend[<20%] für 0-2).

Tabelle 2. Toxikologischer Test auf Shedding und Folgen von COVID-19 Injektionsmaterial (Ein Konsens könnte erforderlich sein, um das Ausmaß der Schädigung der menschlichen Gesundheit zu beurteilen).			
Namen des Tests	Proben	Inhalte für toxikologische Tests	Referenz
1. Tierversuch: Die "Warp Speed"-Impfstoffentwicklung ebnete dem HHS und der FDA den Weg für die Zulassung von Tests am Menschen ohne vorherige Tierversuche.			O'Callaghan (2020); Jeon (2020c)
2. DNA-Sequenzierung: Alle Pfizer-Vektoren enthalten SV40-Promoter/Enhancer/Origin/polyA-Signal.			Lee V. (2023); McKernan (2023)
3. Elektronenmikroskopie: Nachweis von Graphenoxid (oder Hydrogel, Mikrorobotern, Mikrochips) in wässriger Suspension von Comirnaty.			Campra (2021)
4. Überprüfung der Stärke der MAC-ID und des elektromagnetischen Feldes in unserer Umgebung und im menschlichen Körper: Die Media Access Control (MAC)-Adresse, ein 12-stelliger Code, kann als Identifikation für eine bestimmte Person dienen und ermöglicht eine globale Identifizierung, Überwachung, Aufklärung und Kontrolle.			Jeon(2023b); US7427497B2; WO2020060606A1
5. Blutmarker: Zu den Anti-Krebs-Markern gehören Makrophagen 1 (IL6, TNF), die Entzündungen fördern. Zu den krebsfördernden Markern gehören Makrophagen 2 (IL8, TGFβ1, SPP1 [sekretiertes Phosphoprotein 1]), die entzündungshemmende Eigenschaften haben. Außerdem sind IFN-1 und die Aktivität des Kernfaktors kappaB vorhanden.			Chung (2021); Liu, J. (2021); Zong (2021); Wei, Q. (2023)
6. Lichtmikroskopische Untersuchung:			
	1. Urin	1. Anzahl und Größe der organisierten Strukturen	Jeon (2022b; 2023b)
		2. Anzahl und Größe des Graphenoxids (Hydrogelband, Filament usw.)	
		3. Anzahl und Größe der antennenartigen Strukturen	
		4. Anzahl und Größe der Mikrochip-ähnlichen Strukturen	

	2. Blut	1. Anzahl und Größe von Graphenoxid (Hydrogel-Band) oder Mikrochip	Jeon(2022a; 2023b); Lee(2022);
		2. Anzahl und Größe der teigartigen Hügelstrukturen	
		3. Anzahl und Größe von Mikrorobotern	
		4. Anzahl und Größe der Entzündungszellen/weißen Blutkörperchen	
		5. Anzahl und Größe der gekerbten roten Blutkörperchen (Echinocyten)	
		6. Anzahl und Größe der Erythrozyten (RBC) Rouleaux	
	3. Andere - Proben von Fußbädern, Sitzbädern, Hautextrakten und COVID-19-Versuchsinjektionsfläschchen.		Jeon (2023b); Lee(2024)

Tabelle 2. In Tabelle 2 sind verschiedene vorgeschlagene Methoden zur Durchführung toxikologischer Tests für COVID-19-Versuchsimpfstoffe aufgeführt. Die FDA in den Vereinigten Staaten sowie entsprechende nationale Einrichtungen in anderen Ländern haben diese toxikologischen Tests unter Berufung auf die Warp Speed Emergency Use Authorization nicht durchgeführt. Diese Tests, die Blutmarker und lichtmikroskopische Untersuchungen umfassen, können zur Diagnose und Überwachung der Auswirkungen der experimentellen COVID-19-Injektionen auf Mensch und Tier eingesetzt werden, einschließlich Shedding und anderer experimenteller mRNA-Injektionen/Patches/Futtermittel.

2-2. PATIENTENFÄLLE

Der Autor stellte drei Patientenfälle vor. Anhand dieser Fälle können Ärzte und Wissenschaftler einen Konsens über toxikologische Tests erzielen, um standardisierte Diagnose- und Folgekriterien für die Behandlung und den Heilungsverlauf festzulegen.

2-2-1. 52-jähriger Mann (Herr Kim) mit intermittierendem Herzklopfen, einer Pulsfrequenz von 115 Schlägen pro Minute, starken krampfartigen Kopfschmerzen, Hirnnebel und Panikzuständen. Er hatte zwei experimentelle COVID-19-

Injektionen erhalten und zwei bestätigte Fälle von SARS-CoV-2 (COVID-19-Krankheit) erlebt. Seine chemischen Ergebnisse im April 2024 zeigten leicht erhöhte Werte von AST/ALT/Gamma-GTP/Cholesterin/Triglyceriden von 159/46/10/215/374. Die toxikologische Untersuchung seines unbehandelten Blutes im April 2024 ist in der linken Spalte von Abbildung 1 dargestellt. Anschließend unterzog er sich mehrere Wochen lang Heilungsprotokollen, nach denen seine Symptome weitgehend abgeklungen waren.

Am 8. Mai 2024 zeigte die toxikologische Untersuchung seines Blutes nach dreiwöchiger Behandlung mit dem Gesundheitsprotokoll eine deutliche Verbesserung seines Zustands, wie in der rechten Spalte von Abbildung 1 dargestellt. Seine AST/ALT/gamma-GTP/Cholesterin/Triglyceride lagen bei 29/28/25/176/152.

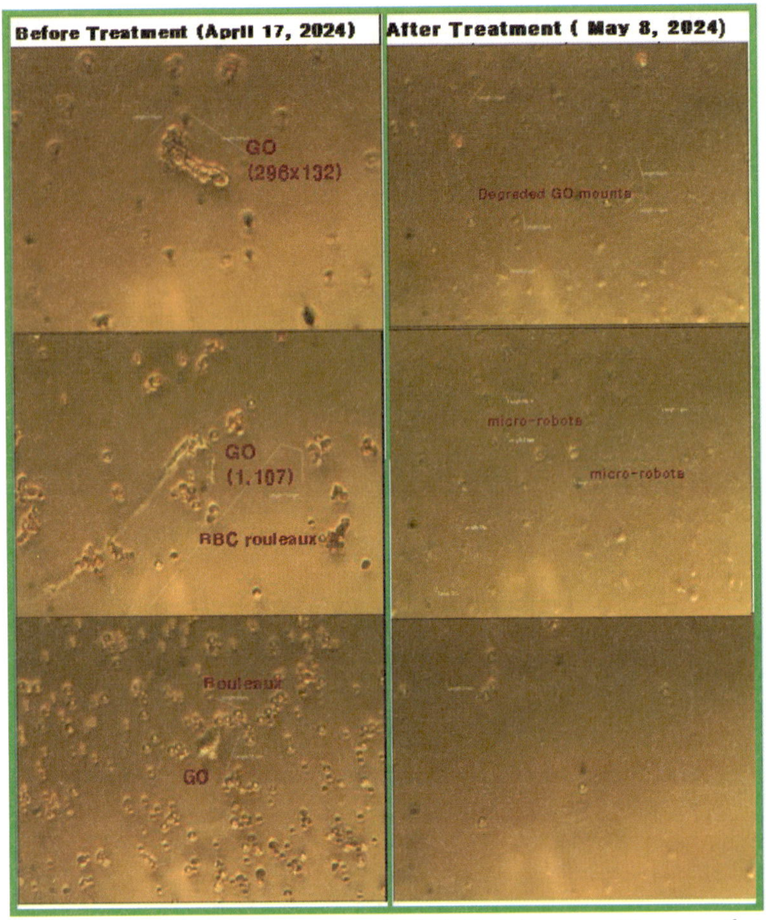

Abbildung 1. Das Blut wurde 30 Minuten lang bei 2.500 Umdrehungen pro Minute zentrifugiert, und das obere Plasma wurde mit Stereomikroskopie bei einer Vergrößerung von 250 untersucht. Vor der Behandlung mit den Heilungsprotokollen am 17. April ergab die toxikologische Analyse des Blutes ein strangförmiges GO-Partikel mit einer Größe von 296 Mikrometern, ein schilfartiges GO-Partikel mit einer Länge von 1.107 Mikrometern und ein puppenartiges GO-Partikel mit einer Größe von 151 Mikrometern. Darüber hinaus wurden in der ersten toxikologischen Studie rote Blutkörperchen in Form von Röllchen beobachtet.
Die toxikologische Untersuchung seines Blutes am 8. Mai 2024 ergab in der rechten Spalte die folgenden Ergebnisse: Es wurden unterschiedlich große runde Hügel aus abgebauten Graphenoxiden (GOs) oder Entzündungsteig (60 Mikrometer, 90 Mikrometer, 117 Mikrometer, 119 Mikrometer) und sich aktiv bewegende Mikroroboter (19 Mikrometer, 20 Mikrometer, 28 Mikrometer) nachgewiesen.

Abbildung 1	Vorher (17. April 2024)	Nach (8. Mai 2024))
1. Anzahl und Größe von Graphenoxid (Hydrogel-Band) oder Mikrochip	4	0
2. Anzahl und Größe der teigartigen Hügelstrukturen	0	2
3. Anzahl und Größe von Mikrorobotern	4	3
4. Anzahl und Größe der Entzündungszellen/ weißen Blutkörperchen	4	2
5. Anzahl und Größe der gekerbten roten Blutkörperchen (Echinocyten)	4	0
6. Anzahl und Größe der Erythrozyten (RBC) Rouleaux	4	0
Gesamtpunktzahl	20 (schwer)	7 (mäßig)

2-2-2. Die 69-jährige Frau Hwang erhielt zwei Dosen der experimentellen COVID-19-Impfung und unterzog sich zwei PCR-Tests. Sie suchte meine Klinik mit neu aufgetretenem Bluthochdruck auf, der 200/100 betrug. Sie berichtete über Schwindel, Muskelschwäche und zwei Stürze. Außerdem litt sie unter zeitweiligem Husten und Engegefühl in der Brust. Trotz gelegentlicher Kopfschmerzen und hohem Blutdruck lehnte sie die Einnahme blutdrucksenkender Medikamente ab. Eine Blutuntersuchung am 15. April 2024 ergab eine leichte Anämie. Die Ergebnisse der toxikologischen Bluttests vor der Behandlung am selben Tag sind in den ungeraden (1. und 3.) Spalten von Abbildung 2 dargestellt. Nach einer vierwöchigen Behandlung mit Heilungsprotokollen verbesserten sich ihre Symptome deutlich.

Ihre toxikologischen Bluttests am 14. Mai 2024 zeigten eine deutliche Verbesserung ihres Zustands, wie in den geraden Spalten

(2. und 4. Spalte) von Abbildung 2 zu sehen ist. Ihr Blutdruck normalisierte sich fast vollständig, ohne dass sie blutdrucksenkende Mittel einnehmen musste.

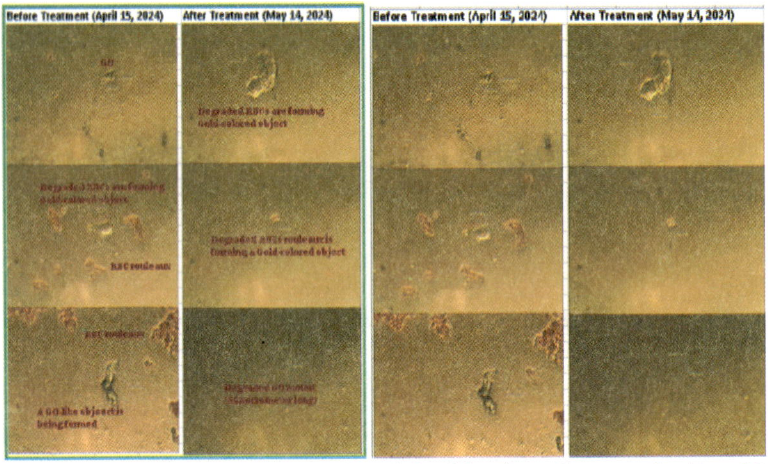

Abbildung 2. Am 15. April 2024 zeigte das unbehandelte Blut in den ungeraden (1. und 3.) Säulen GOs (108 Mikrometer, 130x176 Mikrometer und 367 Mikrometer lang), zahlreiche rote Blutkörperchen (RBC) und mehrere sich bewegende Mikroroboter unter den Entzündungszellen. Ihre toxikologischen Bluttests am 14. Mai 2024 zeigten einen deutlich verbesserten Zustand, wie in den geraden Spalten (2. und 4.) ersichtlich. Die kleinen Entzündungspartikel im Hintergrund waren größtenteils verschwunden, nur einige wenige nachweisbare bewegliche Mikroroboter waren noch vorhanden. Es bildeten sich rote Blutkörperchen, die als goldfarbener Entzündungsteig erschienen.

Abbildung 2	Vorher (15. April 2024)	Nach (Mai14, 2024))
1. Anzahl und Größe von Graphenoxid (Hydrogel-Band) oder Mikrochip	4	0
2. Anzahl und Größe der teigartigen Hügelstrukturen	0	4
3. Anzahl und Größe von Mikrorobotern	4	2
4. Anzahl und Größe der Entzündungszellen/ weißen Blutkörperchen	3	1
5. Anzahl und Größe der gekerbten roten Blutkörperchen (Echinocyten)	4	0
6. Anzahl und Größe der Erythrozyten (RBC) Rouleaux	4	0
Gesamtpunktzahl	19 (schwer)	7 (mäßig)

2-2- 3. Eine 30-jährige Frau (Frau Jang) erhielt im Jahr 2021 zwei experimentelle COVID-19-Impfungen und unterzog sich drei PCR-Tests. Sie hatte zweimal starke Schmerzen in der Brust, starke Rückenschmerzen und mäßiges Fieber. Im Februar 2022 wurde bei ihr SARS-CoV-2 diagnostiziert. Während dieser Zeit litt sie unter starken Rückenschmerzen und war drei Tage lang bettlägerig. Im Januar 2024 bekam sie plötzlich Atembeschwerden und ihre Sicht verdunkelte sich. Sie verspürte Herzklopfen, Benommenheit, Schwindel, starke Schwäche und wäre beinahe in Ohnmacht gefallen. Nachdem sie sich 15 Minuten lang ausgeruht hatte, erholte sie sich spontan. Im Januar und Februar 2024 traten bei ihr ein Engegefühl in der Brust, eine Weißfärbung des Gehirns und Atemnot auf. Ende April 2024 entwickelte sie einen starken Husten und leichtes Fieber. Am 9. Mai 2024 wurde bei ihr eine Lungenentzündung diagnostiziert und sie wurde in einem städtischen Krankenhaus behandelt, was jedoch nicht zum Erfolg führte. Daraufhin besuchte sie zusammen mit ihrem Vater die Klinik von Jeon. Jeon empfahl ihr die Einweisung in die Klinik, was zu einem heftigen Streit mit ihrem Vater über die Einweisung führte. Schließlich willigte sie in die Einweisung ein. Die Autorin beobachtete viele Fälle, in denen Personen sehr wütend wurden (und emotionale Veränderungen zeigten), als sie von den möglichen schädlichen Auswirkungen der experimentellen COVID-19-Impfung erfuhren. Bei diesen Personen traten auch autonome Funktionsstörungen wie vasovagale Synkope, posturales orthostatisches Tachykardiesyndrom oder orthostatische Hypotonie auf. Frau Jang wurde im Januar und Februar 2024 zweimal ohnmächtig. Jeon vermutete, dass diese Vorfälle mit einer Schädigung von VMAT2 (Vesikulärer Monoamintransporter 2), der die Monoamin-Neurotransmission in ZNS-Neuronen reguliert (Eiden, 2011), und des limbischen Systems zusammenhängen könnten, die durch lange COVID-19- oder COVID-19-Versuchsimpfungen verursacht wurde (Taskiran-Sag, 2023). Am Aufnahmetag, dem 14. Mai 2025, wurden bei ihr eine Blutuntersuchung und eine Röntgenaufnahme der Brust durchgeführt. Ihre Blutchemie zeigte leichte Anomalien mit erhöhten D-Dimer/Glucose/Gamma-GTP-Werten von 0,64/170/56. Auf dem Röntgenbild der Brust zeigten sich in beiden unteren Lungenflügeln Trübungen mit Glasschliff. Es wurde eine Behandlung der Kategorie 1 der Heilungsprotokolle eingeleitet. Diese Behandlung wurde 7 Tage lang durchgeführt, wobei der anhaltende Husten, die Schwäche, die leichte Fiebererhöhung und die Brustschmerzen abnahmen. Am 21. Mai 2025 wurde ihr Blut erneut untersucht. Am 23. Mai 2024 wurde eine erneute Röntgenuntersuchung der Brust durchgeführt, und sie wurde entlassen, da sich ihre Symptome und das Röntgenbild der Brust gebessert hatten. Es gab jedoch eine Diskrepanz zwischen den Ergebnissen der bluttoxikologischen Untersuchung (Abb. 3) in Jeons Klinik und den Ergebnissen der blutchemischen Tests und der Nachuntersuchung des Brustkorbs, die in den meisten Krankenhäusern und Kliniken allgemein akzeptiert werden. Man riet ihr, sich nach der Entlassung Behandlungen der Kategorie 2 und 3 der Heilungsprotokolle zu unterziehen. Die zweite Röntgenuntersuchung des Brustkorbs und die toxikologische Blutuntersuchung wurden am 2. Juni 2024 durchgeführt (Abb. 3 und 4).

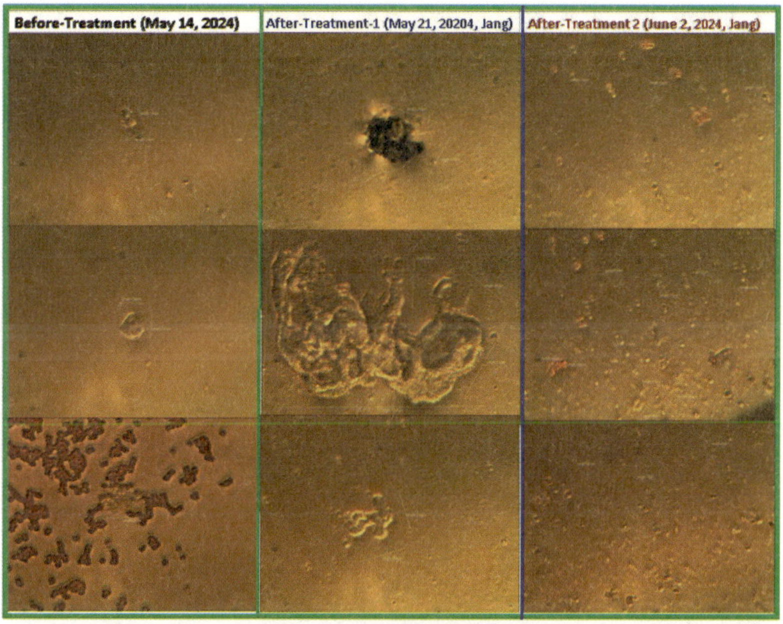

Abbildung 3. Am Aufnahmetag, dem 14. Mai 2025, wies ihre Blutchemie einige Anomalien mit erhöhten D-Dimer/Glucose/Gamma-GTP-Werten von 0,64/170/56 auf. Ihr unbehandeltes Blut in der ersten Spalte von Abbildung 3 zeigte: erstens eine Graphenoxid-ähnliche Masse (137 x 117 Mikrometer) und eine weitere Graphenoxid-ähnliche Masse (157 x 156 Mikrometer) mit Entzündungszellen und vielen sich aktiv bewegenden Mikrorobotern; zweitens mehrere RBC-Rouleaux und eine teigartige gemischte Masse (294 Mikrometer lang) aus Entzündungszellen und sich aktiv bewegenden Mikrorobotern. Ihre Röntgenaufnahme des Brustkorbs am 14. Mai 2024 (Abbildung 4, rechter unterer Quadrant) zeigte eine COVID-19-Pneumonie in beiden unteren Lungenfeldern mit Mattigkeit (GGO), obwohl ihr PCR-Test in der Stadt zuvor negativ war.
Am 21. Mai 2025 wurde ihr Blut untersucht. Der toxikologische Bluttest, wie in der zweiten Spalte von Abbildung 3 dargestellt, ergab Folgendes: Erstens gab es eine signifikante Präsenz von Entzündungszellen und GO (Graphenoxid mit einer Größe von 362 x 271 Mikrometern); und

zweitens gab es große teigartige, gemischte Massen (eine mit einer Größe von 51 x 362 x 1.296 x 293 x 927 Mikrometern und die andere mit 248 x 308 Mikrometern), die aus Entzündungszellen und Mikrorobotern bestanden. Die allgemeinen chemischen Tests ergaben normale Ergebnisse. Am 23. Mai 2024 zeigten die Röntgenaufnahmen des Brustkorbs ebenfalls eine Verbesserung (rechter oberer Quadrant und linker unterer Quadrant in Abbildung 4), wobei nur noch Reste der GGO-Läsionen sichtbar waren.
Am 2. Juni 2024 wurden ein toxikologischer Bluttest (dritte Spalte in Abbildung 3) und eine Röntgenaufnahme des Brustkorbs (obere Reihe, linke Spalte in Abbildung 4) durchgeführt, die Verbesserungen zeigten.

Abbildung 3	Vor-Behandlung (14. Mai 2024)	Nachbehandlung 1 (Mai 21, 2024)	Nachbehandlung 1 (Juni 2, 2024)
1. Anzahl und Größe von Graphenoxid (Hydrogel-Band) oder Mikrochip	4	4	0
2. Anzahl und Größe der teigartigen Halterungsstruktur	2	4	0
3. Anzahl und Größe von Mikrorobotern	3	3	3
4. Anzahl und Größe der Entzündungszellen/ weißen Blutkörperchen	2	3	4
5. Anzahl und Größe der gekerbten roten Blutkörperchen (Echinocyten)	2	0	2
6. Anzahl und Größe der Erythrozyten (RBC) Rouleaux	4	0	2
Gesamtpunktzahl	17 (oberes Mittel)	14 (oberes Mittel)	11 (mäßig)

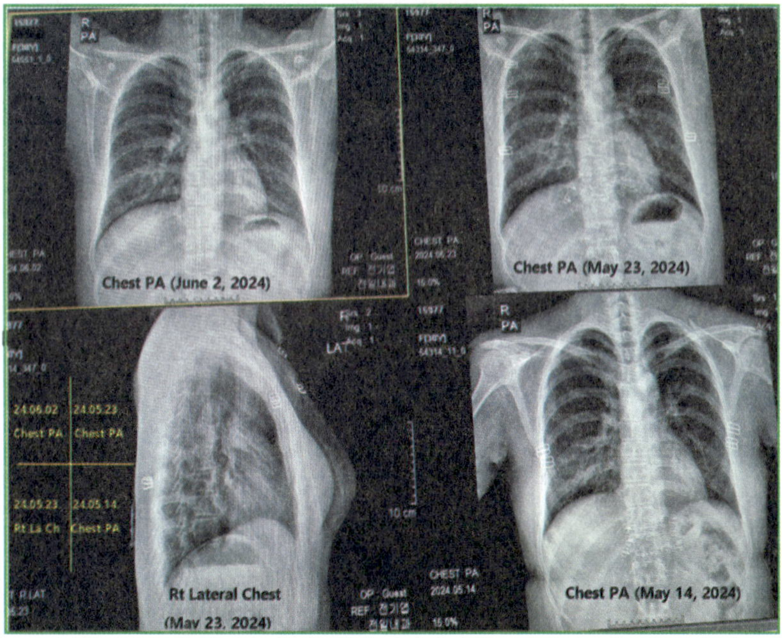

Abbildung 4. Bei der Röntgenaufnahme der Brust am 14. Mai 2024 wurden in beiden unteren Lungenfeldern (untere Reihe, rechtes Bild in Abbildung 4) Mattigkeitstrübungen (GGOs) festgestellt.
Nach einer einwöchigen Behandlung der Kategorie 1 in den Heilungsprotokollen wurde ihr Brustkorb am 23. Mai 2024 erneut geröntgt. Die Morgentrübungen in beiden unteren Lungenfeldern waren zurückgegangen. (Thorax-PA: Obere Reihe, rechtes Bild; Rechtsseitiges Brustkorbröntgen: Untere Reihe, linkes Bild von Abbildung 4).
Sie wurde am 23. Mai 2024 entlassen und hatte eine Nachuntersuchung am 2. Juni 2024. Ihre Röntgenaufnahme des Brustkorbs (obere Reihe, linkes Bild) zeigte nahezu abgeklungene Grundglastrübungen (GGO) in beiden unteren Lungenflügeln.

Diskussion

1. Inhalt der COVID-19-Injektionslösung

Offizielle Aufzeichnungen und Dokumente haben gezeigt, dass das COVID-19-Virus ein "Frankenstein" war, der durch "gain-of-function"-Forschung geschaffen und hauptsächlich vom US National Institute of Allergy and Infectious Diseases unter der Leitung von Anthony Fauci finanziert wurde (Yan, 2020; Fleming, 2021; Kennedy, Jr., 2021; Huff & Lyons, 2023). Das Virus wurde von der Weltgesundheitsorganisation am 11. März 2020 zum internationalen Gesundheitsnotstand erklärt (Ghebreyesus, 2020). Seine Auswirkungen von 1919 bis 2020, also vor der Einführung der COVID-19-Impfstoffe, unterschieden sich jedoch nicht wesentlich von denen einer normalen Grippesaison (Beattie, 2021; Rancourt, 2022; Rancourt et al., 2023; Chossudovsky, 2024). Nach der Verabreichung von Milliarden von COVID-19-Injektionspräparaten wurden in den Jahren 2021 und 2022 etwa eine Million zusätzliche Todesfälle dokumentiert (Beattie, 2021, 2024; Rancourt et al., 2022; Rancourt et al., 2023; Mead et al., 2024). Die experimentellen COVID-19-Injektionspräparate sind inzwischen als Biowaffen bekannt. Zu ihren schädlichen Bestandteilen gehören 500 Mal mehr fremde DNA-Fragmente als von der FDA zugelassen. Die Injektionspräparate enthalten auch Segmente des AIDS-Retrovirus, des SV-40-Krebsvirus und viele N1 -pseudouridine(Ψ), die sich selbst reproduzierende modifizierte RNA, die mit synthetischen Blutgerinnseln assoziiert wird (Nyström & Hammarström, 2022; Santiago & Oller, 2023)Turbokrebs (Mead et al., 2024)kann Prionenkrankheit verursachen (Perez et al., 2023)und andere schwächende und letztlich tödliche Turbokarzinome.

Proben der injizierbaren Stoffe, die unter kontrollierten Bedingungen bebrütet werden, bilden selbstorganisierende Fremdkörper (Lee & Broudy, 2024). Einige von ihnen ähneln Parasiten, die der Form von Trypanosoma cruzi, Hydra vulgaris, Morgellons und Helminthen (Benzi Cipelli et al., 2022; Hughes, 2022; Jeon, 20222022a). Darüber hinaus erzeugten Blut-, Urin-, Fußbad- und Hautextrakte von Menschen, denen experimentelle COVID-19-Impfstoffe injiziert wurden, und experimentelle NOVA-Impfstoffe (Jeon, 2023b) sowie bebrütete experimentelle Impfstoffe unter kontrollierten Laborbedingungen, insbesondere die Produkte von Pfizer und Moderna, selbstorganisierende computerchipähnliche Strukturen (Lee & Broudy, 2024) die anscheinend die Grundlage für die Aktivierung durch WiFi und Mobiltelefone bilden (European Forum for Vaccine Vigilance, 2021; Goudjil & European Forum for Vaccine Vigilance, 2021; Hughes, 2024). Laut dem 2020 veröffentlichten Patentantrag von Microsoft bei der Weltorganisation für geistiges Eigentum war das Konzept eines "Kryptowährungssystems, das Daten über Körperaktivitäten nutzt", bereits 2019 realisierbar (Abramson et al., 2020).

2. Verbotene Behandlungen für COVID-19

Sobald bekannt war, dass es sich bei SARS-CoV-2 um eine manipulierte Biowaffe handelte, wurden auch Empfehlungen gegen die Wiederverwendung von Arzneimitteln wie Hydroxychloroquin und/oder Ivermectin für die Behandlung von COVID-19-Erkrankungen verboten (Berg, S., 2021). Es scheint nun klar zu sein, dass die COVID-19-Injektionsmittel Teil eines langfristigen Plans zur Reduzierung der Weltbevölkerung waren - wie dokumentiert (Kennedy, Jr., 2021; Wakefield & Kennedy, Jr., 2022). Ein solches Programm wurde von Bill Gates mit dem Einsatz von Impfstoffen vorgeschlagen (Gates, 2010) kurz nachdem er und Melinda Gates der Weltgesundheitsorganisation 10 Milliarden Dollar für die Förderung solcher Impfstoffe zur Bevölkerungskontrolle zugesagt hatten (Higgins, 2010). Inzwischen

haben mehr als 5,2 Milliarden Menschen eine oder mehrere Dosen des COVID-19-Impfstoffs erhalten (Pharmazeutische Technologie, 2024) und weltweite Daten zeigen einen dramatischen Anstieg der Gesamtmortalität (Beattie, 2021Rancourt, 2022; Rancourt et al., 2023) ist es kaum verwunderlich, dass sich die Befürworter der COVID-19-Injektionspräparate gegen die Verwendung von Hydroxychloroquin und Ivermectin zusammen mit Azithromycin aussprechen, die sich als wirksam gegen COVID-19-Erkrankungen erwiesen haben (Jeon, 20202020b; Risch, 2020).
Ein wichtiges Argument wurde am 15. Oktober 2021 vom Generalstaatsanwalt von Nebraska, Douglas J. Peterson, veröffentlicht.

> "The Lancet" veröffentlichte einen Artikel, der Hydroxychloroquin als gefährlich anprangert (Mehra et al., 2020). Doch die Statistiken waren so fehlerhaft. ... Der Chefredakteur des Lancet selbst gab zu, dass das Papier eine 'Fälschung' war, 'ein monumentaler Betrug' (Roni Caryn Rabin, 2020)und 'ein schockierendes Beispiel für wissenschaftliches Fehlverhalten inmitten [S. 2] eines globalen Gesundheitsnotfalls' (Boseley & Davey, 2020). ... Wenn man den Ärzten erlaubt, die frühen Behandlungen in Betracht zu ziehen, können sie weitere Mittel evaluieren, die Leben retten, Patienten aus dem Krankenhaus heraushalten und unser bereits überlastetes

Gesundheitssystem entlasten könnten" (in Hilgers, 2021, S. 47).

Die Streichung von Hydroxychloroquin aus der Liste der therapeutischen Arzneimittel zur Behandlung der COVID-19-Krankheit hat zweifellos viele Menschenleben gekostet (Jeon, 20202020a; McCullough & Oskoui, 2020; McCullough et al., 2021). Hydroxychloroquin greift in den endozytischen Weg des Spike-Proteins ein, indem es dessen Bindung an die Rezeptoren des Angiotensin-konvertierenden Enzyms einschränkt und so den Zytokinsturm verhindert, der häufig mit der COVID-19-Krankheit einhergeht (Satarker et al., 2020; Blaylock, 2021, 2022a, 2022b).

3. Rätselhafte Folgen der experimentellen COVID-19-Impfung

Die Datenintegrität der Injektionsstudie von Pfizer (C4591001) war mangelhaft, was einen über 3,7-fachen Anstieg der Herztodesfälle in der COVID-19-Injektionsgruppe im Vergleich zur Kontrollgruppe verschleierte (P. Thacker, 2021; C. Michels, 2023). Es wurde berichtet, dass in 30 der untersuchten 58 Länder oder 44,8 % der 5,8 Milliarden Menschen weniger als 4 COVID-19-Todesfälle pro 100.000 Menschen in 6 Wochen auftraten, was weniger wäre als das prognostizierte Todesrisiko im Zusammenhang mit COVID-19-Impfungen (Oh,J.S., 2021).

Katalin Karikó und Drew Weissman erhielten den Nobelpreis

2023 für ihre Forschung über das entscheidend modifizierte Nukleosid in der "mRNA" des Spike-Proteins (K. Karikó, 2005). Später wurde die Modifikation N1 -methylpseudouridin (m1 Ψ) bekannt (Andries, O., et al., 2015; T. Chen, 2022). Die Erforschung der N1-Methylpseudouridin (m1 Ψ)-Modifikation ermöglichte die rasche Entwicklung von mRNA-COVID-19-Injektionen und steigerte deren Wirksamkeit von 48 % auf über 90 % (Morais P, 2021). Da unser eigenes Immunsystem nicht nur die homologen Proteine aus Pseudouridin (Ψ) oder N1 -Methylpseudouridin (m1 Ψ) angreifen kann, sondern auch seine eigenen Proteine, Zellen und Gewebe, kann es auch zu Immunschwächesyndromen, Allergien oder tödlichen Autoimmunerkrankungen führen (Santiago, D., 2023). Kürzlich erkannte die Europäische Union (EU) an, dass die experimentellen COVID-19-Impfstoffe das menschliche Immunsystem schädigen und zu mehr Todesfällen durch verschiedene Infektionen und Krebserkrankungen führen (Toledo A., 2022).

Neben der Umwandlung von Uridin in Methylpseudouridin (Ψ) (F. Gang, 2021) könnten die potenziellen Bestandteile der COVID-19-Injektion - wie die multifunktionalen magnetischen Hydrogele (MHs) und GOs in den PEGylierten Lipiden - von den Ai-Hydrogelen zu den spezifischen Zielstellen transportiert werden, um biosynthetische Objekte wie "mysteriöse faserige Klumpen" zu bilden (Dowd, E., 2022). Darüber hinaus gab es bei COVID-19-Injektionen von Charge zu Charge Unterschiede bei den unerwünschten Wirkungen: Bei den vermuteten unerwünschten Ereignissen (SAEs) von 10 793 766 Dosen aus 52 verschiedenen Chargen der experimentellen Injektionen von BNT162b2 COVID-19 wurden drei verschiedene lineare regressive Korrelationen beobachtet (M. Schmeling, 2023).

Die genetischen Fragmente des Simian Virus 40 (SV-40) wurden von zwei unabhängigen Wissenschaftlern in vielen Fläschchen von Pfizer COVID-19 gefunden (Lee, V., 2023; McKernan, K., et al., 2023). Die aktuellen COVID-19 mRNA-Versuchsinjektionen überschritten die von der FDA festgelegte Obergrenze für kontaminierte DNA um das 188- bis über 500-fache (Speicher DJ et al, 2023). Die COVID-19-Versuchsinjektionen enthalten schädliche Inhaltsstoffe und selbstorganisierende amyloidähnliche Nanostrukturen (Jeon, 2022b; Morozova, 2023). Je mehr COVID-19-Versuchsinjektionen eine Person erhalten hat, desto wahrscheinlicher ist es, dass sie schädliche Inhaltsstoffe und selbstorganisierende amyloidähnliche Nanofasern anhäuft und kontaminierte DNA aus COVID-19-Impfstoffen in ihr Genom integriert. Dies erhöht die Wahrscheinlichkeit von plötzlichen Todesfällen, amyloidähnlichen Krankheiten und turbokarzinogenen Veränderungen im Körper der betreffenden

Person (Zapatka, M., et al., 2023).

4. Ein Paradigmenwechsel

Das Department of Health and Human Services stellte fest, dass die FDA nur 1 % der klinischen Prüfstellen inspizierte und es versäumte, sich mit Problemen wie gefälschten Daten, nicht verblindeten Patienten und unzureichenden Folgemaßnahmen zu unerwünschten Ereignissen in klinischen Prüfstellen in Texas zu befassen (P. Thacker, et al., 2021). Einige Forscher berichteten, dass "nur ein Risikointervall von 0-42 Tagen" bestehe, und zogen die Schlussfolgerung, dass "eine länderübergreifende Analyse bereits bekannte Sicherheitssignale für Myokarditis, Perikarditis, Guillain-Barre-Syndrom und zerebrale Venensinusthrombose bestätigt" (Faksova, 2024). Der Bericht enthält jedoch möglicherweise drei grundlegende Fehler, und die Schlussfolgerung könnte verfälscht sein. Dem Bericht zufolge wurde die Studie möglicherweise nur 35 Tage lang nachbeobachtet (wahrscheinlich von 8-42 Tagen), statt wie angegeben 42 Tage lang (von 0-42 Tagen). Zweitens kann die Studie aufgrund der verzerrten Verteilung der geimpften Bevölkerung nicht verallgemeinert werden. In der Studie heißt es: "Die meisten Geimpften waren in der Altersgruppe der 20- bis 39-Jährigen und der 40- bis 59-Jährigen". Die Mehrheit der Empfänger der experimentellen COVID-19-Impfung war jedoch über 60 Jahre alt, bei denen es wahrscheinlicher ist, dass sie Folgeerscheinungen der COVID-19-Impfung hatten. Drittens könnte es drei verschiedene Stadien für die Bewertung der experimentellen COVID-19-Impfungen geben, und eine langfristige Bewertung war notwendig (Jeon, 2023b): Erstens wurden Spike-Proteine auf zirkulierenden Exosomen nachgewiesen und waren überraschenderweise 4 Monate nach der experimentellen COVID-19-Injektion übertragbar (Bansal, 2021); und der Höhepunkt der übermäßigen Todesfälle trat 5 Monate nach der experimentellen COVID-19-Injektion auf (Sy, W., 2023). Darüber hinaus waren die toxikologischen Tests in Tabelle 2 dieses Artikels notwendig, um die Art der COVID-19-Injektionen gründlich zu untersuchen.

Im Jahr 2024 scheint sich das gesellschaftliche Klima zu verschieben. Der United States Court of Appeals for the Tenth Circuit bestätigte am 7. Mai 2024 in Colorado, dass eine religiöse Ausnahmeregelung für alle Impfstoffe, einschließlich der experimentellen COVID-19-Impfstoffe, gelten sollte (Appellate Case: 21-1414, 2024). Der Bundesstaat Arizona erklärte die experimentellen mRNA-Injektionspräparate COVID-19 zu einer Biowaffe und stützte sich dabei auf die eigenen klinischen Statistiken von Pfizer, die 1.223 Todesfälle, 42.000 unerwünschte Fälle und alarmierende 158.000 unerwünschte Zwischenfälle ausweisen (Chris Wick News, 2024). Pfizer wurde von der Behörde für den Verhaltenskodex für verschreibungspflichtige Arzneimittel (Prescription Medicines Code of Practice Authority, PMCPA) mit einer Geldstrafe in Höhe von 34 800 Pfund belegt, weil ein medizinischer Direktor von Pfizer UK einen Beitrag eines US-Mitarbeiters retweetet hatte, in dem behauptet wurde, der COVID-19-Impfstoff von Pfizer sei wirksam bei der Vorbeugung von COVID-19, was sich als unrichtig erwies. Das PMCPA stellte fest, dass in dem Beitrag Hinweise auf unerwünschte Ereignisse und Sicherheitsinformationen fehlten und irreführende Informationen verbreitet wurden (I. Cameron, 2024). Zuvor hatte Dr. Fleming in seinem Buch argumentiert, dass COVID-19-Injektionen eine tödliche Biowaffe sein könnten (R. Fleming, 2021).

In der Republik Korea starben vor der Einführung der obligatorischen COVID-19-Versuchsinjektionen und der COVID-19-Impfpässe keine Personen unter 20 Jahren, schwangere Frauen oder stillende Frauen an SARS-CoV-2. Nach den obligatorischen COVID-19-Injektionen für junge Studenten starben jedoch 18 Schulkinder und Jugendliche, und über 800 junge Kinder und Jugendliche wurden nach COVID-19-Injektionen in der Republik Korea schwer verletzt. Die Familien der Verstorbenen haben sich zusammengeschlossen, um die apathische Haltung und die gefühllosen Reaktionen der koreanischen Regierung auf ihre Forderungen nach einer

Lösung der Probleme im Zusammenhang mit den COVID-19-Zwangsimpfungen und dem Impfpasssystem für Personen unter 20 Jahren zu fordern (Naver.tv, 2024).

5. Transhumanismus, Mensch 2.0 und Spiritualität

Dr. Andreas Noack (Abb. 5) und viele andere, darunter der verstorbene Prof. Luc Montagnier, widmeten ihr Leben der Wahrheit in einer Welt voller Desinformationen und Unwahrheiten.

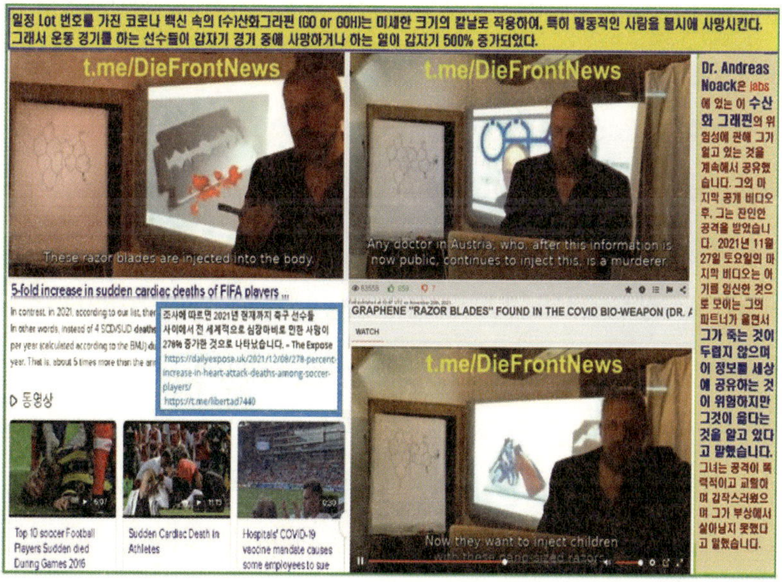
일정 Lot 번호를 가진 코로나 백신 속의 (수)산화그라핀 (GO or GOH)는 미세한 크기의 칼날로 작용하여, 특히 활동적인 사람을 돌시에 사망시킨다.
그래서 운동 경기를 하는 선수들이 갑자기 경기 중에 사망하거나 하는 일이 갑자기 500% 증가되었다.
t.me/DieFrontNews
These razor blades are injected into the body.
t.me/DieFrontNews
Any doctor in Austria, who, after this information is now public, continues to inject this, is a murderer.
GRAPHENE "RAZOR BLADES" FOUND IN THE COVID BIO-WEAPON (DR. A
WATCH
t.me/DieFrontNews
Now they want to inject children
5-fold increase in sudden cardiac deaths of FIFA players ...
조사에 따르면 2021년 현재까지 축구 선수들 사이에서 전 세계적으로 심장마비로 인한 사망이 278% 증가한 것으로 나타났습니다. - The Expose
https://dailyexpose.uk/2021/12/08/278-percent-increase-in-heart-attack-deaths-among-soccer-players/
https://t.me/libertad7440
▷ 동영상
Top 10 soccer Football Players Sudden died During Games 2016
Sudden Cardiac Death in Athletes
Hospitals' COVID-19 vaccine mandate causes some employees to sue
Dr. Andreas Noack은 labs에 있는 이 수산화 그래핀의 위험성에 관해 그가 알고 있는 것을 계속해서 공유했습니다. 그의 마지막 공개 비디오 후, 그는 잔인한 공격을 받았습니다. 2021년 11월 27일 토요일의 마지막 비디오는 여기를 임신한 것으로 보이는 그의 파트너가 울면서 그가 죽는 것이 두렵지 않으며 이 정보를 세상에 공유하는 것이 위험하지만 그것이 옳다는 것을 알고 있다고 말했습니다. 그녀는 공격이 폭력적이고 교활하며 갑작스러웠으며 그가 부상에서 살아남지 못했다고 말했습니다.

Abbildung 5. U-Tube-Präsentation am 10. Dezember 2021. Jeons U-Tube-Präsentation am 10. Dezember 2021 handelte von den Informationen über den Mord an Dr. Andreas Noack und über die um 278 % erhöhte Sterblichkeitsrate bei Sportlern während ihrer Fußballspiele. Sein U-Tube-Inhalt wurde gelöscht, aber die Informationen über den verstorbenen Dr. Andreas Noack blieben erhalten (t.me, 2021). Dr. Andreas Noack wurde von Polizeibeamten angegriffen und starb an den Folgen des Angriffs. Seine Präsentation auf U-Tube handelte von dem brutalen und völkermörderischen Verhalten der Regierung, selbst nachdem sie wusste, dass die COVID-19-Versuchsinjektionen rasiermesserähnliche Graphenoxide (oder Graphenhydroxid) enthielten.

Eines der ultimativen Ziele der experimentellen COVID-19-Impfung ist es, den Weg für die Entwicklung von Menschen 2.0, humanoiden oder transhumanen Individuen zu ebnen, die möglicherweise zu menschlichen Sklaven werden können. Nach Erhalt einer experimentellen COVID-19-Impfung wird einer Person eine 12-stellige ID zugewiesen, die als Media Access Control (MAC)-Adresse bezeichnet wird und zur Patientenüberwachung oder zur persönlichen Identifizierung verwendet werden kann (Akbar, 2022) (Abb. 6). Alle Verhaltensweisen, Emotionen und Gedanken können von externen KIs und Supercomputern überwacht, reguliert und sogar manipuliert werden. Diese neue Form der menschlichen Kontrolle wurde durch das Weltpatent WO2020060606A1 und das koreanische Patent 10-2017-0090373 eingeführt und programmiert (Abramson, 2020). Im US-Patent 11,107,588 B2 wird jedoch eingeräumt, dass diese 12-stellige ID eine Teil-ID darstellt. In dem Patent wird darauf hingewiesen, dass nach einer bestimmten Zeit eine zweite ID-Nummer generiert wird, gefolgt von der Erstellung einer "neuen ID", optional nach einer bestimmten Zeit (Ehrlich, 2021). Der Autor beobachtete, dass die 12-stellige Teil-ID einiger Personen durch die Heilungsprotokolle entweder verschwunden oder geschwächt war. Darüber hinaus berichteten viele Menschen, dass sie ihre Teil-ID durch die MMS2-Lösung oder das Fußtauchbad gelöscht haben. Der Autor ist der Ansicht, dass dies der richtige Zeitpunkt ist, um die Heilungsprotokolle zur Beseitigung der Teil-IDs anzuwenden, diese neu entstandene menschliche Fessel zu lösen und sich davon zu befreien, Transhuman, Mensch 2.0 oder menschlicher Sklave - Humanoid - zu werden. Insbesondere sollten die individuellen Rechte und die Selbstbestimmung über die Annahme oder Ablehnung der experimentellen COVID-19-Impfungen gewahrt werden, und der Pandemievertrag/das Abkommen der WHO, der/das diese Rechte und die Selbstbestimmung verletzt, sollte verworfen werden.

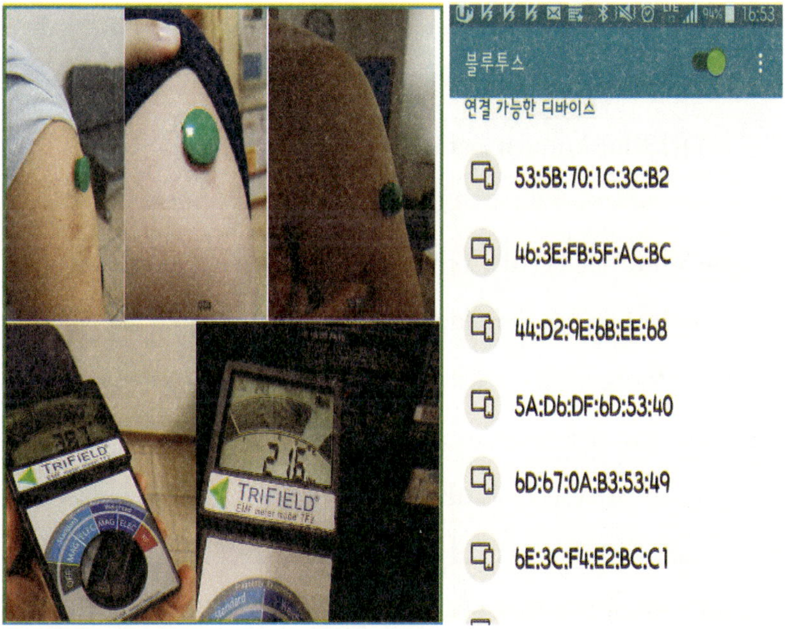

Abbildung 6. Diese Bilder zeigen einen Magneten, der an den Armen von Personen angebracht ist, die experimentelle COVID-19-Impfungen erhalten haben. Die elektromagnetische Feldstärke ihrer Körper wurde mit 387 v/m und 216 v/m gemessen. Jede geimpfte Person wies eine eindeutige 12-stellige ID (Media Access Control Address) auf, wie in der rechten Spalte dargestellt. Diese 12-stelligen IDs sind mit Bluetooth-Technologie, 5G/6G-Netzwerken und schließlich mit KI oder Supercomputern verbunden.

6. Entgiftung und Heilung

Dr. Peter McCullough stellte Nattokinase, Bromelain und Curcumin als Wirkstoffe vor, die gegen das Spike-Protein von SARS-CoV-2 gerichtet sind (P. McCullough, 2023). Er räumte ein, dass Nattokinase aus Bacillus subtilis var. natto das Spike-Protein von SARS-CoV-2 in einer dosis- und zeitabhängigen Weise auflöst (Tanikawa, T., 2022). Es wurde berichtet, dass heilende und entgiftende Nahrungsmittel den Menschen helfen, Linderung von COVID-19-bedingten Schmerzen, Tod und Langzeitfolgen sowie von den Symptomen des langen COVID-19-Syndroms, dem Shedding und/oder den Nebenwirkungen der experimentellen COVID-19-Injektionen zu finden (Jeon, 2022b).

Jüngste Studien haben die Verwendung von kleiner interferierender RNA (siRNA) und Ribonuklease-Targeting-Chimären (RIBOTACs) zur Entgiftung in der mRNA-Impfstofftechnologie empfohlen, einschließlich experimenteller COVID-19-Injektionen. Diese innovativen Techniken zielen darauf ab, die mRNA in experimentellen COVID-19-Injektionen zu neutralisieren (Hulscher, N., 2024). Der Hauptvorteil dieser Methoden besteht darin, dass sie gezielt auf die mRNA abzielen, die für das Spike-Protein kodiert. Hydroxychloroquin und Ivermectin weisen ähnliche Funktionen auf, indem sie die RNA-abhängige RNA-

Polymerase hemmen und zusätzlich die Bindung von Spike-Proteinen an den zellulären Rezeptor ACE2 sowie entzündliche Zytokinreaktionen blockieren (Satarker, 2020; Zaidi, 2022). Die Wirksamkeit von Ivermectin wurde durch eine Meta-Analyse bestätigt (Bryant, A., 2021). Außerdem gibt es Hinweise darauf, dass Ivermectin und Hydroxychloroquin synergistisch wirken (Patri, A., 2020).

Präsident Trump erwähnte am 14. Juni 2020 vor der Nation das Potenzial von Quantenheilungstechnologien wie Med Beds. Im Gegensatz dazu sollten wir jedoch betonen, wie wichtig es ist, die Reinheit der menschlichen DNA zu bewahren (Greere, 2022).

7. Identifizierung der Patienten und Überwachung ihres Zustands

Die meisten Patienten, die unter den Folgen der experimentellen COVID-19-Injektionen oder des Shedding litten, waren verzweifelt und frustriert, da ihre Beschwerden nicht klassifiziert oder diagnostiziert werden konnten. Dies unterstreicht die Notwendigkeit eines toxikologischen Tests, mit dem Personen identifiziert werden können, die tatsächlich unter den Folgen der experimentellen COVID-19-Injektionen oder des Shedding leiden, die aber von anderen Gesundheitsdienstleistern oder der Öffentlichkeit nicht erkannt werden. Ein solcher Test könnte auch bei der Überwachung des Krankheitsverlaufs von Patienten hilfreich sein, wenn sich ihre Krankheiten weiterentwickeln.

Zusammenfassung

1. Heilungsprotokolle: Drei Kategorien der Heilung von langen COVID (SARS-CoV-2), Shedding und/oder COVID-19-Folgen

Die ganze Welt muss sich von den durch SARS-CoV-2 und COVID-19 verursachten Schäden heilen und erholen. Die verschiedenen Heilungsmethoden wurden in drei Kategorien von Heilungsprotokollen zusammengefasst.

Die erste Kategorie: Medikation

Medikamentencocktails, die Vitamin C, D, Zink, Ivermectin, N-Acetyl-Cystein (NAC), Hydroxychloroquin (HCQ), Glutathion und Azithromycin (AZM) enthalten, könnten die Symptome von SARS-CoV-2 (COVID-19-Krankheit) lindern und wurden auch zur Behandlung der Folgen von Shedding und COVID-19-Versuchsimpfungen eingesetzt.

Die zweite Kategorie: Verhaltensänderung

Zu den Verhaltensänderungen gehören das tägliche Trinken von

Tee, Kiefernnadeltee und MMS2, der Verzehr von Curry einmal pro Woche, das fast tägliche Eintauchen der Füße in salziges Wasser mit Essig, Erdung und intermittierendes Fasten für 16 Stunden einmal pro Woche, während man gleichzeitig die Bibel liest, betet und Psalmen singt.

Die dritte Kategorie: Die Auswahl gesunder Lebensmittel

Gesunde Lebensmittel wie Master Mineral Solution (MMS2), Nattokinase, Hamssine Cheonggukjang Knoblauchpaste, Smart Food DM, grüner Tee (reich an Epigallocatechin-3-Gallat), Kiefernnadelextrakt (reich an Suramin), Ananas (reich an Bromelain), Curry (reich an Kurkuma oder Curcumin), Cranberries, Heidelbeeren, Brombeeren, Weintrauben, Erdnüsse und Wein (reich an Resveratrol) waren hilfreich bei der Heilung und Genesung vom langwierigen COVID-Syndrom, der Ausscheidung und/oder den Folgen des experimentellen COVID-19.

2. Toxikologische Bluttests zur Bewertung und Überwachung der Langzeitausscheidung von COVID (SARS-CoV-2) und/oder COVID-19-Folgeschäden

Es gibt verschiedene Möglichkeiten, den Zustand von Patienten mit Folgeerscheinungen der experimentellen COVID-19-Injektionen, des Shedding und des langen COVID-Syndroms zu bewerten und zu verfolgen. Obwohl möglicherweise ein weltweiter Konsens erforderlich ist, wird Tabelle 2 als Prototyp für bluttoxikologische Tests zu diesem Zweck vorgestellt. Darüber hinaus können die Heilungsprotokolle und bluttoxikologischen Tests des Autors bei der Behandlung, Heilung und Überwachung von Krankheiten helfen, die durch andere einzelsträngige RNA-Viren verursacht werden, die ähnliche RNA-abhängige RNA-Polymerasen für ihre Replikation und Transkription nutzen. Einzelsträngige RNA-Viren wie SARS-CoV-2, Influenza-Virus, Respiratory Syncytial Virus, Nipah-Virus, Ebola-Virus oder Marburg-Virus gehören zu dieser Kategorie (Lai, M.M.C., 1984). Der Autor vermutet, dass eine massive Invasion dieser einzelsträngigen RNA-Viren und direkter Energiewaffen (DEWs, einschließlich 5G) zu einem zukünftigen WHO-Pandemievertrag/-abkommen führen könnte, das unter der falschen Flagge einer X-Pandemie in Kraft gesetzt werden könnte. Diese Pandemieerreger können jedoch mit den Heilungsprotokollen wirksamer behandelt und geheilt werden als mit zukünftigen experimentellen Biowaffen-Injektionen, Pflastern oder anderen Formen von Fremdstoffen, die in unseren Körper gelangen. Der toxikologische Bluttest kann als wertvolles Instrument zur Bewertung und Überwachung dieser Krankheiten oder Invasionen von “Krankheit X” dienen.

Danksagung

Der Autor dankt Gott, der mich zu diesem Punkt führt: dem koreanischen Nobel-Forschungszentrum, das in einer Zeit und in einer Welt, in der Informationen über experimentelle COVID-19-Injektionen und ihre Folgen negiert werden, mutig die Heilungsmethoden für die Folgen der experimentellen COVID-19-Injektionen aufrechterhält. Der Autor dankt dem Chefredakteur der IJVTPR, Dr. John Oller, und der Redaktionskoordinatorin, Sasha Sims, für ihre umfangreichen Empfehlungen und Ratschläge. Die Methoden der ersten Kategorie wurden von Dr. Carrie Madej, Dr. Vladimir Zelenko, Dr. Harvey Risch und Ärzten der Front Line COVID-19 Critical Care Alliance eingeführt. Viele Pioniere, die die Welt auf dem Gebiet der experimentellen COVID-19 Injektionssequenzen zu Recht geführt haben, waren Dr. Peter McCullough, Ariyana Love, Karen Kingston, Ärzte der La Quinta Columna, Dr. Ricardo Delgado Martin (79.202.099N), Dr. Ana Maria Mihalcea und viele andere Heiler in der Welt. Der Autor zollt diesen Forschern und Ärzten Respekt. Der Autor zieht auch den Hut vor den Bürgerrechtsaktivisten, die mit allen möglichen Heilmethoden arbeiten, um sich von den Schäden zu erholen, die durch die experimentellen COVID-19-Injektionen verursacht wurden, und für ihre wunderbaren Kundgebungen zur Verteidigung der menschlichen DNA und der Menschenrechte.

Konkurrierende Interessen

Der Autor erhielt für diese Arbeit keine Tantiemen oder finanzielle Unterstützung von Forschungsgesellschaften und Institutionen. Er erhielt dankbare Unterstützung von der Basis in der Republik Korea und von Gott.

이탈리아어

Protocolli di guarigione e test tossicologici per le sequele di COVID19 iniettabile

Ki-Yeob Jeon[1] , MD, Università Nazionale di Jeonbuk, Repubblica di Corea (Corea del Sud); PhD, Università Nazionale di Chonnam, Repubblica di Corea; ScD, Università Johns Hopkins, USA

[1] Clinica di medicina interna Hopkins Jeonil, Jeonju, Repubblica di Corea, ROK,
email: kjeon@hanmail.net ORCID: https://orcid.org/0000-0003-4385-0702

[1] Candidato al Premio Nobel 2024 per la Fisiologia o la Medicina dal Korea Nobel Research Center

Citation: Jeon, K.-Y. (2024). Healing Protocols and Toxicology Tests for Sequelae of Covid-19 Injectables.
International Journal of Research - GRANTHAALAYAH, 12(6), 1-16.
doi:10.29121/granthaalayah.v12.i6.2024.5696

Astratto

In questo articolo vengono presentati, in primo luogo, i protocolli di guarigione per una disintossicazione efficace e, in secondo luogo, i test tossicologici per diagnosticare le sequele dei vaccini sperimentali COVID-19, la sindrome COVID lunga e lo spargimento infettivo di componenti nocivi da individui o ambienti iniettati con i vaccini COVID-19 (come gli alimenti trattati

con chemtrail o mRNA). I protocolli di guarigione consistono in tre categorie: primo, un cocktail di farmaci; secondo, cambiamenti comportamentali; terzo, cibi sani. I test tossicologici comprendono esami al microscopio di ossidi di grafene (idrogel), microchip, microrobot, cellule infiammatorie e morfologia dei globuli rossi in campioni provenienti principalmente dal sangue, ma anche da urine, pediluvi, bagni di sitz, estratti di pelle e fiale di iniezione sperimentali per valutare eventuali malattie umane e monitorare gli effetti dei protocolli di guarigione.
Parole chiave: COVID-19 iniettabile, protocolli di guarigione, sindrome COVID lunga, spargimento di prodotti iniettabili, sequele da COVID-19 iniettabile sperimentale, test tossicologici, ossido di grafene, idrogel, microchip, microrobot

Introduzione

1. Introduzione ai Tre categorie di guarigioni

1-1. LA PRIMA CATEGORIA: FARMACI

Una combinazione o un cocktail di vari farmaci composto da azitromicina, idrossiclorochina (HCQ), ivermectina, vitamine C, D e zinco è risultato efficace per il trattamento della malattia COVID-19 (Jeon, 2020b; Jeon, M.H., 2021). L'autore ha ampliato il cocktail di farmaci includendo l'aspirina, il fenofibrato, la melatonina, la fexofenadina/cetirizina, il ginkgo biloba, il NAC, il glutatione, il coenzima Q, la timosina-alfa e l'EDTA (acido etilendiamminotetraacetico) non solo per il trattamento della malattia SARS-CoV-2, ma anche per l'eliminazione degli ossidi di grafene (GO; o idrogel), microchip e sostanze inquinanti nelle iniezioni sperimentali di COVID-19 (Jeon, 2022b; 2023a; George, T., 2023).

1-1-1. Terapia chelante con EDTA

La FDA statunitense ha approvato la terapia chelante per l'avvelenamento da piombo (George, T., 2023). I pazienti hanno riferito di sentirsi molto meglio dopo la potenziale rimozione di cesio o ittrio-90 (Moderna, 2020). La vitamina C, il cardo mariano, i probiotici e la clorella sono noti chelanti naturali.

1-1-2. Ossigenoterapia iperbarica (HBOT)

40 sessioni totali (una o due volte al giorno) di HBOT hanno migliorato la qualità della vita, il sonno, i sintomi neuropsichiatrici e i sintomi del dolore (Hadanny, 2024).

1-2. LA SECONDA CATEGORIA: CAMBIAMENTO COMPORTAMENTALE

I cambiamenti comportamentali includono il consumo regolare di tè verde e di tè agli aghi di pino, l'uso di soluzioni MMS2, il consumo di curry, il pediluvio, la pratica di digiuni di 16 ore con meditazione (camminando a piedi nudi sul terreno o in riva al mare) e l'evitare gli hot spot 5G/6G, le auto elettriche e i campi elettromagnetici ad alta tensione.

1-2-1. EGCG (Epigallocatechina-3-gallato)

L'EGCG nel tè verde (catechina del tè verde) può disintegrare le proteine di picco dell'mRNA e ridurre l'amiloidogenesi prodotta dalle proteine di picco dell'mRNA delle iniezioni di SARS-CoV-2 o COVID-19. (Secker, C., 2023).

1-2-2. Digiuno di 16 ore e attività spirituali

La pratica del digiuno di 16 ore con la meditazione aumenta l'autofagia e i livelli di AMPK (AMP-activated protein kinase) per potenziare l'immunità innata stimolando l'interferone di tipo I (IFN) e il recettore Toll-like 7 (TLR7). Questi meccanismi aiutano a recuperare i danni causati dall'introduzione (o dalla trasfezione) di vari DNA estranei nei vaccini sperimentali COVID-19 nel DNA umano attraverso le iniezioni (Alden, M., 2022; Hannan, M.A., 2020; Mihaylova, M., 2011). Uno studio pubblicato su JAMA ha indicato che la partecipazione a servizi basati sulla fede da parte dei credenti ha contribuito in modo significativo a migliorare i risultati di salute (Balboni, 2022). È stato riscontrato che i servizi spirituali riducono i livelli di stress e migliorano la reattività del sistema immunitario umano (Kim, I., 2021).

1-2-3. Il ruolo dei medici di Korea Veritas (KoVeDocs) e la messa a terra

All'indirizzo la conferenza stampa del 13 dicembre 2021, KoVeDocs ha reso nota la presenza di vari materiali nocivi nelle fiale sperimentali COVID-19. Hanno introdotto il bagno per immersione nel piede come metodo per estrarre organismi viventi in movimento attivo, oggetti simili all'ossido di grafene (GO), particelle simili a metalli e oggetti simili a vermi (Jeon, 2022a; Lee, Y., 2022). Dopo la conferenza stampa di KoVeDocs, in Corea si è assistito a un'impennata nell'uso del pediluvio per rimuovere questi materiali estranei. Molti individui che si sono sottoposti al bagno per immersione nei piedi hanno estratto morgellons con GO simili a capelli, indicando la presenza di questi GO nei corpi umani indipendentemente dalla ricezione di iniezioni sperimentali di COVID-19 (Jeon, 2022a; Melville, 2024). È stato inoltre dimostrato che l'earthing (camminare a piedi nudi sul suolo o in riva al mare) riduce lo stress ossidativo dannoso, aumenta l'immunità naturale e il benessere e aiuta a guarire da vari tipi di cancro (J. Oschman, 2015).

1-2-4. Spray nasale, gargarismi e carbone vegetale

Esistono molte marche di povidone-iodio per spray nasale e preparazione oftalmica (Arefin, 2022). Inoltre, durante i periodi di contaminazione da chemtrail e di nanoparticelle di mRNA aerosolizzate per via nasale, si raccomanda di fare sciacqui e gargarismi con una soluzione salina per liberare occhi, naso e bocca (Kim, J., 2024). Dato che i vaccini sperimentali COVID-19 utilizzano nanoparticelle lipidiche, fibre vegetali e carboni che aderiscono ai lipidi, i materiali in grado di estrarli dal nostro corpo potrebbero essere utili per la disintossicazione (Sugimoto, 2023).

1-2-5. Il Repurposing MMS2 (ipoclorito di calcio) per distruggere gli ossidi di grafene (filamenti di idrogel di poliacrilammide), i microchip e i microrobot nel corpo umano

L'autore ha riproposto l'MMS2 e ha riferito che l'MMS2 ha distrutto le GO sia in campioni di urina che di sangue (Jeon, 2023a, b). L'MMS2, noto anche come soluzione minerale master 2, ipoclorito di calcio (Ca(ClO)2), è stato raccomandato dal Centro dell'esercito statunitense per la disinfezione dell'acqua (Headquarters, Departments of the Army, Navy, and Air Force, 2005).

L'MMS2 funziona producendo acido ipocloroso (HOCl), che è lo stesso composto prodotto dalla mieloperossidasi nei neutrofili, negli eosinofili, nei fagociti mononucleati e nei linfociti B del sangue umano. L'acido ipocloroso è noto per convertire i GO in flavonoidi e polifenoli innocui (Huang S, et al., 2021; Panasenko OM, et al., 2013). Inoltre, l'MMS2 può prevenire i danni indotti dalle

GO, come l'occlusione dei vasi, i danni ai tessuti e i cambiamenti infiammatori prolungati (Castanheira FVS, et al., 2019).

1-3. IL SITO TERZA CATEGORIA: CIBO SANO

1-3-1. Riparazione del DNA nucleare danneggiato e ripristino dell'immunità innata

Hamssine Cheonggukjang®, curcuma, resveratrolo, Panax ginseng o 16 ore di digiuno con meditazione aumentano l'AMPK per ripristinare l'immunità innata danneggiata (Kim, J., 2016). Smart Food DM® è riconosciuto per le sue proprietà antiossidanti e antinfiammatorie, che possono ridurre l'autoimmunità esagerata, abbassare i livelli di glucosio nel sangue e favorire il recupero dalle malattie infiammatorie intestinali.

1-3-2. *Hamssine Cheonggukjang* (pasta d'aglio fermentata di soia dagli occhi di topo[Seomok-tae])®

Il Bacillus subtilis var. natto è noto per sciogliere la proteina spike del SARS-CoV-2 in modo dipendente dalla dose e dal tempo (Tanikawa, 2022). Dopo la fermentazione, il Seomok-tae non OGM diventa ricco di vitamine e altri nutrienti. La genisteina, che imita gli effetti estrogenici, riduce gli effetti della menopausa, ha proprietà anticancro e anti-fotoinvecchiamento e protegge dall'osteoporosi (Sharifi-Rad, 2021). Il prodotto fermentato, Hamssine

Cheonggukjang garlic paste®, contiene 750 tipi di varianti di Bacillus subtilis, tra cui la variante/sottospecie natto. Attiva l'AMPK, contiene genisteina (Kim, J., 2016), degrada le proteine dei picchi di mRNA e aiuta a riparare il DNA nucleare danneggiato (Mulroney, 2023 ; Steinberg, G.R., et al., 2023). Le microplastiche o le microplastiche nanotecnologiche in idrogel potrebbero entrare nel nostro corpo dall'ambiente o attraverso iniezioni sperimentali di COVID-19 (Kozlov, 2024; Marfella, et al., 2024). Il Bacillus subtilis è noto per digerire le microplastiche (Yang, 2023), che possono causare infiammazione dei tessuti, fibrosi e perdita di strutture degli organi (Rivers-Auty, 2023). Riduce la sindrome dell'intestino irritabile, migliora la memoria e le funzioni cognitive, aumenta la frequenza delle feci e allevia le reazioni infiammatorie. Inoltre, guarisce il DNA nucleare danneggiato per diminuire le malattie autoimmuni e i tumori, forse anche quelli indotti da proteine a spiga di mRNA contenenti N1 -metil-pseudouridina(Ψ) (Dimidi, 2019).

1-3-3. *Smart Food DM® e Artemisinina*

Smart Food DM® è un alimento curativo eccellente per ridurre i cambiamenti infiammatori nel nostro corpo e per la disintossicazione dalla lunga sindrome COVID, dallo shedding e/o dalle iniezioni sperimentali di COVID-19 (Jeon, 2022b). È composto da diversi alimenti come Houttuynia cordata, tè verde, foglie di gelso, liquirizia, Coix agretis e soia. L'Houttuynia cordata contiene decanoilacetaldeide, che ha effetti antibiotici, e quercitrina, che ha effetti antiossidanti. Il tè verde contiene EGCG. Le foglie di gelso contengono polifenoli con effetti antiossidanti. La liquirizia contiene glicirrizina, che ha effetti antinfiammatori. Il Coix agretis contiene coixenolide che ha effetti aniti-infiammatori. La soia contiene lecitina, che ha effetti antitumorali, e genisteina, che ha effetti estrogeni e antinvecchiamento (Liang, M., 2022).

L'artemisinina è stata combinata con l'idrossiclorochina (HCQ) per salvare vite umane da malattie autoimmuni come la nefrite lupica, riducendo la via infiammatoria del fattore nucleareκB (Liang, N., 2018). Inoltre, la combinazione ha ridotto la differenziazione infiammatoria delle cellule T CD4+ nei ratti (Bai, 2019). Pertanto, può prevenire la tempesta di citochine, il processo infiammatorio falsamente esagerato dell'infezione da SARS-CoV-2 e i danni autoimmuni eccessivamente espressi causati dalla modifica della N1 -metilpseudouridina (m1 Ψ) nelle iniezioni sperimentali di mRNA COVID-19.

1-3- 4. Alimenti ricchi di antiossidanti: Ananas, curry, tè agli aghi di pino, tè al tarassaco, lamponi, bacche blu, bacche nere, mirtilli rossi, uva, pomodori, carciofi, prugne secche, arachidi, noci pecan, cavolo, fagioli fermentati, mele, avocado, cacao, Perilla frutescens, funghi, olio d'oliva, ciliegie dolci, pomodori e vino.

I GO o gli idrogeli magnetici nelle iniezioni sperimentali di COVID-19 danneggiano il nostro corpo attraverso distruzioni fisiche come lesioni cerebrali e neurotossicità, danni al DNA e cambiamenti epigenetici, danni mitocondriali, risposta infiammatoria, aumento dello stress ossidativo reattivo (ROS), apoptosi dipendente dai mitocondri, danni cellulari e necrosi (Ou, 2016). Gli stress ossidativi delle specie reattive dell'ossigeno (ROS) e delle specie reattive dell'azoto (RNS) provocati dalle iniezioni sperimentali di COVID-19 danneggiano le strutture cellulari, le proteine, i lipidi e il DNA (Losada-Barreiro, S., 2022). Le citochine infiammatorie come IFNγ, IL-1β, IL-6 o TNFα, indotte dall'infezione da SARS-CoV-2 (e, forse, anche dalle iniezioni sperimentali di COVID-19) possono innescare la formazione di radicali liberi come l'ossido nitrico (NO) e il radicale superossido (O2+) (Wu J., 2020).

Gli alimenti citati contengono antiossidanti naturali esogeni come l'acido ascorbico (vitamina C), l'α-tocoferolo (vitamina E), il β-carotene (vitamina A), la catalasi, la superossido dismutasi e la glutatione perossidasi. Questi antiossidanti svolgono un ruolo cruciale nel sostenere i ruoli antiossidanti endogeni dell'organismo per proteggere il corpo e per eliminare specifiche specie reattive dell'ossigeno (ROS). La vitamina C e la vitamina E, insieme al selenio, eliminano i perossidi lipidici dannosi e prevengono o attenuano le reazioni infiammatorie, le reazioni autoimmuni in condizioni come l'artrite, l'asma, il deterioramento del cervello come il morbo di Alzheimer e il diabete (Pincemail, 2022).

Tabella 1. Protocolli di guarigione per lo spargimento e le sequele di COVID-19 iniettabile (Occorre tenere conto della costituzione personale, delle caratteristiche, delle condizioni allergiche e di altri fattori).			
Articoli	Iniziazione alla guarigione per i primi 10 giorni	Guarigione di 4 mesi	Caveat
LA PRIMA CATEGORIA: FARMACI			
Idrossiclorochina (HCQ)	200~300 mg al giorno	100-200 mg al giorno	Alcune persone possono soffrire di allergie. È importante controllare la vista e l'intervallo QTc con un elettrocardiogramma. Seguire le prescrizioni o i consigli del medico.
Ivermectina	Una compressa o una compressa e mezza al giorno	1 compressa al giorno o a giorni alterni	
Azitromicina	0,5 compresse per 10 giorni o due compresse per tre giorni e una compressa per 7 giorni in più	0,5 compresse al giorno per 12 giorni al mese	
Aspirina	0,5 compresse o una compressa una volta al giorno		
Fenofibrato	Una compressa una volta al giorno per dieci giorni	1 compressa al giorno o a giorni alterni	
Omega-3	Non è raccomandato per i soggetti di età inferiore ai 20 anni. Una o due capsule al giorno		
melatonina	Assumere una compressa ogni sera. Interrompere se si avvertono vertigini dopo l'assunzione del farmaco.		
Montelukast	Assumere una compressa una volta al giorno. Interrompere l'assunzione del farmaco in caso di disturbi.		
Fexofenadina/ Cetirizina	Assumere una compressa al giorno. Interrompere l'assunzione del farmaco in caso di vertigini o secchezza delle fauci.		
Vitamina C	Assumere due grammi durante ogni pasto. Monitorare i livelli di zucchero nel sangue. Interrompere l'uso se si avverte mal di stomaco dopo l'assunzione.		
Vitamina D e zinco	Assumere una compressa al giorno. Interrompere l'assunzione del farmaco in caso di malessere.		
Estratto di ginkgo biloba	Assumere due volte al giorno. Interrompere se si avverte disagio dopo l'assunzione del farmaco.		
Timosina-alfa	Se possibile, due volte alla settimana per 4 mesi.		

NAC, glutatione e CO-Q10	Assumere una compressa al giorno. Interrompere l'assunzione del farmaco in caso di malessere.	
Antielmintico	Zelcom, Albendazolo o Biltricide (Praziquantel) possono essere utili per le sensazioni di strisciamento della pelle.	
Chelazione con EDTA	Tre volte alla settimana di 1/5 di fiala per due mesi (circa 25 volte in totale)	Effetti collaterali
Ossigeno iperbarico	40 sessioni totali (una o due volte al giorno) o due volte alla settimana per 4 mesi	Effetti collaterali
LA SECONDA CATEGORIA: CAMBIAMENTO COMPORTAMENTALE		
Tè verde	Assumere da una a tre tazze al giorno. Se si è allergici all'EGCG o alla caffeina, non è consigliabile.	Alcune persone possono avere un'allergia.
Tè all'ago di pino	Una tazza al giorno. Se il corpo sente freddo dopo aver bevuto il tè all'ago di pino, si può passare al tè al dente di leone.	
Curry 2 volte a settimana	Regolatevi da soli. Consumate piatti a base di curry, che contengono curcumina, da una a quattro volte alla settimana.	
Immersione dei piedi o messa a terra	Il pediluvio per una o due ore, cinque volte alla settimana, e il camminare a piedi nudi su una strada asfaltata o ricoperta di cemento sono inefficaci.	Attenzione alle gambe gonfie.
Soluzione di MMS2 (ipoclorito di calcio)	Iniziare con una goccia di soluzione in 250 cc di acqua potabile. Bere una o tre volte al giorno. Poi aumentare gradualmente fino a otto o dieci gocce al giorno.	Non ipoclorito di sodio
Digiuno di 16 ore con lettura della Bibbia/inno/preghiera	Una volta alla settimana (ad esempio, bevendo acqua solo dal venerdì alle 14.00 al sabato alle 6.00) con lettura sincera della Bibbia, preghiera e canti.	Fate attenzione quando avete il DM.
Tenetevi lontani da 5G/6G, automobili elettriche, campi elettromagnetici, scie chimiche, contaminanti mRNA in prodotti iniettabili, alimenti o cerotti.	Spegnere i telefoni cellulari e il Wi-Fi durante il sonno. Evitare la vicinanza a spot 5G/6G o a linee di trasmissione ad alta tensione. Molte persone accusano mal di testa, nausea e senso di oppressione al petto quando utilizzano auto o autobus elettrici.	Protezione antitumorale/cardiaca
Povidone-iodio per spray nasale, preparazione oftalmica	Sono disponibili molte marche di preparati oftalmici e spray nasali, nonché soluzioni di acqua salina (NaCl) per uso oftalmico, nasale e per gargarismi in bocca.	Arefin (2022); Kim, J.(2024)
Carbone + fibra vegetale	Riduce il tessuto adiposo viscerale e può contribuire all'eliminazione delle sostanze tossiche dall'intestino.	Sugimoto (2023)
LA TERZA CATEGORIA: ALIMENTI SANI NON OGM		

Pasta d'aglio Hamssine Cheonggukjang®	Contiene 750 sottospecie di Bacillus subtilis in grado di promuovere un microbioma intestinale sano, di riparare il DNA nucleare danneggiato, di eliminare l'mRNA estraneo come le proteine spike, le nanotecnologie idrogel e le microplastiche e di ridurre le risposte autoimmuni anomale.	Alcune persone possono avere un'allergia.
Alimentazione intelligente DM®	Contiene diverse piante e alimenti come Houttuynia cordata, tè verde, foglie di gelso, liquirizia, Coix agrestis e soia. Questa miscela è ricca di quercitrina, EGCG, lecitina, genisteina e glicirrizina.	
Artemisinina/ Artesin-N®	Contiene artemisinina, niacina e zinco.	
Makgorang Bokgurang®	Fornisce calcio e vitamina D grazie alla tecnologia di nano-macinazione di Apexel.	
Panax ginseng	Può proteggere dall'influenza e dalle alterazioni infiammatorie. Alcune persone possono soffrire di mal di stomaco, allergie cutanee o problemi cardiaci e di zucchero nel sangue.	
Cibi/frutti/bevande ricchi di antiossidanti	Ananas, curry, tè agli aghi di pino, tè al tarassaco, lamponi, bacche blu, bacche nere, mirtilli rossi, uva, pomodori, carciofi, prugne secche, arachidi, noci pecan, cavolo, fagioli fermentati, mele, avocado, cacao, Perilla frutescens, funghi, olio d'oliva, ciliegie dolci, pomodori e vini.	Sono sconsigliati gli alimenti OGM, le carni sostitutive, gli alimenti indigesti a base di insetti e gli alimenti altamente purificati.

Tabella 1. La tabella mostra tre categorie di strategie per ottenere la libertà dalla sindrome COVID lunga, dallo shedding e/o dagli effetti collaterali delle iniezioni di COVID-19 sperimentali. La prima categoria prevede l'uso di farmaci specifici come la vitamina C, la vitamina D, lo zinco, il glutatione, la N-acetilcisteina (NAC), l'idrossiclorochina (HCQ), l'azitromicina/doxiciclina, l'aspirina, il fenofibrato, la melatonina, l'ivermectina, la timosina alfa e i farmaci antiparassitari per eliminare le sostanze nocive dalle iniezioni sperimentali di COVID-19. La seconda categoria comprende modifiche comportamentali come l'uso di iniezioni di COVID-19 lunghe. La seconda categoria comprende modifiche comportamentali come l'utilizzo di soluzioni MMS2, il consumo di curry (ricco di curcumina), pediluvi regolari, la messa a terra camminando a piedi nudi sulla terra, il digiuno di 16 ore e l'impegno in attività come la lettura della Bibbia, la preghiera e il canto di inni. È fondamentale ridurre al minimo l'esposizione ai campi 5G/6G ed elettromagnetici. La terza categoria prevede il consumo di prodotti specifici come la pasta d'aglio Hamssine Cheonggukjang®, lo Smart Food DM®, l'Artemisinina/Artesin-N®, il Makgorang Bokgurang®, il Panax ginseng e gli alimenti non geneticamente modificati (OGM) ricchi di antiossidanti come i mirtilli rossi, i mirtilli, l'uva, le arachidi, il vino (contenente resveratrolo) e l'ananas (contenente bromelina).

2. Introduzione ai test tossicologici

I vaccini sperimentali Covid-19 sono stati somministrati a individui in tutto il mondo a un tasso di 170,26 dosi per 100 persone (Our World in Data, 2024). A coloro che sperimentano lo shedding o la sindrome COVID prolungata viene spesso consigliato di consultare professionisti psichiatrici e possono affrontare l'isolamento dalle loro chiese, dai quartieri e persino dai membri della famiglia. È fondamentale che la nostra società comprenda le conseguenze delle vaccinazioni sperimentali Covid-19, dello shedding e dei rischi per le persone esposte a forti campi elettromagnetici o alla tecnologia 5G/6G.

Di solito lamentavano debolezza generalizzata, affaticamento, vertigini, sincope, cadute, forti e insoliti mal di testa, facili e improvvisi cambiamenti emotivi, difficoltà nel controllo emotivo, rabbia intermittente ed esplosiva, contrazioni muscolari, intorpidimento o freddezza alle estremità, difficoltà di concentrazione, nebbia cerebrale, difficoltà di lettura, comprensione o perdita di memoria, perdita o cambiamenti dell'olfatto, oppressione toracica, dolori addominali crampiformi intermittenti e gonfiore, edema alle estremità inferiori, dolore toracico intermittente e palpitazioni, respiro corto, prurito intrattabile, lesioni cutanee, sensazione di strisciare sulla pelle, dolore alla schiena, dolore alle articolazioni dell'anca e tumori improvvisi e inaspettati. palpitazioni, respiro corto, prurito intrattabile, lesioni cutanee, sensazione di strisciare sulla pelle, mal di schiena, dolore alle articolazioni dell'anca e tumori improvvisi e inaspettati.

2-1. IDENTIFICAZIONE DEI PAZIENTI CON SEQUELE

Gli esami tossicologici dovrebbero aiutare a formulare una diagnosi delle condizioni dei pazienti e costituire un barometro delle risposte ai trattamenti disintossicanti o ai protocolli di guarigione. Potrebbero esserci diverse categorie per valutare le condizioni dei pazienti, come si può vedere nella Tabella 2. Potrebbe essere necessario un consenso per generalizzare i test tossicologici e per classificare la gravità dello stato tossico. La clinica dell'autore assegna punteggi a ogni voce degli esami tossicologici del sangue: dimensione totale di GO/microchip (4 punti per oltre 100 micrometri, 3 punti per oltre 75-99, 2 punti per oltre 50-75, 1 punto per 1-49, 0 punti per nessun GO/microchip); dimensione totale della massa infiammatoria simile a un impasto (4 punti per oltre 750 micrometri, 3 punti per 500-749, 2 punti per 250-449, 1 punto per 1-249, 0 punti per nessuna massa infiammatoria); numero di microrobot in movimento attivo (4 punti per oltre 7 particelle, 3 punti per 4-6, 2 punti per 2-3, 1 punto per 1); numero di cellule infiammatorie (4 punti per oltre la superficie del vetrino; 3 punti per 3/4 del vetrino, 2 punti per 1/2 del vetrino, 1 punto per 1/4 del vetrino, 0 punti per meno di 1/4 del vetrino), numero di RBC crenati (4 punti per oltre 20, 3 punti per 10-19, 2 punti per 5-9, 1 punto per 1-5, 0 per 0), numero di RBC rouleau (4 punti per oltre 10 o grandi, 3 punti per 6-9 o medi, 2 punti per 3-5 o moderati, 1 punto per 1-2 o lievi, 0 punti per 0) e punteggio totale: 24 punti (grave [≥superiore all'80%] per oltre 18 punti, medio superiore [60-79%] per 12-17, moderato [40-59%] per 7-11, lieve [20-39%] per 3-6 e assente[<20%] per 0-2).

Tabella 2. Test tossicologici per lo spargimento e le sequele di COVID-19 iniettabile
(Potrebbe essere necessario un consenso per valutare l'entità dei danni alla salute umana).

Nomi dei test	Campioni	Contenuto del test tossicologico	Riferimento
1. Esperimento sugli animali: lo sviluppo del vaccino a "velocità di curvatura" ha aperto la strada all'HHS e alla FDA per consentire i test sull'uomo senza la previa sperimentazione sugli animali.			O'Callaghan (2020); Jeon (2020c)
2. Sequenziamento del DNA: Tutti i vettori Pfizer contengono il segnale SV40 Promoter/Enhancer/Origin/PolyA.			Lee V. (2023); McKernan (2023)
3. Microscopia elettronica: Rilevamento di ossido di grafene (o idrogel, microrobot, microchip) in sospensione acquosa di Comirnaty.			Campra (2021)
4. Verifica della forza del MAC ID e del campo elettromagnetico nell'ambiente e nel corpo umano: L'indirizzo MAC (Media Access Control), un codice di 12 cifre, può servire a identificare un individuo specifico, consentendo l'identificazione, il monitoraggio, l'istruzione e il controllo a livello globale.			Jeon(2023b); US7427497B2; WO2020060606A1
5. Marcatori ematici: I marcatori anticancro includono i macrofagi 1 (IL6, TNF), che promuovono l'infiammazione. I marcatori pro-cancro includono i macrofagi 2 (IL8, TGFβ1, SPP1 [secreted phosphoprotein 1]), che hanno proprietà antinfiammatorie. Inoltre, sono presenti IFN-1 e l'attività del fattore nucleare kappaB.			Chung(2021); Liu, J. (2021); Zong (2021); Wei, Q. (2023)
6. Esame al microscopio ottico:			
	1. L'urina	1. Numero e dimensioni delle strutture organizzate	Jeon (2022b; 2023b)
		2. Numero e dimensioni dell'ossido di grafene (nastro di idrogel, filamento, ecc.)	
		3. Numero e dimensioni delle strutture simili alle antenne	
		4. Numero e dimensioni delle strutture simili a microchip	
	2. Sangue	1. Numero e dimensioni dell'ossido di grafene (nastro di idrogel) o del microchip	Jeon(2022a; 2023b); Lee(2022);
		2. Numero e dimensioni delle strutture a forma di montagnola	
		3. Numero e dimensioni dei microrobot	
		4. Numero e dimensione delle cellule infiammatorie/dei globuli bianchi	
		5. Numero e dimensioni dei globuli rossi crenati (echinociti)	
		6. Numero e dimensioni dei rouleaux dei globuli rossi (RBC)	
	3. Altri: campioni di pediluvio, bagni di sitz, estratti di pelle e fiale per iniezioni sperimentali di COVID-19.		Jeon (2023b); Lee(2024)

Tabella 2. La Tabella 2 presenta vari metodi suggeriti per la conduzione di test tossicologici per i vaccini sperimentali COVID-19. La FDA negli Stati Uniti, così come le istituzioni nazionali equivalenti in altri Paesi, non ha condotto questi test tossicologici, citando l'autorizzazione all'uso d'emergenza di Warp Speed. Questi test, che prevedono l'uso di marcatori ematici ed esami al microscopio ottico, possono essere utilizzati per diagnosticare e monitorare gli effetti delle iniezioni sperimentali di COVID-19 sia sull'uomo che sugli animali, compreso lo shedding e altre iniezioni sperimentali di mRNA/patch/alimenti.

2-2. CASI DI PAZIENTI

L'autore ha presentato tre casi di pazienti. Esaminandoli, medici e scienziati possono raggiungere un consenso sui test tossicologici per stabilire criteri diagnostici e di follow-up standardizzati per il trattamento e la progressione della guarigione.

2-2-1. Uomo di 52 anni (Mr. Kim) con palpitazioni intermittenti, pulsazioni di 115 battiti al minuto, forte mal di testa crampiforme, nebbia cerebrale e disturbo da panico. Aveva ricevuto due iniezioni sperimentali di COVID-19 e aveva avuto due casi confermati di SARS-CoV-2 (malattia da COVID-19). I risultati chimici dell'aprile 2024 mostravano livelli leggermente elevati di AST/ALT/gamma-GTP/colesterolo/trigliceridi, pari a 159/46/10/215/374. Lo studio tossicologico del suo sangue non trattato nell'aprile 2024 è illustrato nella colonna di sinistra della Figura 1. Successivamente, il paziente è stato sottoposto a protocolli di guarigione per diverse settimane, al termine delle quali i sintomi si sono ampiamente attenuati.

L'8 maggio 2024, dopo tre settimane di trattamento con il protocollo sanitario, l'esame tossicologico del sangue ha mostrato un significativo miglioramento delle condizioni, come illustrato nella colonna di destra della Figura 1. I livelli di AST/ALT/gamma-GTP/colesterolo/trigliceridi erano 29/28/25/176/152. I livelli di AST/ALT/gamma-GTP/colesterolo/trigliceridi erano 29/28/25/176/152.

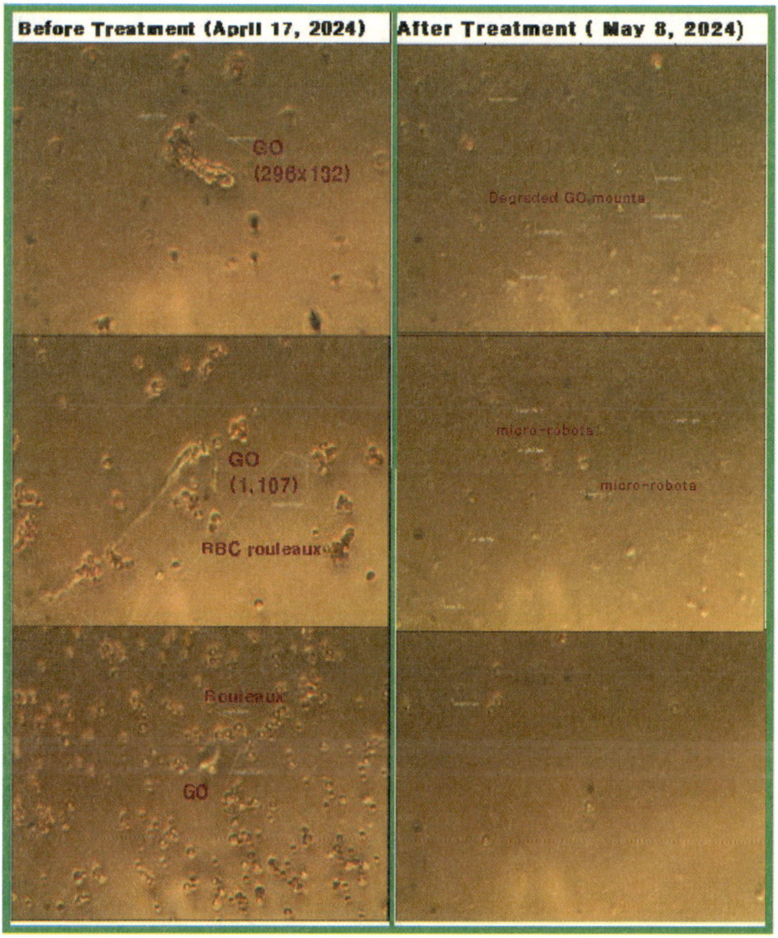

Figura 1. Il sangue è stato centrifugato per 30 minuti a 2.500 giri al minuto e la parte superiore del plasma è stata esaminata con la stereomicroscopia a 250 ingrandimenti. Prima del trattamento con i protocolli di guarigione del 17 aprile, l'analisi tossicologica del sangue ha rivelato una particella di GO simile a una matassa di 296 micrometri, una particella di GO simile a una canna lunga 1.107 micrometri e una particella di GO simile a una pupa di 151 micrometri. Inoltre, nello studio tossicologico iniziale sono stati osservati globuli rossi formati da rouleaux.

Il suo esame tossicologico del sangue dell'8 maggio 2024 ha rivelato i seguenti risultati nella colonna di destra: Sono stati rilevati cumuli rotondi di ossidi di grafene (GO) degradati o pasta infiammatoria di varie dimensioni (60 micrometri, 90 micrometri, 117 micrometri, 119 micrometri) e micro-robot in movimento attivo (19 micrometri, 20 micrometri, 28 micrometri).

Figura 1	Prima (17 aprile 2024)	Dopo (8 maggio 2024))
1. Numero e dimensioni dell'ossido di grafene (nastro di idrogel) o del microchip	4	0
2. Numero e dimensioni delle strutture a forma di montagnola	0	2
3. Numero e dimensioni dei microrobot	4	3
4. Numero e dimensione delle cellule infiammatorie/dei globuli bianchi	4	2
5. Numero e dimensioni dei globuli rossi crenati (echinociti)	4	0
6. Numero e dimensioni dei rouleaux dei globuli rossi (RBC)	4	0
Punteggio totale	20 (grave)	7 (moderato)

2-2-2. La signora Hwang, 69 anni, ha ricevuto due dosi di vaccino sperimentale COVID-19 ed è stata sottoposta a due test PCR. Si è recata presso il mio ambulatorio con un'ipertensione di recente insorgenza, pari a 200/100. Ha riferito vertigini, perdita di forza muscolare e due cadute. Ha riferito vertigini, perdita di forza muscolare e due cadute. Aveva anche tosse intermittente e senso di oppressione al petto. Nonostante i mal di testa occasionali e la pressione alta, ha rifiutato i farmaci antipertensivi. Gli esami del sangue del 15 aprile 2024 hanno evidenziato una lieve anemia. I risultati degli esami tossicologici del sangue effettuati prima del trattamento nella stessa data sono presentati nelle colonne dispari (1a e 3a) della Figura 2. Dopo quattro settimane di trattamento con i protocolli di guarigione, i sintomi sono migliorati in modo significativo.

Gli esami tossicologici del sangue del 14 maggio 2024 hanno mostrato condizioni significativamente migliorate, come indicato nelle colonne pari (2a e 4a) della Figura 2. La pressione arteriosa si è normalizzata quasi completamente senza bisogno di farmaci antipertensivi. La pressione arteriosa si è normalizzata quasi completamente senza bisogno di farmaci antipertensivi.

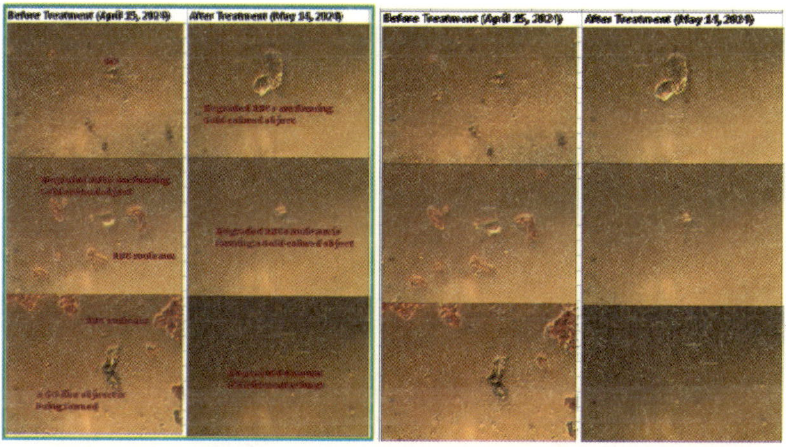

Figura 2. Il 15 aprile 2024, il sangue non trattato nelle colonne dispari (prima e terza) mostrava GO (108 micrometri, 130x176 micrometri e 367 micrometri di lunghezza), numerosi rouleaux di globuli rossi (RBC) e diversi micro-robot in movimento tra le cellule infiammatorie.
Gli esami tossicologici del sangue del 14 maggio 2024 mostrano condizioni significativamente migliorate, come evidente nelle colonne pari (2a e 4a). Le piccole particelle infiammatorie sullo sfondo sono state per lo più eliminate, con pochi micro-robot in movimento dimostrabili. I rouleaux di globuli rossi si sono formati e sono apparsi come un impasto infiammatorio color oro.

Figura 2	Prima (15 aprile 2024)	Dopo il (14 maggio 2024))
1. Numero e dimensioni dell'ossido di grafene (nastro di idrogel) o del microchip	4	0
2. Numero e dimensioni delle strutture a forma di montagnola	0	4
3. Numero e dimensioni dei microrobot	4	2
4. Numero e dimensioni delle cellule infiammatorie/dei globuli bianchi	3	1
5. Numero e dimensioni dei globuli rossi crenati (echinociti)	4	0

6. Numero e dimensioni dei rouleaux dei globuli rossi (RBC)	4	0
Punteggio totale	19 (grave)	7 (moderato)

2-2-3. Una donna di 30 anni (la signora Jang) ha ricevuto due vaccini sperimentali COVID-19 nel 2021 ed è stata sottoposta a tre test PCR. Ha accusato due volte forti dolori al petto, forti dolori alla schiena e febbre moderata. Nel febbraio 2022 le è stata diagnosticata la SARS-CoV-2. Durante questo periodo ha sofferto di forti dolori alla schiena ed è stata costretta a letto per tre giorni. Nel gennaio 2024 ha improvvisamente avuto difficoltà a respirare e la sua vista si è oscurata. Ha avvertito palpitazioni, giramenti di testa, vertigini, forte debolezza e ha rischiato di svenire. Dopo aver riposato per 15 minuti, si è ripresa spontaneamente. A gennaio e febbraio 2024 ha accusato oppressione toracica, fenomeni di sbiancamento cerebrale e dispnea. Alla fine di aprile 2024 ha sviluppato una forte tosse e una leggera febbre. Il 9 maggio 2024 le è stata diagnosticata una polmonite ed è stata curata in un ospedale cittadino, senza successo. Si è quindi recata alla clinica di Jeon con il padre. Jeon le ha consigliato di farsi ricoverare nella clinica, provocando un'accesa discussione con il padre per il ricovero. Alla fine, la donna accettò di essere ricoverata. L'autore ha osservato molti casi di persone che si sono arrabbiate molto (mostrando cambiamenti emotivi) dopo aver appreso i potenziali effetti avversi dei vaccini sperimentali COVID-19. Queste persone hanno anche manifestato disfunzioni autonomiche. Questi soggetti hanno anche manifestato disfunzioni autonomiche come sincope vasovagale, sindrome da tachicardia posturale ortostatica o ipotensione ortostatica. La signora Jang è svenuta due volte nel gennaio e nel febbraio 2024. Jeon ha ipotizzato che questi episodi possano essere legati a danni al VMAT2 (Vesicular Monoamine Transporter 2), che regola la neurotrasmissione delle monoammine nei neuroni del SNC (Eiden, 2011), e al sistema limbico, causati da lunghe vaccinazioni sperimentali COVID-19 o COVID-19 (Taskiran-Sag, 2023). Il giorno del ricovero, il 14 maggio 2025, la paziente è stata sottoposta a esami del sangue e a una radiografia del torace. Gli esami ematochimici hanno mostrato lievi anomalie con un aumento dei livelli di D-dimero/glucosio/gamma-GTP pari a 0,64/170/56. La radiografia del torace ha rivelato opacità di vetro smerigliato in entrambi i polmoni inferiori. È stato avviato il trattamento di categoria 1 dei protocolli di guarigione. Il trattamento è stato eseguito per 7 giorni, durante i quali sono diminuiti la tosse persistente, la debolezza, il lieve rialzo febbrile e il dolore toracico. Il 21 maggio 2025 è stato effettuato un nuovo esame del sangue. Il 23 maggio 2024 è stata sottoposta a una radiografia del torace di controllo ed è stata dimessa perché i sintomi e la radiografia del torace erano migliorati. Tuttavia, c'era una discrepanza tra i risultati dell'esame tossicologico del sangue (Fig. 3) presso la clinica di Jeon e i risultati degli esami ematochimici e della radiografia del torace di controllo, generalmente accettati nella maggior parte degli ospedali e delle cliniche. Le è stato consigliato di sottoporsi ai trattamenti di categoria 2 e 3 dei protocolli di guarigione dopo la dimissione. La seconda radiografia del torace e gli esami tossicologici del sangue sono stati eseguiti il 2 giugno 2024 (Fig. 3 e 4).

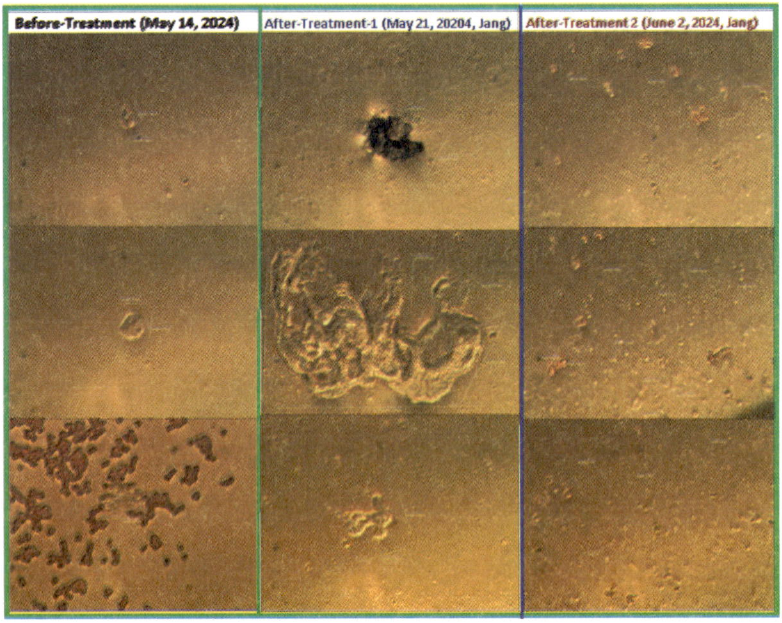

Figura 3. Il giorno del ricovero, il 14 maggio 2025, i suoi esami ematochimici mostravano alcune anomalie con livelli elevati di D-dimero/glucosio/gamma-GTP pari a 0,64/170/56. Il suo sangue non trattato nella prima colonna della Figura 3 ha rivelato: primo, una massa simile all'ossido di grafene (137 x 117 micrometri) e un'altra massa simile all'ossido di grafene (157 x 156 micrometri) con cellule infiammatorie e molti microrobot in movimento attivo; secondo, rouleaux multipli di RBC e una massa mista simile a un impasto (294 micrometri di lunghezza) di cellule infiammatorie e microrobot in movimento attivo. La radiografia del torace del 14 maggio 2024 (immagine del quadrante inferiore destro della Figura 4) indicava una polmonite da COVID-19 in entrambi i campi polmonari inferiori, con opacità di vetro smerigliato (GGO), nonostante il test PCR negativo

effettuato nella città precedente.
Il 21 maggio 2025, il suo sangue è stato analizzato. L'esame tossicologico del sangue, come mostrato nella seconda colonna della Figura 3, ha rivelato quanto segue: in primo luogo, c'era una presenza significativa di cellule infiammatorie e GO (ossido di grafene di 362 x 271 micrometri); in secondo luogo, c'erano grandi masse miste simili a pasta (una di 51 x 362 x 1.296 x 293 x 927 micrometri e l'altra di 248 x 308 micrometri) costituite da cellule infiammatorie e microrobot. Gli esami di chimica generale hanno dato risultati normali. Il 23 maggio 2024, anche le radiografie del torace hanno mostrato un miglioramento (quadrante superiore destro e quadrante inferiore sinistro della Figura 4), con solo resti delle lesioni GGO visibili.
Il 2 giugno 2024 sono stati eseguiti gli esami tossicologici del sangue (terza colonna della Figura 3) e la radiografia del torace (riga superiore, colonna di sinistra della Figura 4), che hanno mostrato miglioramenti.

figura 3	Prima del trattamento (14 maggio 2024)	Post-trattamento 1 (21 maggio 2024)	Post-trattamento 1 (2 giugno 2024)
1. Numero e dimensioni dell'ossido di grafene (nastro di idrogel) o del microchip	4	4	0
2. Numero e dimensioni della struttura di montaggio a forma di pasta	2	4	0
3. Numero e dimensioni dei microrobot	3	3	3
4. Numero e dimensioni delle cellule infiammatorie/dei globuli bianchi	2	3	4
5. Numero e dimensioni dei globuli rossi crenati (echinociti)	2	0	2
6. Numero e dimensioni dei rouleaux dei globuli rossi (RBC)	4	0	2
Punteggio totale	17 (medio superiore)	14 (medio superiore)	11 (moderato)

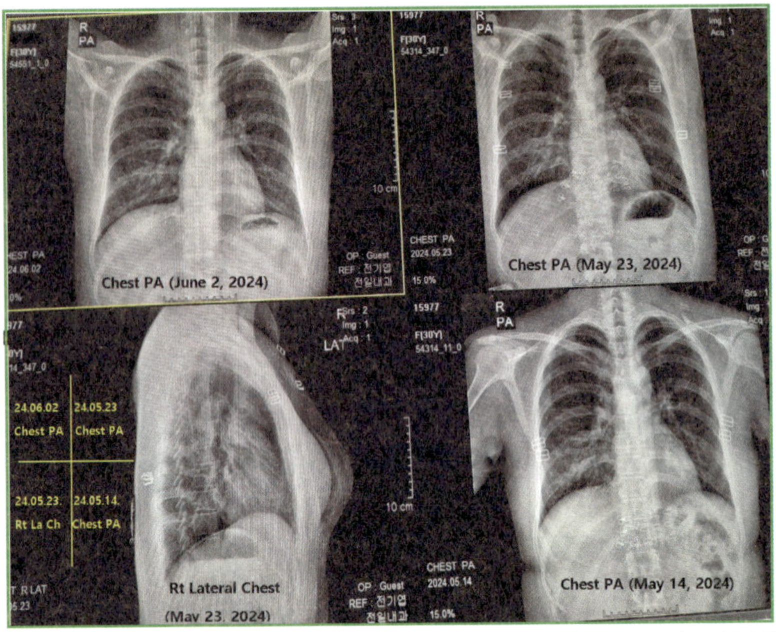

Figura 4. La radiografia del torace del 14 maggio 2024 ha rivelato opacità di vetro smerigliato (GGO) in entrambi i campi polmonari inferiori (riga inferiore, immagine destra della Figura 4).
Dopo una settimana di trattamento di categoria 1 nei protocolli di guarigione, il 23 maggio 2024 sono state esaminate le radiografie del torace di follow-up. Le opacità di vetro smerigliato in entrambi i campi polmonari inferiori erano diminuite. (PA del torace: Riga superiore, immagine a destra; Radiografia del torace laterale destra: Riga inferiore, immagine di sinistra della Figura 4).
È stata dimessa il 23 maggio 2024 ed è stata sottoposta a un follow-up il 2 giugno 2024. La radiografia del torace (riga superiore, immagine di sinistra) mostrava lesioni quasi azzerate con opacità di vetro smerigliato (GGO) in entrambi i polmoni inferiori.

Discussione

1. Contenuto del COVID-19 iniettabile

I documenti ufficiali sono stati utilizzati per dimostrare che il virus COVID-19 è stato un "Frankenstein" creato attraverso la ricerca "gain-of-function" e finanziato principalmente dal National Institute of Allergy and Infectious Diseases degli Stati Uniti sotto la direzione di Anthony Fauci (Yan, 2020; Fleming, 2021; Kennedy, Jr., 2021; Huff & Lyons, 2023). L'11 marzo 2020 l'Organizzazione Mondiale della Sanità ha dichiarato il virus un'emergenza sanitaria di rilevanza internazionale (Ghebreyesus, 2020). Tuttavia, il suo impatto dal 1919 al 2020, prima dell'introduzione dei vaccini COVID-19, non è stato significativamente diverso da quello di una normale stagione influenzale (Beattie, 2021; Rancourt, 2022; Rancourt et al., 2023; Chossudovsky, 2024). In seguito alla somministrazione di miliardi di dosi di COVID-19 iniettabile, nel 2021 e nel 2022 è stato documentato circa un milione di decessi in eccesso (Beattie, 2021, 2024; Rancourt, 2022; Rancourt et al., 2023; Mead et al., 2024). Le sostanze iniettabili sperimentali COVID-19 sono ora note come armi biologiche. Tra i loro componenti nocivi vi è un numero di frammenti di DNA estraneo 500 volte superiore a quello consentito dalla FDA. Gli iniettabili contengono anche segmenti del retrovirus dell'AIDS, del virus del cancro SV-40 e molti N1 -pseudouridina(Ψ), l'RNA modificato auto-riproducentesi associato ai coaguli sintetici (Nyström & Hammarström, 2022; Santiago & Oller, 2023), tumori turbo (Mead et al., 2024), può causare malattie da prioni (Perez et al., 2023)e altri tumori turbo debilitanti e infine letali.

Campioni di iniettabili incubati in condizioni controllate generano entità estranee auto-assemblanti (Lee & Broudy, 2024). Alcune di esse assomigliano a parassiti di forma simile al Trypanosoma cruzi, all'hydra vulgaris, al Morgellons e agli elminti. (Benzi Cipelli et al., 2022; Hughes, 2022; Jeon, 20222022a). Inoltre, il sangue, l'urina, il pediluvio e gli estratti cutanei di persone sottoposte a iniezione di vaccini sperimentali COVID-19 e di vaccini sperimentali NOVA (Jeon, 2023b), così come i vaccini sperimentali incubati in condizioni controllate di laboratorio, in particolare i prodotti Pfizer e Moderna, hanno generato strutture simili a computer-chip auto-assemblanti (Lee & Broudy, 2022). (Lee & Broudy, 2024) che sembravano essere la base per l'attivazione tramite WiFi e telefoni cellulari (European Forum for Vaccine Vigilance, 2021; Goudjil & European Forum for Vaccine Vigilance, 2021; Hughes, 2024). Secondo la domanda di brevetto pubblicata nel 2020 da Microsoft presso l'Organizzazione Mondiale della Proprietà Intellettuale, il concetto di "sistema di criptovaluta che utilizza i dati sull'attività corporea" era già realizzabile nel 2019. (Abramson et al., 2020)

2. Trattamenti vietati per COVID-19

Non appena si è saputo che il SARS-CoV-2 era un'arma biologica ingegnerizzata, sono diventate proibite anche le raccomandazioni contro la riproposizione di farmaci come l'idrossiclorochina e/o l'ivermectina per il trattamento delle malattie COVID-19. (Berg, S., 2021). Appare ora chiaro che i farmaci iniettabili COVID-19 facevano parte di un piano a lungo termine per ridurre la popolazione mondiale, come documentato (Kennedy, Jr., 2021); Wakefield & Kennedy, Jr., 2022).. Un simile programma è stato suggerito da Bill Gates con l'uso di vaccini (Gates, 2010) subito dopo che lui e Melinda Gates hanno stanziato 10 miliardi di dollari per l'Organizzazione Mondiale della Sanità per contribuire a promuovere tali vaccini per il controllo della popolazione (Higgins, 2010). Ora che più di 5,2 miliardi di persone hanno ricevuto una o più dosi del COVID-19 iniettabile (Tecnologia farmaceutica, 2024), e i dati a livello mondiale hanno mostrato un drammatico aumento della mortalità per tutte le cause (Beattie, 2021Rancourt, 2022; Rancourt et al., 2023).non sorprende che i promotori del COVID-19 iniettabile si oppongano all'uso dell'idrossiclorochina e dell'ivermectina insieme all'azitromicina, che si sono dimostrate efficaci contro le malattie del COVID-19 (Jeon, 20202020b; Risch, 2020).

Il 15 ottobre 2021 è stata pubblicata un'importante argomentazione del Procuratore generale del Nebraska, Douglas J. Peterson.

> "Lancet ha pubblicato un articolo che denuncia la pericolosità dell'idrossiclorochina. (Mehra et al., 2020). Tuttavia, le statistiche erano così errate... Lo stesso caporedattore di Lancet ha ammesso che l'articolo era un'invenzione. ... Lo stesso caporedattore di

> Lancet ha ammesso che l'articolo era una "montatura", "una frode monumentale". (Roni Caryn Rabin, 2020)e "un esempio scioccante di cattiva condotta della ricerca nel bel mezzo di [p. 2] un'emergenza sanitaria globale" (Boseley & Davey, 2020). (Boseley & Davey, 2020). ... Permettere ai medici di prendere in considerazione i trattamenti precoci li renderà liberi di valutare altri strumenti che potrebbero salvare vite umane, tenere i pazienti fuori dall'ospedale e dare sollievo al nostro sistema sanitario già sotto pressione". (in Hilgers, 2021, pp. 47).

L'omissione dell'idrossiclorochina dall'elenco dei farmaci terapeutici per il trattamento della malattia COVID-19 è sicuramente costata molte vite umane (Jeon, 20202020a; McCullough & Oskoui, 2020; McCullough et al., 2021). L'idrossiclorochina interferisce con la via endocitica della proteina spike, limitandone il legame con i recettori dell'enzima di conversione dell'angiotensina e prevenendo così la tempesta di citochine che accompagna comunemente la malattia di COVID-19 (Satarker et al., 2020; Blaylock, 2021, 2022a, 2022b).

3. Misteri legati alle sequele dei farmaci sperimentali COVID-19

L'integrità dei dati dello studio iniettivo di Pfizer (C4591001) era viziata, il che ha oscurato un aumento di oltre 3,7 volte dei decessi per cause cardiache nel gruppo a cui è stato iniettato COVID-19 rispetto al gruppo di controllo (P. Thacker, 2021; C. Michels, 2023). È stato riportato che 30 dei 58 Paesi studiati, ovvero il 44,8% dei 5,8 miliardi di persone, hanno registrato meno di 4 decessi da COVID-19 per 100.000 persone in 6 settimane, il che sarebbe inferiore al rischio di morte previsto associato alle vaccinazioni COVID-19 (Oh, J.S., 2021).

Katalin Karikó e Drew Weissman hanno vinto il Premio Nobel 2023 per la loro ricerca del 2005 sul nucleoside modificato in modo cruciale nell'"mRNA" della proteina spike (K. Karikó, 2005). In seguito è stata scoperta la modifica N1 -metilpseudouridina (m1 Ψ) (Andries, O., et al., 2015; T. Chen, 2022). La ricerca sulla modifica N1 -metilpseudouridina (m1 Ψ) ha facilitato il rapido sviluppo delle iniezioni di mRNA COVID-19 aumentandone l'efficacia dal 48% a oltre il 90% (Morais P, 2021). Poiché il nostro sistema immunitario non solo può colpire le proteine omologhe fatte di pseudouridina (Ψ) o N1 -metilpseudouridina (m1 Ψ), ma anche le sue stesse proteine, cellule e tessuti, può anche portare a sindromi da immunodeficienza, allergie o malattie autoimmuni fatali (Santiago, D., 2023). Recentemente, l'Unione Europea (UE) ha riconosciuto che i vaccini sperimentali COVID-19 hanno danneggiato il sistema immunitario umano, causando un maggior numero di morti per varie infezioni e tumori (Toledo A., 2022).

Oltre al cambiamento dell'uridina in metil-pseudouridina (Ψ) (F. Gang, 2021), i potenziali componenti del jab COVID-19 - come gli idrogeli magnetici multifunzionali (MH) e i GO nei lipidi pegilati - potrebbero essere trasportati nei siti specifici mirati dagli idrogeli Ai per creare oggetti biosintetici come "misteriosi coaguli fibrosi" (Dowd, E., 2022). Inoltre, sono state riscontrate differenze da lotto a lotto per quanto riguarda gli esiti avversi delle iniezioni di COVID-19: sono state osservate tre distinte correlazioni lineari regressive nei sospetti eventi avversi (SAE) di 10.793.766 dosi di 52 diversi lotti di iniezioni sperimentali di BNT162b2 COVID-19 (M. Schmeling, 2023).

I frammenti genetici del Simian Virus 40 (SV-40) sono stati trovati in molte fiale di Pfizer COVID-19 da due scienziati indipendenti (Lee, V., 2023; McKernan, K., et al., 2023). Le attuali iniezioni sperimentali di mRNA del COVID-19 hanno superato il limite massimo stabilito dalla FDA per i DNA contaminati da 188 a oltre 500 volte (Speicher DJ et al., 2023). Le iniezioni sperimentali di COVID-19 hanno ingredienti nocivi e nanostrutture amiloidi autoassemblanti (Jeon, 2022b; Morozova, 2023). Più iniezioni sperimentali di COVID-19 una persona ha ricevuto, più è probabile che accumuli ingredienti nocivi, nanofibre amiloidi autoassemblanti e integri nel proprio genoma il DNA contaminato dai vaccini COVID-19. Questo aumenta la probabilità di contaminazione del DNA. Ciò aumenta la probabilità di morti improvvise, di malattie simili all'amiloide e di cambiamenti turbo-cancerosi nel corpo di quella persona (Zapatka, M., et al., 2023).

4. Un cambiamento di paradigma

Il Dipartimento della Salute e dei Servizi Umani ha scoperto che l'FDA ha ispezionato solo l'1% dei siti di sperimentazione clinica e ha trascurato di affrontare questioni come la falsificazione dei dati, i pazienti non ciechi e lo scarso follow-up degli eventi avversi nei siti di sperimentazione clinica in Texas (P. Thacker, et al., 2021). Alcuni ricercatori hanno riferito che "l'intervallo di rischio è solo di 0-42 giorni" e hanno concluso che "l'analisi multinazionale ha confermato i segnali di sicurezza prestabiliti per miocardite, pericardite, sindrome di Guillain-Barre e trombosi del seno venoso cerebrale" (Faksova, 2024). Tuttavia, il rapporto potrebbe contenere tre errori fondamentali e le conclusioni potrebbero essere falsate. Secondo il rapporto, lo studio potrebbe aver effettuato un follow-up di soli 35 giorni (probabilmente, da 8 a 42 giorni) invece di quello previsto di 42 giorni (da 0 a 42 giorni). In secondo luogo, lo studio non può essere generalizzato a causa della distribuzione distorta della popolazione vaccinata. Lo studio rileva che "la maggior parte dei destinatari del vaccino apparteneva alla fascia di età compresa tra i 20 e i 39 anni e tra i 40 e i 59 anni". Tuttavia, la maggior parte dei destinatari dei vaccini sperimentali COVID-19 aveva più di 60 anni, con una maggiore probabilità di subire le sequele dei vaccini COVID-19. In terzo luogo, potrebbero esserci tre fasi diverse per la valutazione dei vaccini sperimentali COVID-19 ed è necessaria una valutazione a lungo termine (Jeon, 2023b): in primo luogo, le proteine spike sono state rilevate negli esosomi circolanti e sono risultate sorprendentemente trasmissibili entro 4 mesi dalle iniezioni sperimentali COVID-19 (Bansal, 2021); il picco di decessi in eccesso si è verificato a 5 mesi dall'iniezione sperimentale COVID-19 (Sy, W., 2023). Inoltre, i test tossicologici riportati nella Tabella 2 di questo articolo sono stati necessari per indagare a fondo la natura dei vaccini COVID-19.

Nel 2024, il clima sociale sembra cambiare. Il 7 maggio 2024, la Corte d'Appello degli Stati Uniti per il Decimo Circuito ha confermato in Colorado che l'esenzione religiosa deve essere applicata a tutti i vaccini, compresi i vaccini sperimentali COVID-19 (causa d'appello: 21-1414, 2024). Lo Stato dell'Arizona ha dichiarato gli iniettabili sperimentali a base di mRNA COVID-19 un'arma biologica sulla base delle statistiche cliniche della stessa Pfizer, che hanno registrato 1.223 decessi, 42.000 casi avversi e un allarmante numero di incidenti avversi pari a 158.000 (Chris Wick News, 2024). Pfizer è stata multata per 34.800

sterline dalla Prescription Medicines Code of Practice Authority (PMCPA) perché un direttore medico di Pfizer UK ha retwittato un post di un dipendente statunitense in cui si affermava che il vaccino COVID-19 di Pfizer era efficace nella prevenzione del COVID-19, cosa che si è rivelata inesatta. Il PMCPA ha stabilito che il post mancava di riferimenti agli eventi avversi e alle informazioni sulla sicurezza e diffondeva informazioni fuorvianti (I. Cameron, 2024). In precedenza, il dottor Fleming aveva sostenuto nel suo libro che le iniezioni di COVID-19 potevano essere un'arma biologica letale (R. Fleming, 2021).

Nella Repubblica di Corea, nessun individuo di età inferiore ai 20 anni, nessuna donna incinta o in fase di allattamento è deceduto a causa della SARS-CoV-2 prima dell'attuazione delle iniezioni sperimentali obbligatorie di COVID-19 e dei passaporti vaccinali COVID 19. Tuttavia, in seguito alle iniezioni obbligatorie di COVID-19 per i giovani studenti, 18 scolari e adolescenti sono morti e oltre 800 bambini e adolescenti sono rimasti gravemente feriti dopo le iniezioni di COVID-19 nella Repubblica di Corea. Le famiglie dei deceduti si stanno unendo per contestare l'atteggiamento apatico e le reazioni insensibili del governo coreano nei confronti delle loro richieste di rettifica dei problemi legati alle vaccinazioni coercitive COVID-19 e al sistema di passaporto vaccinale per i minori di 20 anni (Naver.tv, 2024).

5. Transumanesimo, uomo 2.0 e spiritualità

Il Dr. Andreas Noack (Fig. 5) e molti altri, tra cui il compianto Prof. Luc Montagnier, hanno dedicato la loro vita a dire la verità in un mondo pieno di disinformazione e falsità.

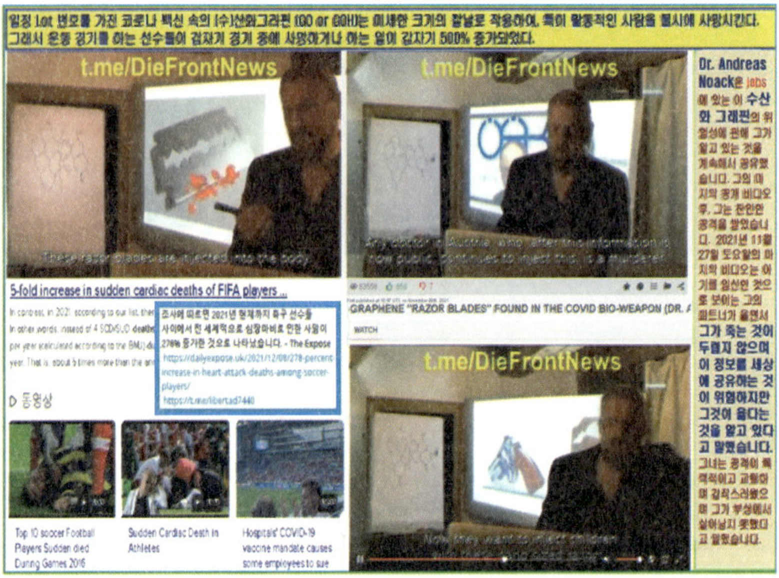

일정 Lot 번호를 가진 코로나 백신 속의 (수)산화그래핀 (GO or GOH)는 미세한 크기의 칼날로 작용하여, 특히 활동적인 사람을 불시에 사망시킨다.
그래서 운동 경기를 하는 선수들이 갑자기 경기 중에 사망하거나 하는 일이 갑자기 500% 증가되었다.
t.me/DieFrontNews
t.me/DieFrontNews
t.me/DieFrontNews
5-fold increase in sudden cardiac deaths of FIFA players ...
GRAPHENE "RAZOR BLADES" FOUND IN THE COVID BIO-WEAPON
Top 10 soccer Football Players Sudden died During Games 2016
Sudden Cardiac Death in Athletes
Dr. Andreas Noack은 Jabs에 있는 이 수산화 그래핀의 위험성에 관해 그가 알고 있는 것을 계속해서 공유했습니다. 그의 마지막 공개 비디오 후, 그는 잔인한 공격을 받았습니다. 2021년 11월 27일 토요일의 마지막 비디오는 여기를 임신한 것으로 보이는 그의 파트너가 울면서 그가 죽는 것이 두렵지 않으며 이 정보를 세상에 공유하는 것이 위험하지만 그것이 옳다는 것을 알고 있다고 말했습니다. 그녀는 공격이 폭력적이고 교활하며 갑작스러웠으며 그가 부상에서 살아남지 못했다고 말했습니다.

Figura 5. Presentazione U-Tube del 10 dicembre 2021. La presentazione U-Tube di Jeon del 10 dicembre 2021 riguardava le informazioni sull'omicidio del Dr. Andreas Noack e sull'aumento del 278% dei decessi tra gli atleti durante le partite di calcio. I contenuti del suo U-Tube sono stati cancellati, ma le informazioni sul defunto Dr. Andreas Noack sono rimaste (t.me, 2021). Il Dr. Andreas Noack è stato aggredito da agenti di polizia ed è morto dopo l'aggressione. La sua presentazione su U-Tube riguardava il comportamento brutale e genocida del governo anche dopo aver saputo che le iniezioni sperimentali di COVID-19 contenevano ossidi di grafene (o idrossido di grafene) dal comportamento simile a quello di un rasoio.

Uno degli obiettivi finali dei vaccini sperimentali COVID-19 è quello di aprire la strada al progresso di individui umani 2.0, umanoidi o transumani, portando potenzialmente alla creazione di schiavi umani. Dopo aver ricevuto il vaccino sperimentale

COVID-19, a una persona viene assegnato un ID di 12 cifre noto come indirizzo MAC (Media Access Control), che può essere utilizzato per il monitoraggio del paziente o per l'identificazione personale (Akbar, 2022) (Fig. 6). Tutti i comportamenti, le emozioni e i pensieri possono essere monitorati, regolati e persino manipolati da IA e supercomputer esterni. Questa nuova forma di controllo umano è stata stabilita e programmata attraverso il brevetto mondiale WO2020060606A1 e il brevetto coreano 10-2017-0090373 (Abramson, 2020). Tuttavia, il brevetto statunitense 11.107.588 B2 riconosce che questo ID a 12 cifre rappresenta un ID parziale. Il brevetto indica che un secondo numero ID sarà generato dopo un certo periodo, seguito dalla creazione di "un nuovo ID" facoltativamente dopo un periodo di tempo (Ehrlich, 2021).

L'autore ha osservato che l'ID parziale a 12 cifre di alcuni individui era scomparso o indebolito dai protocolli di guarigione. Inoltre, molte persone hanno riferito di aver cancellato il loro ID parziale attraverso la soluzione MMS2 o il bagno per immersione nei piedi. L'autore ritiene che sia il momento opportuno per impegnarsi nei protocolli di guarigione per eliminare gli ID parziali, per recidere questa nuova schiavitù umana e per liberarsi dal diventare transumani, umani 2.0 o schiavi umani-umanoidi. In particolare, i diritti individuali e l'autodeterminazione riguardo all'accettazione o al rifiuto dei vaccini sperimentali COVID-19 devono essere rispettati e il Trattato/Accordo sulle Pandemie dell'OMS, che viola questi diritti e l'autodeterminazione, deve essere scartato.

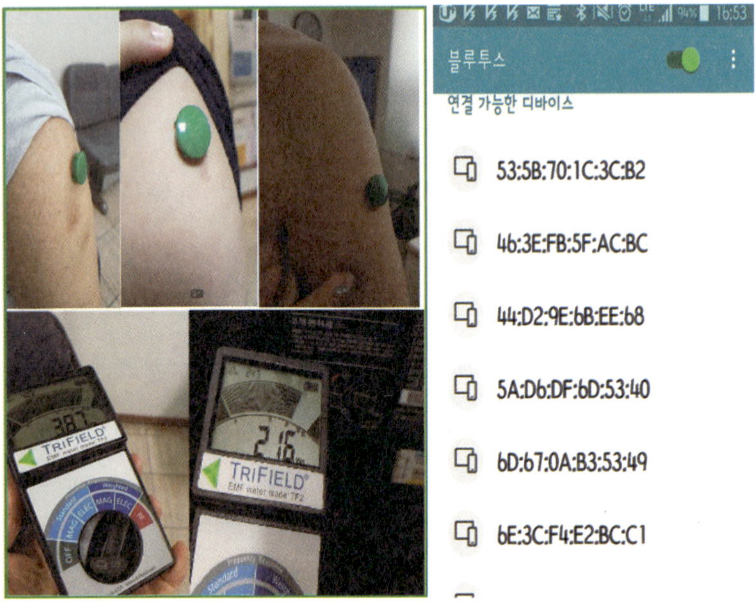

Figura 6. Queste immagini ritraggono un magnete attaccato alle braccia di individui che hanno ricevuto il vaccino COVID-19 sperimentale. L'intensità del campo elettromagnetico dei loro corpi è stata misurata a 387 v/m e 216 v/m. Ogni individuo vaccinato ha esibito un ID (indirizzo di controllo dell'accesso ai media) unico a 12 cifre, come mostrato nella colonna di destra. Questi ID a 12 cifre sono collegati alla tecnologia Bluetooth, alle reti 5G/6G e, in ultima analisi, all'intelligenza artificiale o ai supercomputer.

6. Disintossicazione e guarigione

Il dottor Peter McCullough ha introdotto la nattochinasi, la bromelina e la curcumina come agenti mirati contro la proteina spike della SARS-CoV-2 (P. McCullough, 2023). Ha ammesso che la nattochinasi del Bacillus subtilis var. natto ha disintegrato la proteina spike del SARS-CoV-2 in modo dipendente dalla dose e dal tempo (Tanikawa, T., 2022). È stato riferito che gli alimenti curativi e disintossicanti hanno aiutato le persone a trovare sollievo dal dolore, dalla morte e dalle conseguenze a lungo termine legate alla COVID-19, nonché dai sintomi della sindrome COVID-19 lunga, dallo shedding e/o dagli effetti collaterali delle iniezioni sperimentali di COVID-19 (Jeon, 2022b).

Studi recenti hanno raccomandato l'uso di small interfering RNA (siRNA) e di chimere a bersaglio ribonucleasico (RIBOTAC) per la detossificazione nella tecnologia dei vaccini a base di mRNA, comprese le iniezioni sperimentali di COVID-19. Queste tecniche innovative mirano a neutralizzare l'mRNA nelle iniezioni sperimentali di COVID-19 (Hulscher, N, 2024). Queste tecniche innovative mirano a neutralizzare l'mRNA nelle iniezioni sperimentali di COVID-19 (Hulscher, N., 2024). Il vantaggio principale di questi metodi è la loro specifica destinazione dell'mRNA che codifica la proteina spike. L'idrossiclorochina e l'ivermectina svolgono funzioni simili, inibendo l'RNA polimerasi RNA-dipendente e bloccando inoltre l'attacco delle proteine spike al recettore cellulare ACE2, nonché le reazioni delle citochine infiammatorie (Satarker, 2020; Zaidi, 2022). L'efficacia dell'ivermectina è stata supportata da una meta-analisi (Bryant, A., 2021). Inoltre, esistono prove che suggeriscono che l'ivermectina e l'idrossiclorochina agiscono in modo sinergico (Patri, A., 2020).

Il Presidente Trump ha menzionato il potenziale delle tecnologie di guarigione quantistica, come i Med Bed, alla nazione il 14 giugno 2020. Al contrario, dovremmo sottolineare l'importanza di preservare la purezza del DNA umano (Greere, 2022).

7. Identificazione dei pazienti e monitoraggio delle loro condizioni

La maggior parte dei pazienti che hanno sperimentato le conseguenze delle iniezioni sperimentali o dello spargimento di COVID-19 erano angosciati e frustrati perché le loro condizioni non potevano essere classificate o diagnosticate. Ciò sottolinea la necessità di un test tossicologico per identificare le persone che soffrono realmente delle conseguenze delle iniezioni sperimentali o dello spargimento di COVID-19, ma che non vengono riconosciute da altri operatori sanitari o dal pubblico in generale. Questo test potrebbe anche aiutare a monitorare la progressione delle condizioni dei pazienti man mano che le loro malattie si evolvono.

Sintesi

1. Protocolli di guarigione: Tre categorie di guarigione da lunghe sequele di COVID (SARS-CoV-2), shedding e/o

COVID-19

Tutto il mondo potrebbe aver bisogno di guarire e riprendersi dai danni causati dalla SARS-CoV-2 e dalla COVID-19. I vari metodi di guarigione sono stati riassunti in tre categorie di protocolli di guarigione.

La prima categoria: Farmaci

I cocktail di farmaci, che includono vitamina C, D, zinco, ivermectina, N-acetilcisteina (NAC), idrossiclorochina (HCQ), glutatione e azitromicina (AZM), potrebbero alleviare i sintomi della SARS-CoV-2 (malattia COVID-19) e sono stati utilizzati anche per trattare le conseguenze dello shedding e dei vaccini sperimentali COVID-19.

La seconda categoria: Cambiamento comportamentale

I cambiamenti comportamentali includono il consumo quotidiano di tè, tè agli aghi di pino e MMS2, il consumo di curry una volta alla settimana, l'immersione dei piedi in acqua salata con aceto quasi ogni giorno, la messa a terra e il digiuno intermittente per 16 ore una volta alla settimana, mentre ci si impegna a leggere la Bibbia, a pregare e a cantare salmi.

La terza categoria: Scegliere alimenti sani

Gli alimenti sani, tra cui Master Mineral Solution (MMS2), Nattokinase, pasta d'aglio Hamssine Cheonggukjang, Smart Food DM, tè verde (ricco di Epigallocatechina-3-gallato), estratto di aghi di pino (ricco di Suramina), ananas (ricco di Bromelina), curry (ricco di curcuma o curcumina), mirtilli, mirtilli, more, uva, arachidi e vini (ricchi di resveratrolo), sono stati utili per la guarigione e il recupero dalla lunga sindrome COVID, dallo shedding e/o dalle sequele della COVID-19 sperimentale.

2. Test tossicologici del sangue per la valutazione e il monitoraggio dello spargimento di COVID (SARS-CoV-2) a lungo termine e/o delle sequele di COVID-19.

Esistono vari modi per valutare e seguire le condizioni dei pazienti con sequele di iniezioni sperimentali di COVID-19, shedding e sindrome COVID lunga. Sebbene possa essere necessario un consenso a livello mondiale, la Tabella 2 viene presentata come prototipo di test tossicologici del sangue a questo scopo. Inoltre, i protocolli di guarigione e i test di tossicologia ematica dell'autore possono essere utili per il trattamento, la guarigione e il monitoraggio di malattie causate da altri virus a RNA a singolo filamento che condividono simili polimerasi RNA-dipendenti per la loro replicazione e trascrizione. I virus a RNA a singolo filamento come il SARS-CoV-2, il virus dell'influenza, il virus respiratorio sinciziale, il virus Nipah, il virus Ebola o il virus Marburg sono inclusi in questa categoria (Lai, M.M.C., 1984). L'autore suggerisce che un'invasione massiccia di questi virus a RNA a singolo filamento e di armi a energia diretta (DEWs, incluso il 5G) potrebbe portare a un futuro trattato/accordo dell'OMS sulle pandemie, che potrebbe essere attuato sotto la falsa bandiera di una pandemia X. Tuttavia, questi agenti pandemici possono essere trattati e curati più efficacemente utilizzando i protocolli di guarigione piuttosto che future iniezioni sperimentali con armi biologiche, cerotti o altre forme di sostanze estranee che entrano nel nostro corpo. L'esame tossicologico del sangue può servire come strumento prezioso per valutare e monitorare queste malattie o invasioni della "malattia X".

Ringraziamenti

L'autore riconosce Dio, che mi porta a questo punto: il Centro di Ricerca Nobel coreano, che ha coraggiosamente sostenuto i metodi di guarigione per le sequele delle iniezioni sperimentali di COVID-19 in un tempo e in un mondo in cui le informazioni sulle iniezioni sperimentali di COVID-19 e sulle loro sequele vengono negate. L'autore riconosce con gratitudine le raccomandazioni e i consigli sostanziali forniti dal caporedattore dell'IJVTPR, dottor John Oller, e dalla coordinatrice editoriale, signora Sasha Sims. I metodi di prima categoria sono stati introdotti dalla dottoressa Carrie Madej, dal dottor Vladimir Zelenko, dal dottor Harvey Risch e dai medici della Front Line COVID-19 Critical Care Alliance. Molti pionieri che hanno giustamente guidato il mondo nel campo delle iniezioni-sequele sperimentali COVID-19 sono stati il dottor Peter McCullough, Ariyana Love, Karen Kingston, i medici de La Quinta Columna, il dottor Ricardo Delgado Martin (79.202.099N), la dottoressa Ana Maria Mihalcea e molti altri guaritori nel mondo. L'autore rende onore a questi ricercatori e medici. L'autore si complimenta anche con gli attivisti per i diritti civili per il loro lavoro su tutti i tipi di metodi di guarigione per recuperare i danni causati dalle iniezioni sperimentali di COVID-19 e per le loro meravigliose manifestazioni per sostenere il DNA umano e i diritti umani.

Interessi contrastanti

Per questo lavoro, l'autore non ha ricevuto royalties o sostegno finanziario da società e istituzioni di ricerca. Ha ricevuto un grato incoraggiamento dalla popolazione di base della Repubblica di Corea e da Dio.

스페인어

Protocolos de curación y pruebas toxicológicas para las secuelas de los inyectables COVID19

Ki-Yeob Jeon[1] , MD, Universidad Nacional de Jeonbuk, República de Corea (Corea del Sur); PhD, Universidad Nacional de Chonnam, República de Corea; ScD, Universidad Johns Hopkins, EE.UU.

[1] Hopkins Jeonil Internal Medicine Clinic, Jeonju, República de Corea, ROK,
Correo electrónico: kjeon@hanmail.net ORCID: https://orcid.org/0000-0003-4385-0702
[1] Candidato al Premio Nobel de Fisiología o Medicina 2024 del Centro Coreano de Investigación Nobel
Citation: Jeon, K.-Y. (2024). Healing Protocols and Toxicology Tests for Sequelae of Covid-19 Injectables.
International Journal of Research - GRANTHAALAYAH, 12(6), 1-16.
doi:10.29121/granthaalayah.v12.i6.2024.5696

Resumen

En este artículo se presentan, en primer lugar, los protocolos de curación para una desintoxicación exitosa y, en segundo lugar, las pruebas toxicológicas para diagnosticar las secuelas de los pinchazos experimentales de COVID-19, el síndrome de COVID prolongado y la diseminación infecciosa de componentes nocivos de individuos o entornos inyectados con los pinchazos de COVID-19 (como los alimentos inyectados con chemtrails o ARNm). Los protocolos de curación constan de tres categorías: primero, un cóctel de medicamentos; segundo, cambios de comportamiento; y tercero, alimentos saludables. Las pruebas toxicológicas incluyen exámenes microscópicos de óxidos de grafeno (hidrogel), microchips, microrobots, células inflamatorias y la morfología de los glóbulos rojos en muestras principalmente de sangre, pero también de orina, baños de pies, baños de asiento, extractos de piel y viales de inyecciones experimentales para evaluar cualquier enfermedad humana y controlar los efectos de los protocolos curativos.

Palabras clave: inyectables COVID-19, protocolos de curación, síndrome COVID largo, desprendimiento de productos inyectables, secuelas de inyectables COVID-19 experimentales, pruebas toxicológicas, óxido de grafeno, hidrogel, microchips, microrobots

Introducción

1. Introducción a losTres categorías de curaciones

1-1. LA PRIMERA CATEGORÍA: MEDICACIÓN

Una combinación o cóctel de varios medicamentos consistentes en azitromicina, hidroxicloroquina (HCQ), ivermectina, vitaminas

C, D y zinc resultó ser eficaz para el tratamiento de la enfermedad COVID-19 (Jeon, 2020b; Jeon, M.H., 2021). El autor amplió el cóctel de medicamentos incluyendo aspirina, fenofibrato, melatonina, fexofenadina/cetirizina, ginkgo biloba, NAC, glutatión, Coenzima Q, timosina-alfa y EDTA (ácido etilendiaminotetraacético) no sólo para tratar la enfermedad SARS-CoV-2, sino también para eliminar los óxidos de grafeno (GOs; o hidrogel), microchips y contaminantes en las inyecciones experimentales COVID-19 (Jeon, 2022b; 2023a; George, T., 2023).

1-1-1. Terapia de quelación con EDTA

La FDA estadounidense aprobó la terapia de quelación para la intoxicación por plomo (George, T., 2023). Los pacientes afirmaron sentirse mucho mejor tras la posible eliminación de cesio o itrio-90 (Moderna, 2020). La vitamina C, el cardo mariano, los probióticos y la chlorella son quelantes naturales conocidos.

1-1-2. Oxigenoterapia hiperbárica (TOHB)

40 sesiones totales (una o dos veces al día) de TOHB mejoraron la calidad de vida, el sueño, los síntomas neuropsiquiátricos y los síntomas de dolor (Hadanny, 2024).

1-2. LA SEGUNDA CATEGORÍA: CAMBIO DE COMPORTAMIENTO

Los cambios de comportamiento incluyen consumir regularmente té verde y té de agujas de pino, utilizar soluciones MMS2, comer curry, darse baños de pies, practicar ayunos de 16 horas con meditación, (caminar descalzo por el suelo o la orilla del mar) y evitar los puntos de acceso 5G/6G, los coches eléctricos y los campos electromagnéticos de alto voltaje.

1-2-1. EGCG (Epigalocatequina-3-galato)

El EGCG del té verde (catequina del té verde) puede desintegrar las proteínas de espiga del ARNm y reducir la amiloidogénesis producida por las proteínas de espiga del ARNm de las inyecciones de SARS-CoV-2 o COVID-19. (Secker, C., 2023).

1-2-2. Ayuno de 16 horas y actividades espirituales

La práctica del ayuno de 16 horas con meditación aumenta los niveles de autofagia y de AMPK (proteína quinasa activada por AMP) para reforzar la inmunidad innata mediante la estimulación del interferón de tipo I (IFN) y del receptor Toll-like 7 (TLR7). Estos mecanismos ayudan a recuperarse de los daños causados por la introducción (o, transfección) de varios ADN extraños en las inyecciones experimentales COVID-19 en el ADN humano mediante inyecciones (Alden, M., 2022; Hannan, M.A., 2020; Mihaylova, M., 2011). Un estudio publicado en JAMA indicó que la participación de los creyentes en servicios basados en la fe contribuía significativamente a mejorar los resultados en materia de salud (Balboni, 2022). Se descubrió que los servicios espirituales reducen los niveles de estrés y mejoran la capacidad de respuesta del sistema inmunitario humano (Kim, I., 2021).

1-2-3. El papel de los médicos de Korea Veritas (KoVeDocs) y la toma de tierra

En la conferencia de prensa del 13 de diciembre de 2021, KoVeDocs dio a conocer la presencia de diversos materiales nocivos en los viales de jabón experimental COVID-19. Presentaron el baño de inmersión de pies como un método para extraer organismos vivos en movimiento activo, objetos similares al óxido de grafeno (GO), partículas similares a metales y objetos similares a gusanos (Jeon, 2022a; Lee, Y., 2022). Tras la conferencia de prensa de KoVeDocs, se produjo un aumento en Corea del uso del baño de inmersión de pies para eliminar estos materiales extraños. Muchos individuos que se sometieron al baño de inmersión de pies extrajeron morgellons con GOs similares a pelos, indicando la presencia de estos GOs en cuerpos humanos independientemente de recibir inyecciones experimentales de COVID-19 (Jeon, 2022a; Melville, 2024). También se ha demostrado que la toma de tierra (caminar descalzo por el suelo o la orilla del mar) reduce el estrés oxidativo nocivo, mejora la inmunidad natural y el bienestar, y ayuda en la recuperación de varios tipos de cáncer (J. Oschman, 2015).

1-2-4. Aerosol nasal, gárgaras y carbón vegetal

Existen muchas marcas de povidona yodada para aerosoles nasales y preparados oftálmicos (Arefin, 2022). Además, se recomienda enjuagarse y hacer gárgaras con una solución salina para limpiar los ojos, la nariz y la boca en épocas de contaminación por estelas químicas y nanopartículas de ARNm en aerosol nasal (Kim, J., 2024). Dado que los jabs experimentales COVID-19 utilizan nanopartículas lipídicas, fibras vegetales y carbones que se adhieren a los lípidos, los materiales que pueden extraerlos de nuestro cuerpo podrían ser útiles para la desintoxicación (Sugimoto, 2023).

1-2-5. La reutilización de MMS2 (hipoclorito de calcio) para destruir óxidos de grafeno (filamentos de hidrogel de poliacrilamida), microchips y microrobots en el cuerpo humano.

El autor reutilizó MMS2 y reportó que MMS2 destruyó GOs tanto en muestras de orina como de sangre (Jeon, 2023a, b). El MMS2, también conocido como Solución Mineral Maestra 2, Hipoclorito de Calcio (Ca(ClO)2), fue recomendado por el Centro del Ejército de los Estados Unidos para la desinfección del agua (Cuartel General, Departamentos del Ejército, Marina y Fuerza Aérea, 2005).

El MMS2 actúa produciendo ácido hipocloroso (HOCl), que es el mismo compuesto producido por la mieloperoxidasa en neutrófilos, eosinófilos, fagocitos mononucleares y linfocitos B de la sangre humana. Se sabe que el ácido hipocloroso convierte los GO en flavonoides y polifenoles inocuos (Huang S, et al., 2021; Panasenko OM, et al., 2013). Además, el MMS2 puede prevenir los daños inducidos por GO, como la oclusión de vasos, el daño tisular y los cambios inflamatorios prolongados (Castanheira FVS, et al., 2019).

1-3. LA TERCERA CATEGORÍA: ALIMENTACIÓN SANA

1-3-1. Reparación del ADN nuclear dañado y restablecimiento de la inmunidad innata

Hamssine Cheonggukjang®, cúrcuma, resveratrol, Panax ginseng, o 16 horas de ayuno con meditación aumenta AMPK para restaurar la inmunidad innata dañada (Kim, J., 2016). Smart Food DM® es reconocido por sus propiedades antioxidantes y antiinflamatorias, que pueden reducir la autoinmunidad exagerada, reducir los niveles de glucosa en sangre y apoyar la recuperación de enfermedades inflamatorias intestinales.

1-3-2. *Hamssine Cheonggukjang* (una soja fermentada con ojos de ratón [Seomok-tae]) *pasta de ajo*®.

Se sabe que el Bacillus subtilis var. natto disuelve la proteína de la espiga del SARS-CoV-2 de forma dependiente de la dosis y del tiempo (Tanikawa, 2022). Tras la fermentación, el Seomok-tae no modificado genéticamente se vuelve rico en vitaminas y otros nutrientes. La genisteína, que imita los efectos estrogénicos, reduce los efectos menopáusicos, tiene propiedades anticancerígenas y antifotoenvejecimiento, y protege contra la osteoporosis (Sharifi-Rad, 2021). El producto fermentado, Hamssine Cheonggukjang garlic paste®, contiene 750 tipos de variantes de Bacillus subtilis, incluida la variante/subespecie natto. Activa la AMPK, contiene genisteína (Kim, J., 2016) y degrada las proteínas de los picos de ARNm y ayuda a reparar el ADN nuclear dañado (Mulroney, 2023 ; Steinberg, G.R., et al., 2023). Los microplásticos o nanotecnología de hidrogeles microplásticos podrían entrar en nuestros cuerpos desde el medio ambiente o a través de COVID-19 inyecciones experimentales (Kozlov, 2024; Marfella, et al., 2024). Se sabe que el Bacillus subtilis digiere los microplásticos (Yang, 2023), que pueden causar inflamación en los tejidos, fibrosis y pérdida de estructuras orgánicas (Rivers-Auty, 2023). Reduce el síndrome del intestino irritable, mejora la memoria y las funciones cognitivas, aumenta la frecuencia de las deposiciones y alivia las reacciones inflamatorias. También cura el ADN nuclear dañado para disminuir las enfermedades autoinmunes y los cánceres, posiblemente incluso los inducidos por proteínas de picos de ARNm que contienen N1

-metil-pseudouridina(Ψ) (Dimidi, 2019).

1-3-3. *Smart Food DM® y Artemisinina*

Smart Food DM® es un excelente alimento curativo para reducir los cambios inflamatorios en nuestro cuerpo y para la desintoxicación del largo síndrome de COVID, muda, y/o de las inyecciones experimentales de COVID-19 (Jeon, 2022b). Consiste en varios alimentos como Houttuynia cordata, té verde, hojas de morera, regaliz, Coix agretis, y soja. La Houttuynia cordata contiene decanoilacetaldehído, que tiene efectos antibióticos, y quercitrina, que tiene efectos antioxidantes. El té verde contiene EGCG. Las hojas de morera contienen polifenoles con efectos antioxidantes. El regaliz contiene glicirricina, que tiene efectos antiinflamatorios. El Coix agretis contiene coixenolide, que tiene efectos antiinflamatorios. La soja contiene lecitina, con efectos anticancerígenos, y genisteína, con efectos extrogénicos y antienvejecimiento (Liang, M., 2022).

La artemisinina se combinó con hidroxicloroquina (HCQ) para salvar vidas de enfermedades autoinmunes como la nefritis lúpica mediante la regulación a la baja de la vía inflamatoria del factor nuclear-κB (Liang, N., 2018). Además, la combinación reguló a la baja la diferenciación inflamatoria de las células T CD4+ en ratas (Bai, 2019). Por lo tanto, puede prevenir la tormenta de citoquinas, el proceso inflamatorio falsamente exagerado de la infección por SARS-CoV-2 y los daños autoinmunes sobreexpresados causados por la modificación de N1 -metilpseudouridina (m1 Ψ) en las inyecciones experimentales de ARNm COVID-19.

1-3-4. Alimentos ricos en antioxidantes: Piñas, curry, té de agujas de pino, té de diente de león, frambuesas, bayas azules, bayas negras, arándanos, uvas, tomates, alcachofas, ciruelas pasas (ciruelas secas), cacahuetes, nueces, col rizada, col, judías fermentadas, manzanas, aguacate, cacao, Perilla frutescens, setas, aceite de oliva, cerezas dulces, tomates y vinos.

Los GOs o hidrogeles magnéticos en las inyecciones experimentales de COVID-19 dañan nuestros cuerpos a través de destrucciones físicas tales como lesión cerebral y neurotoxicidad, daño al ADN y cambios epigenéticos, daño mitocondrial, respuesta inflamatoria, aumento del estrés oxidativo reactivo (ROS), apoptosis dependiente de mitocondrias, daño celular y necrosis (Ou, 2016). El estrés oxidativo de las especies reactivas de oxígeno (ROS) y de las especies reactivas de nitrógeno (RNS) provocado por las inyecciones experimentales de COVID-19 daña nuestras estructuras celulares, proteínas, lípidos y ADN (Losada-Barreiro, S., 2022). Las citoquinas inflamatorias como IFNγ, IL-1β, IL-6, o TNFα, que son inducidas por la infección de SARS-CoV-2 (y, pueden ser las inyecciones experimentales de COVID-19 también) pueden desencadenar la formación de radicales libres como el óxido nítrico (NO) y el radical superóxido (O2+) (Wu J., 2020).

Los alimentos mencionados contienen antioxidantes naturales exógenos como el ácido ascórbico (vitamina C), α-tocoferol (vitamina E), β-caroteno (vitamina A), catalasa, superóxido dismutasa y glutatión peroxidasa. Estos antioxidantes desempeñan un papel crucial en el apoyo a las funciones antioxidantes endógenas del organismo para protegerlo y eliminar determinadas especies reactivas del oxígeno (ROS). La vitamina C y la vitamina E, junto con el selenio, para eliminar los peróxidos lipídicos nocivos y prevenir o aliviar las reacciones inflamatorias, las reacciones autoinmunes en afecciones como la artritis, el asma, el deterioro cerebral como la enfermedad de Alzheimer y la diabetes (Pincemail, 2022).

<table>
<tr><th colspan="4">Tabla 1. Protocolos de curación para el desprendimiento y las secuelas de los inyectables COVID-19
(Deben tenerse en cuenta la constitución personal, las características, las afecciones alérgicas y otros factores).</th></tr>
<tr><td>Artículos</td><td>Iniciación a la curación durante los 10 primeros días</td><td>Curación de 4 meses</td><td>Advertencia:</td></tr>
<tr><td colspan="4">LA PRIMERA CATEGORÍA: MEDICACIÓN</td></tr>
<tr><td>Hidroxicloroquina (HCQ)</td><td>200~300 mg al día</td><td>100-200 mg al día</td><td rowspan="3">Algunas personas pueden ser alérgicas.

Es importante comprobar la visión y el intervalo QTc mediante un electrocardiograma.

Siga las prescripciones o consejos de sus médicos.</td></tr>
<tr><td>Ivermectina</td><td>Un comprimido o un comprimido y medio al día</td><td>1 comprimido al día o en días alternos</td></tr>
<tr><td>Azitromicina</td><td>0,5 comprimido durante 10 días o dos comprimidos durante tres días y un comprimido durante 7 días más</td><td>0,5 Comprimido al día durante 12 días al mes</td></tr>
</table>

Aspirina	0,5 comprimido o un comprimido una vez al día		
Fenofibrato	Un comprimido al día durante diez días	1 comprimido al día o en días alternos	
Omega-3	No recomendado para menores de 20 años. Una o dos cápsulas al día		
melatonina	Tome un comprimido cada noche. Deje de tomarlo si experimenta mareos después de tomar los medicamentos.		
Montelukast	Tome un comprimido una vez al día. Suspenda la toma si tiene alguna molestia después de tomar el medicamento.		
Fexofenadina/ Cetirizina	Tome un comprimido al día. Deje de tomarlo si experimenta mareos o sequedad de boca intensa después de tomar el medicamento.		
Vitamina C	Tome dos gramos durante cada comida. Vigile sus niveles de azúcar en sangre. Suspenda su uso si experimenta dolor de estómago tras su consumo.		
Vitamina D y Zinc	Tome un comprimido al día. Suspenda la toma si experimenta alguna molestia después de tomar el medicamento.		
Extracto de Ginkgo biloba	Tómelo dos veces al día. Deje de tomarlo si experimenta molestias después de tomar el medicamento.		
Timosina-alfa	Dos veces por semana durante 4 meses, si es posible.		
NAC, glutatión y CO-Q10	Tome un comprimido al día. Suspenda la toma si experimenta alguna molestia después de tomar el medicamento.		
Antihelmíntico	Zelcom, Albendazol o Biltricida (Praziquantel) pueden ser útiles para la sensación de arrastramiento de la piel.		
Quelación EDTA	Tres veces por semana de 1/5 de ampolla durante dos meses (aproximadamente 25 veces en total)		Efectos secundarios
Oxígeno hiperbárico	40 sesiones en total (una o dos veces al día) o dos veces por semana durante 4 meses		Efectos secundarios
LA SEGUNDA CATEGORÍA: CAMBIO DE COMPORTAMIENTO			
Té verde	Tome de una a tres tazas al día. Si es alérgico al EGCG o a la cafeína, no se recomienda.		Algunas personas pueden tener alergia.
Té de agujas de pino	Una taza al día. Si siente frío en el cuerpo después de tomar té de agujas de pino, puede sustituirlo por té de diente de león.		
Curry 2 veces por semana	Adáptate a ti mismo. Consuma platos de curry, que contienen curcumina, de una a cuatro veces por semana.		
Baño de inmersión de pies o toma de tierra	Los baños de pies durante una o dos horas, cinco veces a la semana, y caminar descalzo por una carretera asfaltada o cubierta de cemento son ineficaces.		Cuidado con las piernas hinchadas.

Solución MMS2 (hipoclorito de calcio)	Comience con una gota de la solución en 250 cc de agua potable. Beber de una a tres veces al día. A continuación, aumente gradualmente hasta ocho o diez gotas diarias.	No Hipoclorito sódico
Ayuno de 16 horas con lectura de la Biblia, canto y oración	Una vez a la semana (por ejemplo, beber agua sólo desde el viernes a las 2 de la tarde hasta el sábado a las 6 de la mañana) con lectura sincera de la Biblia, oración e himnos.	Cuidado cuando tengas DM.
Manténgase alejado de 5G/6G, coches eléctricos, campos electromagnéticos, estelas químicas, contaminantes de ARNm en inyectables, alimentos o parches.	Apague los teléfonos móviles y el Wi-Fi mientras duerme. Evita la proximidad a puntos 5G/6G o líneas de transmisión de alta tensión. Muchas personas experimentan dolores de cabeza, náuseas y opresión en el pecho cuando utilizan coches o autobuses eléctricos.	Cáncer/protección cardiaca
Povidona yodada para pulverización nasal, preparado oftálmico	Existen muchas marcas de preparados oftálmicos y aerosoles nasales, así como soluciones salinas (NaCl) para hacer gárgaras oftálmicas, nasales y bucales.	Arefin (2022); Kim, J.(2024)
Carbón vegetal + fibra vegetal	Reduce el tejido adiposo visceral y puede ayudar a eliminar sustancias tóxicas del intestino.	Sugimoto (2023)
LA TERCERA CATEGORÍA: ALIMENTOS SANOS NO MODIFICADOS GENÉTICAMENTE		
Pasta de ajo Hamssine Cheonggukjang®	Contiene 750 subespecies de Bacillus subtilis que pueden promover un microbioma intestinal sano, reparar el ADN nuclear dañado, eliminar el ARNm extraño, como las proteínas de espiga, la nanotecnología de hidrogeles y los microplásticos, y reducir las respuestas autoinmunes anormales.	Algunas personas pueden tener alergia.
Smart Food DM®	Contiene varias plantas y alimentos como Houttuynia cordata, té verde, hojas de morera, regaliz, Coix agrestis y soja. Esta mezcla es rica en quercitrina, EGCG, lecitina, genisteína y glicirricina.	
Artemisinina/ Artesina-N®	Contiene artemisinina, niacina y zinc.	
Makgorang Bokgurang®	Aporta calcio y vitamina D con tecnología de nanomolienda de Apexel.	
Panax ginseng	Puede proteger contra la gripe y los cambios inflamatorios. Algunas personas pueden experimentar dolores de estómago, alergias cutáneas o problemas cardíacos y de azúcar en sangre.	
Alimentos/frutas/ bebidas ricos en antioxidantes	Piñas, curry, té de agujas de pino, té de diente de león, frambuesas, bayas azules, bayas negras, arándanos, uvas, tomates, alcachofas, ciruelas pasas (ciruelas secas), cacahuetes, nueces, col rizada, col, judías fermentadas, manzanas, aguacate, cacao, Perilla frutescens, setas, aceite de oliva, cerezas dulces, tomates y vinos.	No se recomiendan los alimentos modificados genéticamente, la carne de sustitución, los alimentos de insectos indigestos ni los alimentos muy depurados.

Tabla 1. La tabla muestra tres categorías de estrategias para lograr la liberación del síndrome COVID prolongado, la descamación y/o los efectos secundarios de las inyecciones experimentales de COVID-19. La primera categoría incluye el uso de medicamentos específicos como Vitamina C, Vitamina D, Zinc, Glutatión, N-Acetil-Cisteína (NAC), Hidroxicloroquina (HCQ), Azitromicina/Doxiciclina, Aspirina, Fenofibrato, Melatonina, Ivermectina, Timosina Alfa, y medicamentos antiparasitarios para eliminar las sustancias nocivas de las inyecciones experimentales de COVID-19. La segunda categoría incluye modificaciones del comportamiento como la utilización de soluciones MMS2, el consumo de curry (abundante en curcumina), baños de pies regulares, enraizamiento caminando descalzo sobre la tierra, ayuno de 16 horas y la participación en actividades como la lectura de la Biblia, la oración y el canto de himnos. Es crucial minimizar la exposición a la 5G/6G y a los campos electromagnéticos. La tercera categoría implica el consumo de productos específicos como la pasta de ajo Hamssine Cheonggukjang®, Smart Food DM®, Artemisinin/Artesin-N®, Makgorang Bokgurang®, Panax ginseng y alimentos de organismos no modificados genéticamente (OMG) ricos en antioxidantes como los arándanos rojos, los arándanos azules, las uvas, los cacahuetes, el vino (que contiene resveratrol) y las piñas (que contienen bromelina).

2. Introducción a las pruebas toxicológicas

Se han administrado inyecciones experimentales de Covid-19 a individuos de todo el mundo a un ritmo de 170,26 dosis por cada 100 personas (Our World in Data, 2024). A las personas que experimentan la excreción o el síndrome COVID prolongado se les suele aconsejar que consulten a profesionales psiquiátricos y pueden enfrentarse al aislamiento de sus iglesias, vecindarios e incluso familiares. Es crucial que nuestra sociedad comprenda las consecuencias de las vacunas experimentales Covid-19, la excreción y los riesgos que suponen para las personas expuestas a campos electromagnéticos intensos o a la tecnología 5G/6G.

Suelen quejarse de debilidad generalizada, fatiga, mareos, síncopes, caídas, dolores de cabeza fuertes e inusuales, cambios emocionales fáciles y repentinos, dificultad para controlar las emociones, ira intermitente y explosiva, espasmos musculares, entumecimiento o frialdad en las extremidades, dificultad para concentrarse, niebla cerebral, dificultad para leer, comprender o pérdida de memoria, pérdida o cambios en el olfato, opresión en el pecho, dolores abdominales intermitentes con calambres e hinchazón, edema en las extremidades inferiores, dolor torácico intermitente y palpitaciones, falta de aliento intratable, lesiones cutáneas, sensación de arrastrarse por la piel, dolor de espalda, dolor en las articulaciones de la cadera y cánceres repentinos e inesperados. palpitaciones, dificultad para respirar, picor intratable, lesiones cutáneas, sensación de arrastre en la piel, dolor de espalda, dolor en la articulación de la cadera y cánceres repentinos e inesperados.

2-1. IDENTIFICACIÓN DE PACIENTES CON SECUELAS

Las pruebas toxicológicas deben ayudar a realizar un diagnóstico de las afecciones de los pacientes y ser un barómetro de las respuestas a los tratamientos de desintoxicación o a los protocolos de curación. Podría haber varias categorías para evaluar las condiciones de los pacientes, como se ve en la Tabla 2. Puede ser necesario un consenso para generalizar las pruebas toxicológicas y graduar la gravedad del estado tóxico. La clínica del autor asigna puntuaciones a cada ítem de las pruebas de toxicología sanguínea: tamaño total de GO/microchip (4 puntos para más de 100 micrómetros, 3 puntos para más de 75 a 99, 2 puntos para más de 50 a 75, 1 punto para 1 a 49, 0 puntos para ningún GO/microchip); tamaño total de la masa inflamatoria pastosa (4 puntos para más de 750 micrómetros, 3 puntos para 500-749, 2 puntos para 250-449, 1 punto para 1-249, 0 puntos para ninguna masa inflamatoria); número de microrobots en movimiento activo (4 puntos para más de 7 partículas, 3 puntos para 4-6, 2 puntos para 2-3, 1 punto para 1); número de células inflamatorias (4 puntos para sobre la superficie del portaobjetos; 3 puntos para 3/4 de la superficie del portaobjetos, 2 puntos para 1/2 de la superficie del portaobjetos, 1 punto para 1/4 de la superficie del portaobjetos, 0 puntos para menos de 1/4 de la superficie del portaobjetos), número de glóbulos rojos crenados (4 puntos para más de 20, 3 puntos para 10-19, 2 puntos para 5-9, 1 punto para 1-5, 0 para 0), número de glóbulos rojos rouleau (4 puntos para más de 10 o grandes, 3 puntos para 6-9 o medianos, 2 puntos para 3-5 o moderados, 1 punto para 1-2 o leves, 0 puntos para 0), y puntuación total: 24 puntos (grave [≥superior al 80%] para más de 18 puntos, media superior [60-79%] para 12-17, moderada [40-59%] para 7-11, leve [20-39%] para 3-6, y ausente[<20%] para 0-2).

Tabla 2. Pruebas toxicológicas de diseminación y secuelas de los inyectables COVID-19
(Puede ser necesario un consenso para evaluar el alcance de los daños para la salud humana).

Nombres de las pruebas	Muestras	Contenido de las pruebas toxicológicas	Referencia
1. Experimento con animales : El desarrollo de vacunas a "velocidad de urdimbre" allanó el camino para que el HHS y la FDA permitieran los ensayos con humanos sin necesidad de experimentos previos con animales.			O'Callaghan (2020); Jeon (2020c)
2. Secuenciación del ADN: Todos los vectores de Pfizer contienen la señal SV40 Promoter/Enhancer/Origin/polyA.			Lee V. (2023); McKernan (2023)

3. Microscopía Electrónica: Detección de Óxido de Grafeno (o hidrogel, microrobots, microchips) en Suspensión Acuosa de Comirnaty.			Campra (2021)
4. Comprobación de la intensidad de la identificación MAC y del campo electromagnético en nuestro entorno y en los cuerpos humanos: La dirección MAC (Media Access Control), un código de 12 dígitos, puede servir para identificar a una persona concreta, lo que permite su identificación, seguimiento, educación y control a nivel mundial.			Jeon(2023b); US7427497B2; WO2020060606A1
5. Marcadores sanguíneos: Los marcadores anticáncer incluyen el Macrófago 1 (IL6, TNF), que promueven la inflamación. Los marcadores pro-cáncer incluyen el macrófago 2 (IL8, TGFβ1, SPP1 [fosfoproteína secretada 1]), que tienen propiedades antiinflamatorias. Además, están presentes el IFN-1 y la actividad del factor nuclear kappaB.			Chung(2021); Liu, J. (2021); Zong (2021); Wei, Q. (2023)
6. Examen por microscopía óptica:			
	1. Orina	1. Número y tamaño de las estructuras organizadas	Jeon (2022b; 2023b)
		2. Número y tamaño del óxido de grafeno (cinta de hidrogel, filamento, etc.)	
		3. Número y tamaño de las estructuras en forma de antena	
		4. Número y tamaño de las estructuras tipo microchip	
	2. Sangre	1. Número y tamaño del óxido de grafeno (cinta de hidrogel) o microchip	Jeon(2022a; 2023b); Lee(2022);
		2. Número y tamaño de las estructuras de montículos pastosos	
		3. Número y tamaño de los microrobots	
		4. Número y tamaño de las células inflamatorias/glóbulos blancos	
		5. Número y tamaño de los hematíes crenados (equinocitos)	
		6. Número y tamaño de los glóbulos rojos (RBC) rouleaux	
	3. Otros: muestras de pediluvios, baños de asiento, extractos de piel y viales de inyección experimental COVID-19.		Jeon (2023b); Lee(2024)

Tabla 2. La Tabla 2 presenta varios métodos sugeridos para llevar a cabo pruebas toxicológicas para las vacunas experimentales COVID-19. La FDA en los Estados Unidos, junto con instituciones nacionales equivalentes en otros países, no llevaron a cabo estas pruebas toxicológicas, citando la Autorización de Uso de Emergencia Warp Speed. Estas pruebas, que involucran marcadores sanguíneos y exámenes microscópicos de luz, pueden ser utilizadas para diagnosticar y monitorear los efectos de las inyecciones experimentales de COVID-19 tanto en humanos como en animales, incluyendo la diseminación y otras inyecciones/parches/alimentos experimentales de ARNm.

2-2. CASOS DE PACIENTES

El autor presentó tres casos de pacientes. Al revisarlos, médicos y científicos pueden llegar a un consenso sobre las pruebas toxicológicas para establecer criterios normalizados de diagnóstico y seguimiento del tratamiento y la progresión de la curación.

2-2-1. Varón de 52 años (Sr. Kim) con palpitaciones intermitentes, pulso de 115 latidos por minuto, fuertes calambres en la cabeza, niebla cerebral y trastorno de pánico. Había recibido dos inyecciones experimentales de COVID-19 y había padecido dos casos confirmados de SARS-CoV-2 (enfermedad de COVID-19). Sus resultados químicos en abril de 2024 mostraron niveles ligeramente elevados de AST/ALT/gamma-GTP/colesterol/triglicéridos en 159/46/10/215/374. El estudio toxicológico de su sangre no tratada en abril de 2024 se ilustra en la columna izquierda de la Figura 1. Posteriormente, se sometió a protocolos de curación durante varias semanas, tras las cuales sus síntomas habían remitido en gran medida.

El 8 de mayo de 2024, su estudio toxicológico en sangre después de tres semanas de tratamiento con el protocolo de salud mostró una mejora significativa de sus condiciones, como se muestra en la columna derecha de la figura 1. Sus niveles de AST/ALT/gamma-GTP/colesterol/triglicéridos eran 29/28/25/176/152.

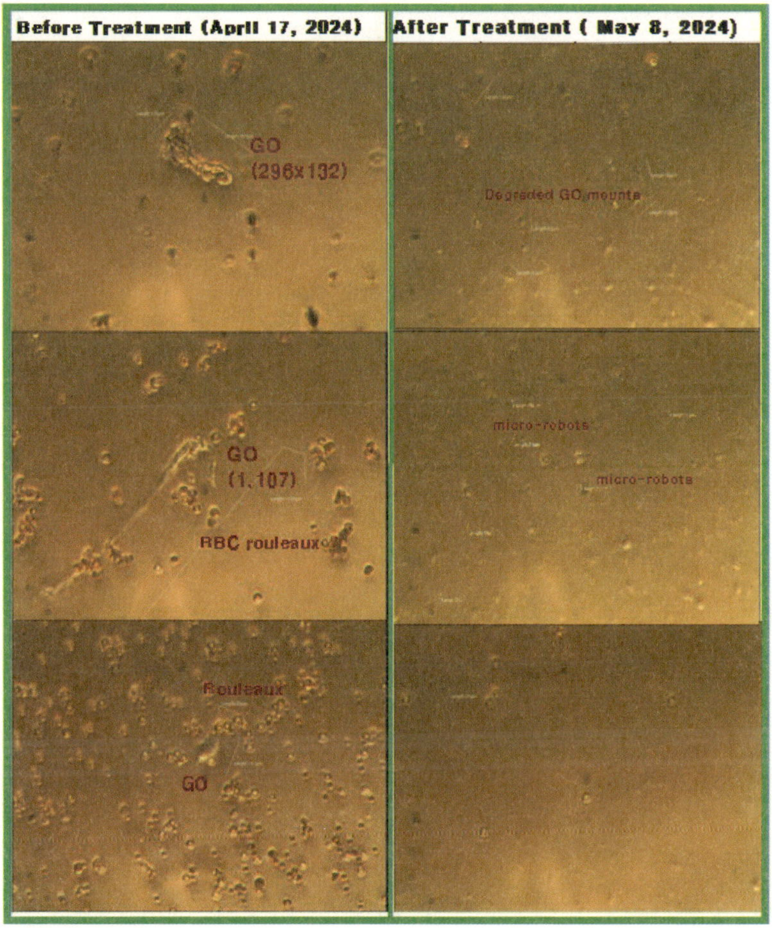

Figura 1. La sangre se centrifugó durante 30 minutos a 2.500 rpm, y el plasma superior se examinó mediante estereomicroscopía con un aumento de 250. Antes del tratamiento con protocolos de curación el 17 de abril, el análisis toxicológico de la sangre reveló una partícula GO en forma de madeja que medía 296 micrómetros, una partícula GO en forma de bastón de 1.107 micrómetros de longitud y una partícula GO en forma de pupa que medía 151 micrómetros. Además, en el estudio toxicológico inicial se observaron glóbulos rojos en forma de rouleaux.

Su análisis toxicológico de sangre del 8 de mayo de 2024 reveló los siguientes resultados en la columna de la derecha: Se detectaron varios tamaños de montículos redondos de óxidos de grafeno (GO) degradados o masa inflamatoria (60 micrómetros, 90 micrómetros, 117 micrómetros, 119 micrómetros) y microrobots en movimiento activo (19 micrómetros, 20 micrómetros, 28 micrómetros).

Figura 1	Antes (17 de abril de 2024)	Después del (8 de mayo de 2024))
1. Número y tamaño del óxido de grafeno (cinta de hidrogel) o microchip	4	0
2. Número y tamaño de las estructuras de montículos pastosos	0	2
3. Número y tamaño de los microrobots	4	3
4. Número y tamaño de las células inflamatorias/glóbulos blancos	4	2
5. Número y tamaño de los hematíes crenados (equinocitos)	4	0
6. Número y tamaño de los glóbulos rojos (RBC) rouleaux	4	0
Puntuación total	20 (grave)	7 (moderado)

2-2-2. La Sra. Hwang, de 69 años, recibió dos dosis de inyecciones experimentales de COVID-19 y se sometió a dos pruebas de PCR. Acudió a mi consulta con una hipertensión de 200/100 de reciente aparición. Refirió mareos, pérdida de fuerza muscular y dos caídas. También tenía tos intermitente y opresión en el pecho. A pesar de los dolores de cabeza ocasionales y la hipertensión, rechazó la medicación antihipertensiva. Los análisis de sangre del 15 de abril de 2024 mostraron una anemia leve. Los resultados de sus análisis de sangre toxicológicos previos al tratamiento en la misma fecha se presentan en las columnas impares (1ª y 3ª) de la Figura 2. Tras cuatro semanas de tratamiento con protocolos curativos, sus síntomas mejoraron significativamente.

Sus análisis toxicológicos de sangre del 14 de mayo de 2024 mostraron una mejora significativa, como se muestra en las columnas pares (2ª y 4ª) de la Figura 2. Su presión arterial se normalizó casi por completo sin necesidad de medicación antihipertensiva. Su tensión arterial se normalizó casi por completo sin necesidad de medicación antihipertensiva.

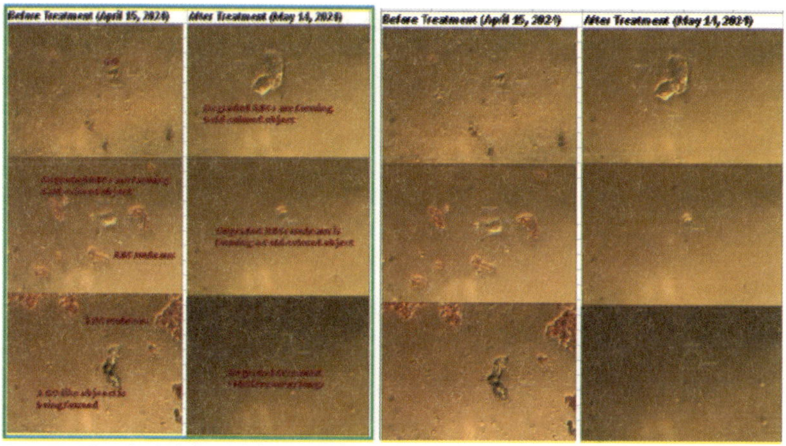

Figura 2. El 15 de abril de 2024, la sangre no tratada en las columnas impares (1ª y 3ª) mostraba GOs (108 micrómetros, 130x176 micrómetros y 367 micrómetros de longitud), numerosos rouleaux de glóbulos rojos (RBC) y varios microrrobots en movimiento entre las células inflamatorias.
Sus análisis toxicológicos de sangre del 14 de mayo de 2024 mostraron una mejora significativa de las condiciones, como es evidente en las columnas pares (2ª y 4ª). Las pequeñas partículas inflamatorias del fondo se habían eliminado en su mayor parte, quedando unos pocos microrrobots móviles demostrables. Se formaron rouleaux de glóbulos rojos y aparecieron como masa inflamatoria de color dorado.

Figura 2	Antes (15 de abril de 2024)	Después del (14 de mayo de 2024))
1. Número y tamaño del óxido de grafeno (cinta de hidrogel) o microchip	4	0
2. Número y tamaño de las estructuras de montículos pastosos	0	4
3. Número y tamaño de los microrobots	4	2
4. Número y tamaño de las células inflamatorias/glóbulos blancos	3	1
5. Número y tamaño de los hematíes crenados (equinocitos)	4	0
6. Número y tamaño de los glóbulos rojos (RBC) rouleaux	4	0
Puntuación total	19 (grave)	7 (moderado)

2-2-3. Mujer de 30 años (Sra. Jang) que recibió dos inyecciones experimentales de COVID-19 en 2021 y se sometió a tres pruebas PCR. Experimentó fuertes dolores torácicos en dos ocasiones, fuertes dolores de espalda y fiebre moderada. En febrero de 2022, se le diagnosticó SARS-CoV-2. Durante este periodo, sufrió fuertes dolores de espalda y estuvo tres días postrada en cama. En enero de 2024, experimentó repentinamente dificultades para respirar y su visión se oscureció. Sintió palpitaciones, aturdimiento, mareos, debilidad intensa y estuvo a punto de desmayarse. Tras 15 minutos de reposo, se recuperó espontáneamente. En enero y febrero de 2024 sintió opresión en el pecho, fenómenos de blanqueamiento cerebral y disnea. A finales de abril de 2024, desarrolló una tos severa y un poco de fiebre. El 9 de mayo de 2024, se le diagnosticó neumonía y recibió tratamiento en un hospital de la ciudad, que no tuvo éxito. Entonces visitó la clínica de Jeon con su padre. Jeon le recomendó que ingresara en la clínica, lo que provocó una acalorada discusión con su padre. Finalmente, aceptó ingresar. El autor observó muchos casos en los que los individuos se enfadaron mucho (mostrando cambios emocionales) al enterarse de los posibles efectos adversos de las inyecciones experimentales de COVID-19. Estos individuos también experimentaron disfunción autonómica. Estos individuos también experimentaron disfunciones autonómicas como síncope vasovagal, síndrome de taquicardia ortostática postural o hipotensión ortostática. La Sra. Jang se desmayó dos veces en enero y febrero de 2024. Jeon especuló que estos incidentes podrían estar relacionados con el daño a VMAT2 (Vesicular Monoamine Transporter 2), que regula la neurotransmisión de monoaminas en las neuronas del SNC (Eiden, 2011), y el sistema límbico, causado por las largas vacunaciones experimentales de COVID-19 o COVID-19 (Taskiran-Sag, 2023). El día de ingreso, el 14 de mayo de 2025, se le realizó un análisis de sangre y una radiografía de tórax. La bioquímica sanguínea mostró anomalías leves, con un aumento de los niveles de dímero D/glucosa/gamma-GTP de 0,64/170/56. La radiografía de tórax reveló esmerilado. La radiografía de tórax reveló opacidades en vidrio deslustrado en ambos pulmones inferiores. Se inició un tratamiento de categoría 1 de los protocolos de curación. Este tratamiento se llevó a cabo durante 7 días, durante los cuales disminuyeron la tos persistente, la debilidad, la ligera elevación de la fiebre y el dolor torácico. El 21 de mayo de 2025 se volvió a analizar su sangre. El 23 de mayo de 2024, se le realizó una radiografía de tórax de control, y fue dada de alta porque sus síntomas y la radiografía de tórax habían mejorado. Sin embargo, había una discrepancia entre los resultados del análisis toxicológico de la sangre (Fig. 3) en la clínica de Jeon y los resultados de los análisis químicos de la sangre y la radiografía de tórax de seguimiento, que son generalmente aceptados en la mayoría de los hospitales y clínicas. Se le recomendó someterse a tratamientos de categoría 2 y 3 de los protocolos de curación tras el alta. Su segunda radiografía de tórax de seguimiento y los análisis toxicológicos de sangre se realizaron el 2 de junio de 2024 (Fig. 3 y 4).

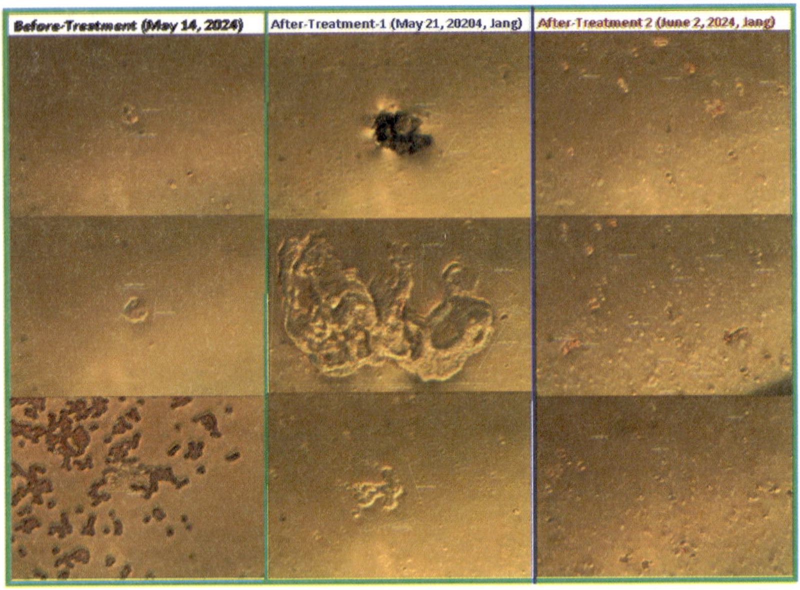

Figura 3. El día de su ingreso, el 14 de mayo de 2025, su química sanguínea mostró algunas anomalías con niveles elevados de dímero D/glucosa/gamma-GTP de 0,64/170/56. Su sangre no tratada en la primera columna de la Figura 3 reveló: primero, una masa parecida al óxido de grafeno (137 x 117 micrómetros) y otra masa parecida al óxido de grafeno (157 x 156 micrómetros) con células inflamatorias y muchos microrobots moviéndose activamente; segundo, múltiples RBC rouleaux y una masa mixta parecida a masa (294 micrómetros de largo) de células inflamatorias y microrobots moviéndose activamente. Su radiografía de tórax del 14 de mayo de 2024 (la imagen del cuadrante inferior derecho de la Figura 4) indicaba neumonía por COVID-19 en ambos campos pulmonares inferiores, mostrando opacidades en vidrio deslustrado (GGO), a pesar de su prueba PCR negativa anterior en la ciudad anterior.

El 21 de mayo de 2025, se analizó su sangre. El análisis toxicológico de la sangre, como se muestra en la segunda columna de la figura 3, reveló lo siguiente: en primer lugar, había una presencia significativa de células inflamatorias y GO (óxido de grafeno que medía 362 x 271 micrómetros); y en segundo lugar, había grandes masas mixtas similares a masa (una media 51 x 362 x 1.296 x 293 x 927 micrómetros y la otra 248 x 308 micrómetros) compuestas por células inflamatorias y microrobots. Las pruebas de química general arrojaron resultados normales. El 23 de mayo de 2024, las radiografías de tórax también mostraron mejoría (el cuadrante superior derecho y el cuadrante inferior izquierdo de la figura 4), siendo visibles únicamente restos de sus lesiones GGO.

El 2 de junio de 2024, se le realizaron análisis toxicológicos de sangre (tercera columna de la figura 3) y radiografías de tórax (fila superior, columna izquierda de la figura 4), que mostraron mejoras.

Figura 3	Antes del tratamiento (14 de mayo de 2024)	Tratamiento posterior 1 (21 de mayo de 2024)	Tratamiento posterior 1 (2 de junio de 2024)
1. Número y tamaño del óxido de grafeno (cinta de hidrogel) o microchip	4	4	0
2. Número y tamaño de la estructura de montaje pastosa	2	4	0
3. Número y tamaño de los microrobots	3	3	3
4. Número y tamaño de las células inflamatorias/glóbulos blancos	2	3	4
5. Número y tamaño de los hematíes crenados (equinocitos)	2	0	2
6. Número y tamaño de los glóbulos rojos (RBC) rouleaux	4	0	2
Puntuación total	17 (media alta)	14 (medio alto)	11 (moderado)

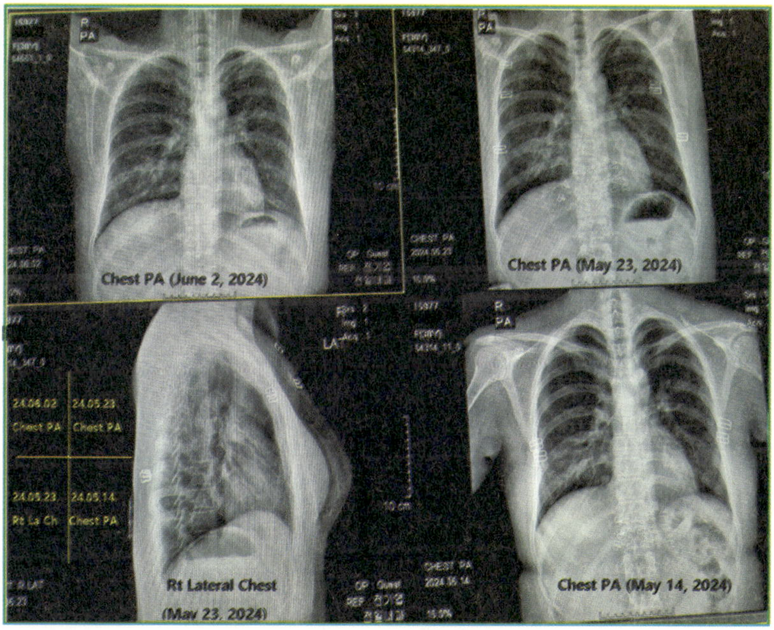

Figura 4. La radiografía de tórax del 14 de mayo de 2024 reveló opacidades en vidrio deslustrado (OGL) en ambos campos pulmonares inferiores (fila inferior, imagen derecha de la figura 4).
Tras una semana de tratamiento de categoría 1 en los protocolos de curación, se revisaron sus radiografías de tórax de seguimiento el 23 de mayo de 2024. Las opacidades en vidrio deslustrado en ambos campos pulmonares inferiores habían disminuido. (PA de tórax: Fila superior, imagen derecha; Radiografía de tórax lateral derecha: Fila inferior, imagen lateral izquierda de la Figura 4).
Fue dada de alta el 23 de mayo de 2024 y tuvo un seguimiento el 2 de junio de 2024. Su radiografía de tórax (fila superior, imagen izquierda) mostraba lesiones de opacidad en vidrio deslustrado (OGL) casi limpias en ambos pulmones inferiores.

Debate

1. Contenido de los inyectables COVID-19

Se han utilizado registros y documentos oficiales para demostrar que el virus COVID-19 fue un "Frankenstein" creado a través de la investigación de ganancia de función y financiado principalmente por el Instituto Nacional de Alergia y Enfermedades Infecciosas de EE.UU. bajo la dirección de Anthony Fauci (Yan, 2020; Fleming, 2021; Kennedy, Jr., 2021; Huff & Lyons, 2023). El virus fue declarado Emergencia de Salud Pública de Interés Internacional por la Organización Mundial de la Salud el 11 de marzo de 2020 (Ghebreyesus, 2020). Sin embargo, su impacto desde 1919 hasta 2020, antes de la introducción de las vacunas COVID-19, no fue significativamente diferente de una temporada de gripe normal (Beattie, 2021; Rancourt, 2022; Rancourt et al., 2023; Chossudovsky, 2024). Tras la administración de miles de millones de dosis de inyectables COVID-19, se documentó un exceso de aproximadamente un millón de muertes en 2021 y 2022 (Beattie, 2021, 2024; Rancourt, 2022; Rancourt et al., 2023; Mead et al., 2024). Ahora se sabe que los inyectables experimentales COVID-19 son armas biológicas. Entre sus componentes nocivos hay 500 veces más fragmentos de ADN extraño de lo permitido por la FDA. Los inyectables también contienen segmentos del retrovirus del SIDA, el virus del cáncer

SV-40 y muchos N1 -pseudouridina(Ψ), el ARN modificado autorreproductor asociado a los coágulos sintéticos (Nyström & Hammarström, 2022; Santiago & Oller, 2023)cánceres turbo (Mead et al., 2024), pueden causar enfermedades priónicas (Pérez et al., 2023)y otros turbo cánceres debilitantes y, en última instancia, letales.

Las muestras de los inyectables incubadas en condiciones controladas generan entidades extrañas autoensambladas (Lee & Broudy, 2024). Algunas de ellas se asemejan a parásitos de forma similar a Trypanosoma cruzi, hydra vulgaris, Morgellons y helmintos (Benzi Cipelli et al., 2022; Hughes, 2022; Jeon, 20222022a). Además, la sangre, la orina, el baño de pies y los extractos de piel de personas inyectadas con los jabs experimentales COVID-19 y NOVA (Jeon, 2023b), así como los jabs experimentales incubados en condiciones controladas de laboratorio, especialmente los productos de Pfizer y Moderna, generaron estructuras autoensamblables similares a chips de ordenador (Lee & Broudy, 2024) que parecían ser la base para la activación mediante WiFi y teléfonos móviles (European Forum for Vaccine 2021Vigilance, 2021; Hughes, 2024). Según la solicitud de patente publicada en 2020 ante la Organización Mundial de la Propiedad Intelectual por Microsoft, el concepto de un "sistema de criptomoneda que utiliza datos de actividad corporal", ya era factible en 2019 (Abramson et al., 2020).

2. Tratamientos prohibidos para COVID-19

Tan pronto como se supo que el SARS-CoV-2 era un arma biológica manipulada, también se prohibieron las recomendaciones contra la reutilización de fármacos como la hidroxicloroquina y/o la ivermectina para el tratamiento de las enfermedades COVID-19 (Berg, S., 2021). Ahora parece claro que los inyectables COVID-19 formaban parte de un plan a largo plazo para reducir la población mundial, como se ha documentado (Kennedy, Jr., 2021; Wakefield & Kennedy, Jr., 2022). Tal programa fue sugerido por Bill Gates con el uso de vacunas (Gates, 2010) justo después de que él y Melinda Gates comprometieran 10.000 millones de dólares a la Organización Mundial de la Salud para ayudar a promover dichas vacunas de control de la población (Higgins, 2010). Ahora que más de 5.200 millones de personas han recibido una o más dosis de las inyectables COVID-19 (Pharmaceutical Technology, 2024)y los datos mundiales mostraron aumentos dramáticos en la mortalidad por todas las causas (Beattie, 2021; Rancourt, 2022; Rancourt et al., 2023)no es de extrañar que los promotores de los inyectables COVID-19 se opongan al uso de hidroxicloroquina e ivermectina junto con azitromicina, que han demostrado ser eficaces contra las enfermedades COVID-19 (Jeon, 20202020b; Risch, 2020).

El 15 de octubre de 2021 se publicó un importante argumento del Fiscal General de Nebraska, Douglas J. Peterson.

> "The Lancet" publicó un artículo denunciando la hidroxicloroquina como peligrosa (Mehra et al., 2020). Sin embargo, las estadísticas eran tan erróneas ... El propio editor jefe de The Lancet admitió que el artículo era una 'fabricación', 'un fraude monumental'...". (Roni Caryn Rabin, 2020)y "un ejemplo escandaloso de mala conducta investigadora en medio de [p. 2] una emergencia sanitaria mundial". (Boseley & Davey, 2020). ... Permitir a los médicos tener en cuenta los tratamientos tempranos les liberará para evaluar herramientas adicionales que podrían salvar vidas, mantener a los pacientes fuera del hospital y proporcionar alivio a nuestro ya sobrecargado sistema sanitario" (en Hilgers, 2021, pág. 47).

Omitir la hidroxicloroquina de la lista de medicamentos terapéuticos para tratar la enfermedad COVID-19 sin duda costó muchas vidas (Jeon, 20202020a; McCullough & Oskoui, 2020; McCullough et al., 2021). La hidroxicloroquina interfiere con la vía endocítica de la proteína de la espiga, restringiendo su unión a los receptores de la enzima convertidora de angiotensina, y evitando así la tormenta de citoquinas que suele acompañar a la enfermedad COVID-19 (Satarker et al., 2020; Blaylock, 2021, 2022a, 2022b).

3. Misterios causantes de secuelas de las inyecciones experimentales de COVID-19

La integridad de los datos del ensayo de inyección de Pfizer (C4591001) fue defectuosa, lo que ocultó un aumento de más de 3,7 veces en las muertes cardíacas en el grupo inyectado con COVID-19 en comparación con el grupo de control (P. Thacker, 2021; C. Michels, 2023). Hubo un informe de que 30 de los 58 países estudiados o el 44,8% de los 5.800 millones de personas, tuvieron menos de 4 muertes por COVID-19 por cada 100.000 personas en 6 semanas, lo que sería menos que el riesgo proyectado de muerte asociado con las vacunas COVID-19 (Oh,J.S., 2021).

Katalin Karikó y Drew Weissman ganaron el Premio Nobel 2023 por su investigación de 2005 sobre el nucleósido modificado crucial en el "ARNm" de la proteína espiga (K. Karikó, 2005). Más tarde se conoció la modificación N1 -metilpseudouridina (m1 Ψ) (Andries, O., et al., 2015; T. Chen, 2022). La investigación sobre la modificación N1 -metilpseudouridina (m1 Ψ) facilitó el rápido desarrollo de las inyecciones de ARNm COVID-19 aumentando su eficacia del 48% a más del 90% (Morais P, 2021). Dado que nuestro propio sistema inmunitario no sólo puede dirigirse contra las proteínas homólogas hechas de pseudouridina (Ψ) o N1 -metilpseudouridina (m1 Ψ), sino también contra sus propias proteínas, células y tejidos, también puede dar lugar a síndromes de inmunodeficiencia, alergias o enfermedades autoinmunes mortales (Santiago, D., 2023). Recientemente, la Unión Europea

(UE) reconoció que las inyecciones experimentales de COVID-19 dañaban el sistema inmunitario humano, lo que provocaba más muertes por diversas infecciones y cánceres (Toledo A., 2022).

Además del cambio de uridina a metil-pseudouridina(Ψ) (F. Gang, 2021), los componentes potenciales del jab COVID-19-como los hidrogeles magnéticos multifuncionales (MHs) y los GOs en los lípidos PEGilados-podrían ser transportados a los sitios específicos objetivo por los hidrogeles Ai para crear objetos biosintéticos como "misteriosos coágulos fibrosos" (Dowd, E., 2022).

Además, hubo diferencias entre lotes de resultados adversos en las inyecciones de COVID-19: se observaron tres correlaciones lineales regresivas distintas en los Sospechosos de Efectos Adversos (SAE) de 10.793.766 dosis de 52 lotes diferentes de inyecciones experimentales de COVID-19 BNT162b2 (M. Schmeling, 2023).

Dos científicos independientes encontraron fragmentos genéticos del virus Simian 40 (SV-40) en muchos viales de COVID-19 de Pfizer (Lee, V., 2023; McKernan, K., et al., 2023). Las actuales inyecciones experimentales de COVID-19 con ARNm superaron el límite máximo establecido por la FDA para ADN contaminado entre 188 y más de 500 veces (Speicher DJ et al, 2023). Las inyecciones experimentales COVID-19 tienen ingredientes nocivos y nanoestructuras autoensamblables similares a amiloides.(Jeon, 2022b; Morozova, 2023) Cuantas más inyecciones experimentales

COVID-19 haya recibido una persona, más probabilidades tendrá de acumular ingredientes nocivos, nanofibras autoensamblables similares a amiloides e integrar en su genoma el ADN contaminado de las inyecciones COVID-19. Esto aumenta la probabilidad de que se produzcan ataques repentinos. Esto aumenta la probabilidad de muertes súbitas, enfermedades de tipo amiloide y cambios turbo-cancerosos en el cuerpo de esa persona (Zapatka, M., et al., 2023).

4. Un cambio de paradigma

El Departamento de Salud y Servicios Humanos descubrió que la FDA sólo inspeccionó el 1% de los centros de ensayos clínicos y no abordó cuestiones como la falsificación de datos, los pacientes no cegados y el seguimiento deficiente de los acontecimientos adversos en los centros de ensayos clínicos de Texas (P. Thacker, et al., 2021). Algunos investigadores informaron de que “el intervalo de riesgo de 0-42 días solamente” y llegaron a la conclusión de que “el análisis multinacional confirmó las señales de seguridad preestablecidas para la miocarditis, la pericarditis, el síndrome de Guillain-Barré y la trombosis del seno venoso cerebral” (Faksova, 2024). Sin embargo, puede haber tres errores fundamentales en el informe, y la conclusión podría estar falseada. Según el informe, el estudio podría haber realizado un seguimiento de sólo 35 días (probablemente, de 8 a 42 días) en lugar de su argumento de 42 días (de 0 a 42 días) de seguimiento. En segundo lugar, el estudio no puede generalizarse debido a la distribución sesgada de la población vacunada. El estudio señalaba que "la mayoría de los receptores de la vacuna se encontraban en el grupo de edad de 20-39 y 40-59 años". Sin embargo, la mayoría de los receptores de las inyecciones experimentales de COVID-19 eran mayores de 60 años, que tenían más probabilidades de haber experimentado secuelas de las inyecciones de COVID-19. En tercer lugar, podría haber tres etapas diferentes para la evaluación de los jabs experimentales de COVID-19 y era necesaria una evaluación a largo plazo (Jeon, 2023b): en primer lugar, se detectaron proteínas de espiga en los exosomas circulantes y eran sorprendentemente transmisibles a los 4 meses después de las inyecciones experimentales de COVID-19 (Bansal, 2021); y el pico de exceso de muertes se produjo a los 5 meses después de la inyección experimental de COVID-19 (Sy, W., 2023). Además, las pruebas toxicológicas de la Tabla 2 de este artículo fueron necesarias para investigar a fondo la naturaleza de las inyecciones de COVID-19.

En 2024, el clima social parece estar cambiando. El 7 de mayo de 2024, el Tribunal de Apelación del Décimo Circuito de los Estados Unidos confirmó en Colorado que debe aplicarse una exención religiosa a todas las vacunas, incluidas las inyectables experimentales COVID-19 (Caso de apelación: 21-1414, 2024). El estado de Arizona declaró los inyectables experimentales de ARNm COVID-19 como arma biológica basándose en las propias estadísticas clínicas de Pfizer de 1.223 muertes, 42.000 casos adversos y unos alarmantes 158.000 incidentes adversos (Chris Wick News, 2024). Pfizer fue multada con 34.800 libras por la Prescription Medicines Code of Practice Authority (PMCPA) porque un director médico de Pfizer Reino Unido retuiteó un post de un empleado estadounidense en el que se afirmaba que la vacuna COVID-19 de Pfizer era eficaz para prevenir la COVID-19, lo que resultó ser inexacto. La PMCPA determinó que el post carecía de referencias a acontecimientos adversos e información sobre seguridad, y difundía información engañosa (I. Cameron, 2024). Anteriormente, el Dr. Fleming sostuvo en su libro que las inyecciones de COVID-19 podían ser un arma biológica letal (R. Fleming, 2021).

En la República de Corea, ninguna persona menor de 20 años, mujer embarazada o en periodo de lactancia falleció a causa del SRAS-CoV-2 antes de la aplicación de las inyecciones experimentales obligatorias de COVID-19 y de los pasaportes de vacunación de COVID-19. Sin embargo, tras las inyecciones obligatorias de COVID-19 para jóvenes estudiantes, 18 escolares y adolescentes murieron, y más de 800 niños y adolescentes resultaron gravemente heridos tras las inyecciones de COVID-19 en la República de Corea. Las familias de los fallecidos se están uniendo para desafiar la postura apática y las reacciones insensibles del Gobierno coreano ante sus demandas de rectificación de los problemas relacionados con las vacunaciones coercitivas con COVID-19 y el sistema de pasaportes de vacunación para menores de 20 años (Naver.tv, 2024).

5. Transhumanismo, humano 2.0 y espiritualidad

El Dr. Andreas Noack (Fig. 5) y muchos otros, entre ellos el difunto Prof. Luc Montagnier, dedicaron su vida a decir la verdad en un mundo lleno de desinformación y falsedades.

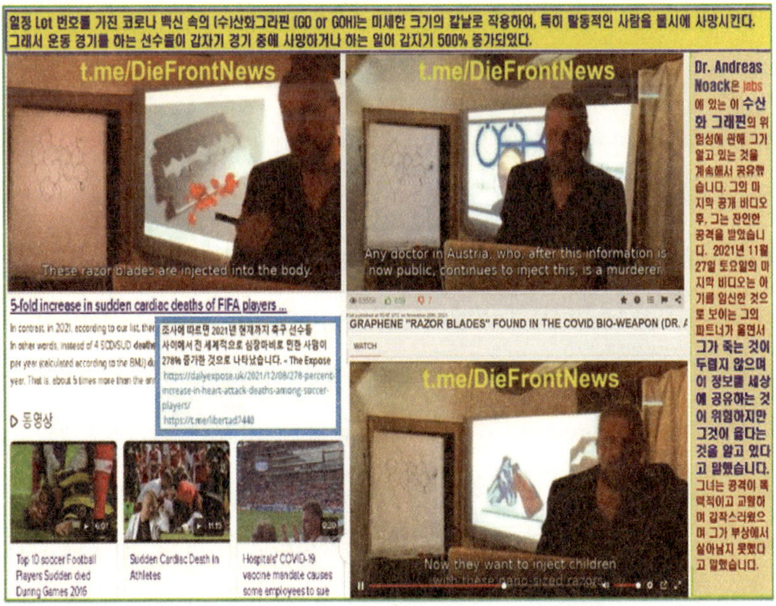

Figura 5. Presentación en U-Tube el 10 de diciembre de 2021. La presentación en U-Tube de Jeon del 10 de diciembre de 2021 trataba sobre la información del homicidio del Dr. Andreas Noack y sobre el aumento del 278% de muertes entre los atletas durante sus partidos de fútbol. El contenido

de su U-Tube fue borrado, pero la información sobre el difunto Dr. Andreas Noack permanece (t.me, 2021). El Dr. Andreas Noack fue atacado por agentes de policía y murió tras el ataque. Su presentación en U-Tube trataba sobre los comportamientos brutales y genocidas del gobierno incluso después de saber que las inyecciones experimentales de COVID-19 contenían óxidos de grafeno (o hidróxido de grafeno) que se comportaban como cuchillas.

Uno de los objetivos finales de las vacunas experimentales COVID-19 es allanar el camino para el avance de los humanos 2.0, humanoides o transhumanos, lo que podría conducir a la creación de esclavos humanos. Al recibir una vacuna experimental COVID-19, se asigna a la persona una identificación de 12 dígitos conocida como dirección de control de acceso al medio (MAC), que puede utilizarse para la monitorización del paciente o la identificación personal (Akbar, 2022) (Fig. 6). Todos los comportamientos, emociones y pensamientos pueden ser controlados, regulados e incluso manipulados por IA y superordenadores externos. Esta nueva forma de control humano se ha establecido y programado mediante la patente mundial WO2020060606A1 y la patente coreana 10-2017-0090373 (Abramson, 2020). Sin embargo, la patente estadounidense 11.107.588 B2 reconoce que este ID de 12 dígitos representa ID parciales. La patente indica que se generará un segundo número de ID después de un cierto periodo, seguido de la creación de "un nuevo ID" opcionalmente después de un periodo de tiempo (Ehrlich, 2021).

El autor observó que la identificación parcial de 12 dígitos de algunos individuos había desaparecido o se había debilitado por los protocolos de curación. Además, muchas personas informaron haber borrado su ID parcial a través de la solución MMS2 o del Baño de Inmersión de Pies. El autor cree que es el momento oportuno para participar en los protocolos de curación para eliminar las identificaciones parciales, para cortar esta atadura humana recién establecida, y para liberarse de convertirse en transhumanos, humanos 2.0, o esclavos humanos-humanoides. Específicamente, los derechos individuales y la autodeterminación con respecto a la aceptación o rechazo de las inyecciones experimentales de COVID-19 deben ser respetados, y el Tratado/ Acuerdo de Pandemia de la OMS, que infringe estos derechos y autodeterminación, debe ser descartado.

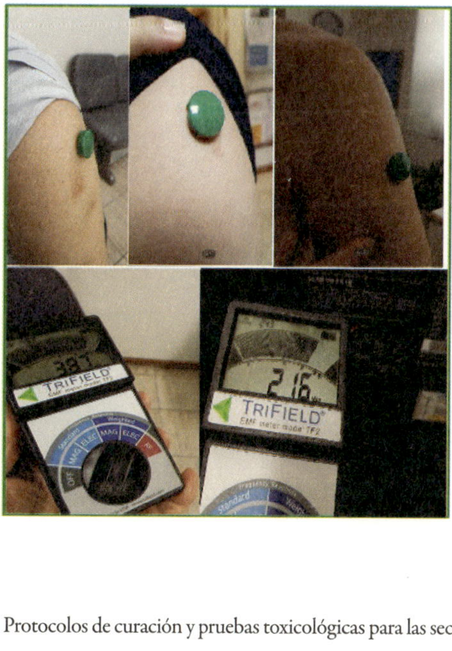

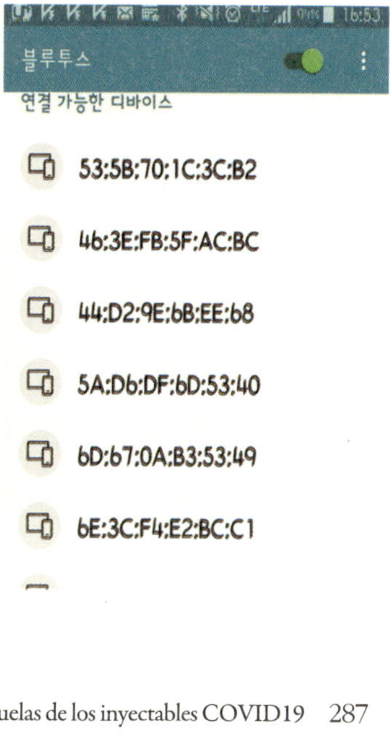

Figura 6. Estas imágenes muestran la fijación de un imán a los brazos de personas que han recibido inyecciones experimentales de COVID-19. La intensidad del campo electromagnético de sus cuerpos se midió en 387 v/m y 216 v/m. La intensidad del campo electromagnético de sus cuerpos se midió en 387 v/m y 216 v/m. Cada individuo vacunado presentaba una ID (dirección de control de acceso al medio) única de 12 dígitos, como se muestra en la columna de la derecha. Estas identificaciones de 12 dígitos están vinculadas a la tecnología Bluetooth, a las redes 5G/6G y, en última instancia, conectadas a IA o superordenadores.

6. Desintoxicación y curación

El Dr. Peter McCullough presentó la nattocinasa, la bromelina y la curcumina como agentes dirigidos contra la proteína de la espiga del SARS-CoV-2 (P. McCullough, 2023). Admitió que la nattocinasa del Bacillus subtilis var. natto desintegraba la proteína de la espiga del SARS-CoV-2 de forma dependiente de la dosis y del tiempo (Tanikawa, T., 2022). Hubo un informe de que los alimentos curativos y desintoxicantes ayudaron a las personas a encontrar alivio del dolor, la muerte y las secuelas a largo plazo relacionadas con el COVID-19, así como de los síntomas del síndrome de COVID-19 prolongado, la descamación y/o de los efectos secundarios de las inyecciones experimentales de COVID-19 (Jeon, 2022b).

Estudios recientes han recomendado el uso de pequeños ARN de interferencia (siARN) y quimeras dirigidas a ribonucleasas (RIBOTAC) para la detoxificación en la tecnología de vacunas de ARNm, incluidas las inyecciones experimentales de COVID-19. Estas técnicas innovadoras pretenden neutralizar el ARNm en las inyecciones experimentales de COVID-19 (Hulscher, N., 2024). La ventaja clave de estos métodos es que se dirigen específicamente al ARNm que codifica la proteína de la espiga. La hidroxicloroquina y la ivermectina presentan funciones similares al inhibir la ARN polimerasa dependiente del ARN y bloquear además la unión de las proteínas de espiga al receptor celular ACE2, así como las reacciones inflamatorias de las citoquinas (Satarker, 2020; Zaidi, 2022). La eficacia de la ivermectina ha sido respaldada por un metaanálisis (Bryant, A., 2021). Además, hay pruebas que sugieren que la ivermectina y la hidroxicloroquina actúan de forma sinérgica (Patri, A., 2020).

El Presidente Trump mencionó el potencial de las tecnologías de curación cuántica, como Med Beds, a la nación el 14 de junio de 2020. Sin embargo, en contraposición, deberíamos hacer hincapié en la importancia de preservar la pureza del ADN humano (Greere, 2022).

7. Identificación de pacientes y seguimiento de su estado

La mayoría de los pacientes que sufrían las secuelas de las inyecciones experimentales o la muda de COVID-19 estaban angustiados y frustrados, ya que sus afecciones no podían clasificarse ni diagnosticarse. Esto subraya la necesidad de una prueba toxicológica para identificar a las personas que realmente están sufriendo las consecuencias de las inyecciones experimentales de COVID-19 o de la descamación, pero que no están siendo reconocidas por otros proveedores de atención sanitaria o por el público en general. Una prueba de este tipo también podría ayudar a controlar la progresión de las afecciones de los pacientes a medida que evolucionan sus enfermedades.

Resumen

1. Protocolos de curación: Tres categorías de curación de secuelas largas de COVID (SARS-CoV-2), shedding y/o COVID-19

Todo el mundo puede necesitar curarse y recuperarse de los daños causados por el SARS-CoV-2 y el COVID-19. Los diversos métodos de curación se han resumido en tres categorías de protocolos de curación.

La primera categoría: Medicación

Los medicamentos en cóctel, que incluyen vitamina C, D, zinc, ivermectina, N-acetil-cisteína (NAC), hidroxicloroquina (HCQ), glutatión y azitromicina (AZM), podrían aliviar los síntomas del SRAS-CoV-2 (enfermedad COVID-19) y también se han utilizado para tratar las consecuencias de la excreción y los pinchazos experimentales de COVID-19.

La segunda categoría: Cambio de comportamiento

Cambios de comportamiento incluyen beber té, té de agujas de pino y MMS2 a diario, consumir curry una vez a la semana, practicar la inmersión de los pies en agua salada con vinagre casi a diario, la toma de tierra y el ayuno intermitente durante 16 horas una vez a la semana, al tiempo que se dedican a leer la Biblia, rezar y cantar salmos.

La tercera categoría: Elegir alimentos sanos

Los alimentos saludables, como la Solución Mineral Magistral (MMS2), la Nattoquinasa, la pasta de ajo Hamssine Cheonggukjang, el Smart Food DM, el té verde (rico en epigalocatequina-3-galato), el extracto de agujas de pino (rico en suramina), la piña (rica en bromelina), curry (rico en cúrcuma o curcumina), arándanos rojos, arándanos azules, moras, uvas, cacahuetes y vinos (ricos en resveratrol), fueron útiles en la curación y recuperación del largo síndrome COVID, shedding, y/o de las secuelas del COVID-19 experimental.

2. Pruebas de toxicología sanguínea para la evaluación y el seguimiento de la excreción prolongada de COVID (SARS-CoV-2) y/o secuelas de COVID-19.

Existen diversas formas de evaluar y hacer un seguimiento de las condiciones de los pacientes con secuelas de inyecciones experimentales de COVID-19, de la diseminación y del síndrome COVID largo. Aunque puede ser necesario un consenso mundial, la Tabla 2 se presenta como prototipo de pruebas de toxicología sanguínea para este fin. Además, los protocolos de curación y las pruebas de toxicología sanguínea del autor pueden ayudar en el tratamiento, curación y seguimiento de enfermedades causadas por otros virus de ARN monocatenario que comparten ARN polimerasas dependientes de ARN similares para su replicación y transcripción. Los virus de ARN monocatenario como el SARS-CoV-2, el virus de la gripe, el virus respiratorio sincitial, el virus Nipah, el virus Ébola o el virus de Marburgo se incluyen en esta categoría (Lai, M.M.C., 1984). El autor sugiere que una invasión masiva de estos virus de ARN monocatenario y de armas de energía directa (DEW, incluidas las 5G) podría conducir a un futuro Tratado/Acuerdo de Pandemia de la OMS, que podría promulgarse bajo la falsa bandera de una X pandemia. Sin embargo, estos agentes pandémicos pueden ser tratados y curados de forma más efectiva utilizando los protocolos de curación en lugar de futuras inyecciones experimentales bio-armadas, parches u otras formas de sustancias extrañas que entren en nuestros cuerpos. El análisis toxicológico de la sangre puede servir como una valiosa herramienta para evaluar y controlar estas enfermedades o invasiones de la "Enfermedad X".

Agradecimientos

El autor da las gracias a Dios, lo que me lleva a este punto: al Centro de Investigación Nobel de Corea, que valientemente defendió los métodos de curación de las secuelas de las inyecciones experimentales de COVID-19 en una época y un mundo en los que se está negando la información sobre las inyecciones experimentales de COVID-19 y sus secuelas. El autor agradece las importantes recomendaciones y consejos proporcionados por el redactor jefe de IJVTPR, el Dr. John Oller, y la coordinadora editorial, la Sra. Sasha Sims. Los métodos de primera categoría fueron introducidos por la Dra. Carrie Madej, el Dr. Vladimir Zelenko, el Dr. Harvey Risch y los médicos de la Alianza de Cuidados Críticos Front Line COVID-19. Muchos pioneros que acertadamente guiaron al mundo en el campo de las inyecciones-secuelas experimentales COVID-19 fueron el Dr Peter McCullough, Ariyana Love, Karen Kingston, doctores de La Quinta Columna, Dr Ricardo Delgado Martin (79.202.099N), Dra Ana Maria Mihalcea, y por muchos otros sanadores en el mundo. El autor rinde homenaje a estos investigadores y médicos. El autor también se quita el sombrero ante los activistas de los derechos civiles por su trabajo en todo tipo de métodos curativos para recuperarse de los daños causados por las inyecciones experimentales de COVID-19 y por sus maravillosas concentraciones para defender el ADN humano y los derechos humanos.

Intereses contrapuestos

El autor no recibió derechos de autor ni apoyo financiero para este trabajo de ninguna sociedad o institución de investigación. Recibió el agradecido aliento del pueblo de la República de Corea y de Dios.

일본어

COVID19 注射剤の治癒プロトコールと毒性試験

Ki-Yeob Jeon[1] 医学博士、全北大学校(韓国)；博士号、全南大学校(韓国)；理学博士、ジョンズ・ホプキンス大学(米国)

[1] ホプキンス全日内科クリニック、全州、大韓民国、韓国、email: kjeon@hanmail.net ORCID: https://orcid.org/0000-0003-4385-0702
[1] 2024年ノーベル医学生理学賞候補者（韓国ノーベル研究センターより
Citation: Jeon, K.-Y. (2024). Healing Protocols and Toxicology Tests for Sequelae of Covid-19 Injectables.
International Journal of Research - GRANTHAALAYAH, 12(6), 1-16. doi:10.29121/granthaalayah.v12.i6.2024.5696

要旨

この記事では、第一に解毒を成功させるためのヒーリング・プロトコル、第二にCOVID-19実験用ジャブの後遺症、長いCOVID症候群、COVID-19ジャブを注射された個人や環境（ケムトレイルやmRNAを注射された食品など）からの有害成分の感染性脱落を診断するための毒物学的検査を紹介する。治癒プロトコルは3つのカテゴリーからなる：第一に、薬のカクテル、第二に、行動の変化、第三に、健康的な食品。毒物学的検査には、酸化グラフェン（ハイドロゲル）、マイクロチップ、マイクロロボット、炎症細胞、赤血球の形態などの顕微鏡検査が含まれ、主に血液、尿、足浴、座浴、皮膚抽出物、実験用注射瓶から採取したサンプルで、人間のあらゆる病気を評価し、ヒーリング・プロトコルの効果をモニターする。

キーワードCOVID-19注射剤、治癒プロトコル、長いCOVID症候群、注射剤の脱落、実験的COVID-19注射剤による後遺症、毒性試験、酸化グラフェン、ヒドロゲル、マイクロチップ、マイクロロボット

はじめに ヒーリング・プロトコル

1.癒しの3つのカテゴリー

1-1.最初のカテゴリー投薬

COVID-19病の治療には、アジスロマイシン、ヒドロキシクロロキン（HCQ）、イベルメクチン、ビタミンC、D、亜鉛からなる様々な薬剤の組み合わせまたはカクテルが有効であることが判明した（Jeon, 2020b; Jeon, M.H., 2021）。著者は、SARS-CoV-2疾患の治療だけでなく、酸化グラフェン（GOs；またはハイドロゲル）、マイクロチップ、COVID-19実験注射における汚染物質の除去にも有効である(Jeon, 2022b; 2023a; George, T.,2023).

1-1-1.EDTAキレーション療法

米国FDAは鉛中毒に対するキレーション療法を承認した（George, T., 2023）。セシウムやイットリウム90が除去された後、患者の気分はかなり良くなったと報告されている（Moderna, 2020）。ビタミンC、ミルクシスル、プロバイオティクス、クロレラは、天然のキレート剤として知られている。

1-1-2.高気圧酸素療法（HBOT）

合計40セッション（1日1～2回）のHBOTにより、QOL、睡眠、神経精神症状、疼痛症状が改善した（Hadanny, 2024）。

1-2.第二のカテゴリー行動の変化

行動変容としては、緑茶や松葉茶の常飲、MMS2溶液の使用、カレー食、足浴、瞑想による16時間断食の実践（地面や海辺を裸足で歩く）、5G/6Gホットスポット、電気自動車、高電圧電磁場の回避などがある。

1-2-1.EGCG（エピガロカテキン-3-ガレート）

緑茶に含まれるEGCG（緑茶カテキン）は、mRNAスパイクタンパク質を崩壊させ、SARS-CoV-2またはCOVID-19注射のmRNAスパイクタンパク質によって産生されるアミロイド生成を減少させる可能性がある。(Secker, C., 2023）。

1-2-2.16時間断食と精神活動

瞑想とともに16時間断食を実践すると、オートファジーとAMPK（AMP活性化プロテインキナーゼ）レベルが上昇し、I型インターフェロン（IFN）とToll様受容体7（TLR7）を刺激することによって自然免疫力が高まる。これらのメカニズムは、COVID-19実験用ジャブに含まれるさまざまな外来DNAが、注射によってヒトのDNAに導入（または、トランスフェクション）されることによって引き起こされるダメージからの回復を助ける（Alden, M., 2022; Hannan, M.A., 2020; Mihaylova, M., 2011）。JAMA誌に発表された研究では、信者が信仰に基づくサービスに参加することが、健康上の成果を高めることに有意に寄与することが示された（Balboni, 2022）。スピリチュアルなサービスは、ストレスレベルを低下させ、人間の免疫システムの反応性を向上させることがわかった（Kim, I., 2021）。

1-2-3.韓国ベリタス·ドクターズ（KoVeDocs）とアーシングの役割

2021年12月13日の記者会見で、KoVeDocsはCOVID-19実験用ジャブバイアルに様々な有害物質が含まれていることを公表した。彼らは、活発に動く生物、酸化グラフェン（GO）様物体、金属様粒子、ワーム様物体を抽出する方法として、足浸漬浴を紹介した（Jeon, 2022a; Lee, Y., 2022）。KoVeDocsの記者会見後、韓国ではこれらの異物を除去するために足浸漬入浴を利用する人が急増した。足浸漬入浴を受けた多くの人が、毛髪様GOを伴うモルジェロンを抽出したことから、COVID-19実験注射を受けたかどうかにかかわらず、これらのGOが人体に存在することが示された（Jeon, 2022a; Melville, 2024）。アーシング（土の上や海辺を裸足で歩くこと）は、有害な酸化ストレスを軽減し、自然免疫力と幸福感を高め、さまざまな種類のがんからの回復を助けることも示されている（J. Oschman, 2015）。

1-2-4.鼻スプレー、うがい、炭

ポビドンヨードには、点鼻薬や点眼薬として多くのブランドがある（Arefin, 2022）。さらに、ケムトレイル汚染や鼻腔エアロゾル化mRNAナノ粒子の発生時には、生理食塩水でのうがいをして目、鼻、口をすっきりさせることが推奨される（Kim, J., 2024）。COVID-19実験用ジャブは、脂質に付着する脂質ナノ粒子、植物繊維、炭を使用していることを考えると、脂質を体内から抽出できる材料は解毒に役立つ可能性がある（杉本、2023）。

1-2-5.MMS2（次亜塩素酸カルシウム）の再利用による酸化グラフェン（ポリアクリルアミドハイドロゲルフィラメント）、マイクロチップ、人

体内のマイクロロボットの破壊

著者はMMS2を再利用し、MMS2が尿サンプルと血液サンプルの両方のGOを破壊したことを報告した（Jeon, 2023a,b）。MMS2はマスターミネラルソリューション2、次亜塩素酸カルシウム（Ca(ClO)2）としても知られ、米国陸軍センターが水消毒用に推奨していた（Headquarters, Departments of the Army, Navy, and Air Force, 2005）。MMS2は、次亜塩素酸（HOCl）を生成することで働くが、これはヒト血液中の好中球、好酸球、単核食細胞、Bリンパ球のミエロペルオキシダーゼが生成する化合物と同じである。次亜塩素酸は、GOを無害なフラボノイドやポリフェノールに変換することが知られている（Huang S, et al., 2021; Panasenko OM, et al., 2013）。さらに、MMS2は、血管閉塞、組織損傷、炎症性変化の長期化などのGO誘発性損傷を防ぐ可能性がある（Castanheira FVS, et al., 2019）。

1-3. 第三のカテゴリー：健康食品

1-3-1. 傷ついた核DNAの修復と自然免疫の回復

Hamssine Cheonggukjang ®、ウコン、レスベラトロール、田七人参、または瞑想による16時間絶食は、AMPKを増加させ、損傷した自然免疫力を回復させる（Kim, J., 2016）。スマートフードDM®は、抗酸化作用と抗炎症作用が認められており、誇張された自己免疫力を低下させ、血糖値を下げ、炎症

性腸疾患からの回復をサポートします。

1-3-2. ハムシン チョングッジャン (ねずみの目大豆[ソモクテ]の発酵食品) ニンニクペースト® (日本未発売

納豆菌はSARS-CoV-2のスパイクタンパク質を用量・時間依存的に溶解することが知られている（谷川、2022）。発酵後、非遺伝子組み換えのセオモクテはビタミンやその他の栄養素が豊富になる。エストロゲン作用を模倣するゲニステインは、更年期障害を軽減し、抗がん作用と抗光老化作用があり、骨粗鬆症を予防する（Sharifi-Rad, 2021）。発酵製品であるハムシン清麹にんにくペースト®には、納豆菌の変種・亜種を含む750種類の枯草菌が含まれている。 AMPKを活性化し、ゲニステインを含み（Kim, J., 2016）、mRNAスパイクタンパク質を分解し、損傷した核DNAの修復を助ける (Mulroney, 2023 ; Steinberg, G.R., et al., 2023)。マイクロプラスチックやハイドロゲル・ナノテクノロジーのマイクロプラスチックは、環境から、あるいはCOVID-19実験用注射を通して、私たちの体内に入る可能性がある（Kozlov, 2024; Marfella, et al.）枯草菌はマイクロプラスチックを消化することが知られており（Yang, 2023）、組織の炎症、線維化、臓器構造の喪失を引き起こす可能性がある（Rivers-Auty, 2023）。過敏性腸症候群を軽減し、記憶と認知機能を改善し、便の回数を増やし、炎症反応を緩和する。また、傷ついた核DNAを修復して自己免疫疾患やがんを減少させ、おそらくはN1 -メチル-シュードウリジン(Ψ)を含むmRNAスパイクタンパク質によって誘発されるものでさえも減少させる（Dimidi, 2019）。

1-3-3. スマートフードDM®とアルテミシニン

スマートフードDM®は、体内の炎症性変化を抑え、長期のCOVID症候群、脱毛、および/またはCOVID-19実験注射による解毒のための優れたヒーリング食品である(Jeon, 2022b)。この食品は、Houttuynia cordata、緑茶、桑の葉、甘草、Coix agretis、大豆などのいくつかの食品で構成されている。ホウトゥイニア・コルダータには、抗生物質効果のあるデカノイルアセトアルデヒドや抗酸化作用のあるケルシトリンが含まれている。緑茶にはEGCGが含まれている。桑の葉には抗酸化作用のあるポリフェノールが含まれています。甘草には抗炎症作用のあるグリチルリチンが含まれています。Coix agretisには抗炎症作用のあるコイクセノライドが含まれています。大豆には抗がん作用のあるレシチンや、エキストロゲン様作用や抗老化作用のあるゲニステインが含まれている(Liang, M., 2022)。

アルテミシニンはヒドロキシクロロキン(HCQ)と併用され、炎症性核因子-κB経路をダウンレギュレートすることで、ループス腎炎などの自己免疫疾患から命を救った(Liang, N.,

2018）。さらに、この組み合わせはラットにおけるCD4+ T細胞の炎症性分化をダウンレギュレートした（Bai, 2019）。従って、mRNA COVID-19実験注射におけるサイトカインストーム、SARS-CoV-2感染の炎症プロセスの偽りの誇張、およびN1 -メチルシュードウリジン(m1 Ψ)修飾によって引き起こされる過剰発現の自己免疫損傷を防ぐ可能性がある。

1-3-4. 抗酸化物質が豊富な食品パイナップル、カレー、松葉茶、タンポポ茶、ラズベリー、ブルーベリー、ブラックベリー、クランベリー、ブドウ、トマト、アーティチョーク、プルーン（梅干し）、ピーナッツ、ピーカン、ケール、キャベツ、発酵豆、リンゴ、アボカド、ココア、シソ、マッシュルーム、オリーブオイル、スイートチェリー、トマト、ワイン。

COVID-19実験注射のGOまたは磁性ハイドロゲルは、脳損傷や神経毒性、DNA損傷やエピジェネティック変化、ミトコンドリア損傷、炎症反応、反応性酸化ストレス(ROS)の増加、ミトコンドリア依存性アポトーシス、細胞損傷、壊死などの物理的破壊を通じて、私たちの体に害を与える(Ou, 2016)。COVID-19実験注射によって生じた活性酸素種(ROS)と活性窒素種(RNS)の酸化ストレスは、私たちの細胞構造、タンパク質、脂質、DNAに損傷を与える(Losada-Barreiro, S., 2022)。IFNγ、IL-1β、IL-6、TNFαなどの炎症性サイトカインは、SARS-CoV-2感染(COVID-19実験用注射も同様かもしれない）によって誘導され、一酸化窒素(NO)やスーパーオキシドラジカル(O2+)などのフリーラジカルの形成を誘発する(Wu J., 2020)。

前述の食品には、アスコルビン酸(ビタミンC)、α-トコフェロール(ビタミンE)、β-カロテン(ビタミンA)、カタラーゼ、スーパーオキシドジスムターゼ、グルタチオンペルオキシダーゼなどの外因性の天然抗酸化物質が含まれている。これらの抗酸化物質は、身体を保護し、特定の活性酸素種(ROS)を消去するための内因性抗酸化物質の役割をサポートする上で重要な役割を果たしている。ビタミンCとビタミンEは、セレンとともに、有害な過酸化脂質を除去し、炎症反応、関節炎、喘息などの症状における自己免疫反応、アルツハイマー病などの脳の衰え、糖尿病を予防または緩和する(Pincemail, 2022)。

表1.COVID-19注射剤の脱落および後遺症の治癒プロトコール (個人の体質や特徴、アレルギー体質などを考慮する必要がある)。			
アイテム	最初の10日間のヒーリング・イニシエーション	4ヶ月治癒	警告
最初のカテゴリー薬			
ヒドロキシクロロキン（HCQ）	1日200～300mg	1日100～200mg	アレルギーを持つ人もいるだろう。 心電図で視力とQTc間隔をチェックすることが重要です。 医師の処方やアドバイスに従ってください。
イベルメクチン	1日1錠または1錠半	1日1錠、または1日おきに服用	
アジスロマイシン	0.5錠を10日分、または2錠を3日分、1錠を7日分追加する。	0.5錠を1日1回、毎月12日間投与	
アスピリン	0.5錠または1日1回1錠		
フェノフィブラート	1日1回1錠、10日間	1日1錠、または1日おきに服用	
オメガ3	20歳未満の方にはお勧めできません。1日1～2カプセル		
メラトニン	毎晩1錠服用する。服用後、めまいがする場合は中止する。		

モンテルカスト	1日1回1錠を服用する。服用後、不快感がある場合は服用を中止してください。	
フェキソフェナジン/セチリジン	1日1錠を服用する。服用後、めまいや口の渇きがひどい場合は中止する。	
ビタミンC	毎食時に2グラムずつ摂取する。血糖値をモニターする。摂取後に胃痛を感じた場合は、使用を中止してください。	
ビタミンDと亜鉛	1日1錠服用する。服用後、不快感を感じた場合は中止する。	
イチョウ葉エキス	1日2回服用する。服用後に不快感を感じる場合は中止してください。	
チモシンα	できれば週2回、4ヶ月間。	
NAC、グルタチオン、CO-Q10	1日1錠服用する。服用後、不快感を感じた場合は中止する。	
駆虫薬	ゼルコム（Zelcom）、アルベンダゾール（Albendazole）、ビルトリサイド（Biltricide）（プラジカンテル（Praziquantel））は、皮膚の這いずるような感覚に効果がある。	
EDTAキレーション	1/5アンプルを週3回、2ヵ月間（合計約25回）	副作用
高気圧酸素	全40回（1日1～2回）または週2回、4ヶ月間	副作用
第二のカテゴリー行動の変化		
緑茶	1日1～3杯を目安に。EGCGやカフェインにアレルギーのある方にはお勧めできません。	アレルギーを持つ人もいる。
松葉茶	毎日1杯。松葉茶を飲んで体が冷えたと感じたら、代わりにタンポポ茶に変えてもよい。	
カレー週2回	自分で調整する。クルクミンを含むカレーを週に1～4回食べる。	
足浸浴またはアーシング	週に5回、1～2時間の足浴や、アスファルトやセメントで覆われた道路を裸足で歩くことは効果がない。	足がむくんでいるときは要注意。
MMS2（次亜塩素酸カルシウム）溶液	250ccの飲料水に1滴から始める。1日1～3回飲む。その後、1日8滴、10滴と徐々に増やしていく。	次亜塩素酸ナトリウム
16時間の断食と聖書朗読／賛美／祈り	週1回（例えば、金曜日の午後2時から土曜日の午前6時までは飲水のみ）、真摯に聖書を読み、祈り、賛美する。	DMがあるときは気をつけて。
5G/6G、電気自動車、電磁場、ケムトレイル、注射剤、食品、パッチに含まれるmRNA汚染物質から遠ざかる。	睡眠中は携帯電話やWi-Fiの電源を切る。 5G/6Gスポットや高圧送電線の近くを避ける。 電気自動車や電気バスを利用すると、頭痛や吐き気、胸のつかえを感じる人が多い。	がん/心臓保護
点鼻用ポビドンヨード、眼科用製剤	眼科用製剤や点鼻薬のほか、眼科用、鼻腔用、口内うがい用の生理食塩水（NaCl）も多くのブランドから発売されている。	アレフィン(2022); キム, J.(2024)
炭＋植物繊維	内臓脂肪組織を減少させ、腸内の有害物質の排出を助ける可能性がある。	杉木(2023年)
第三のカテゴリーヘルシーな非遺伝子組み換え食品		

ハムシン チョングッジャン ニンニクペースト®	健康な腸内細菌叢を促進し、損傷した核DNAを修復し、スパイクタンパク質、ハイドロゲル・ナノテクノロジー、マイクロプラスチックなどの外来mRNAを除去し、異常な自己免疫反応を抑えることができる750亜種の枯草菌が含まれている。	アレルギーを持つ人もいる。
スマートフードDM®	ホウトゥイニア・コルダータ、緑茶、桑の葉、甘草、Coix agrestis、大豆などの植物や食品が含まれている。この混合物には、クエルシトリン、EGCG、レシチン、ゲニステイン、グリチルリチンが豊富に含まれている。	
アルテミシニン／アルテシン-N®	アルテミシニン、ナイアシン、亜鉛を含む。	
マックゴラン・ボックグラン®	アペクセルのナノ粉砕技術により、カルシウムとビタミンDが摂取できる。	
田七人参	インフルエンザや炎症性変化から身を守る可能性がある。人によっては、胃痛、皮膚アレルギー、心臓や血糖値の問題を経験することがある。	
抗酸化物質を多く含む食品／果物／飲料	パイナップル、カレー、松葉茶、タンポポ茶、ラズベリー、ブルーベリー、ブラックベリー、クランベリー、ブドウ、トマト、アーティチョーク、プルーン（梅干し）、ピーナッツ、ピーカン、ケール、キャベツ、発酵豆、リンゴ、アボカド、ココア、シソ、マッシュルーム、オリーブオイル、スイートチェリー、トマト、ワイン	遺伝子組み換え食品、代用肉、消化の悪い昆虫食品、高純度食品は推奨されない。

表1. この表は、長いCOVID症候群、脱毛、および/または実験的COVID-19注射の副作用からの解放を達成するための戦略の3つのカテゴリーを示している。最初のカテゴリーには、ビタミンC、ビタミンD、亜鉛、グルタチオン、N-アセチル-システイン（NAC）、ヒドロキシクロロキン（HCQ）、アジスロマイシン／ドキシサイクリン、アスピリン、フェノフィブラート、メラトニン、イベルメクチン、チモシンα、抗寄生虫薬などの特定の薬剤を使用して、COVID-19実験注射による有害物質を除去する。第二のカテゴリーには、MMS2溶液の利用、カレー（クルクミンが豊富）の摂取、定期的な足浴、裸足で大地を歩くことによるグラウンディング、16時間の断食、聖書の朗読、祈り、賛美歌の歌唱などの行動修正が含まれる。5G/6Gや電磁場への露出を最小限にすることが重要である。3つ目のカテゴリーは、ハムシン清麹にんにくペースト®、スマートフードDM®、アルテミシニン／アルテシン-N®、マッコランボクグラン®、田七人参、クランベリー、ブルーベリー、ブドウ、ピーナッツ、ワイン（レスベラトロール含有）、パイナップル（ブロメライン含有）など、抗酸化物質を豊富に含む非遺伝子組み換え食品（GMO）などの特定の製品を摂取することである。

2.毒物検査入門

COVID-19の実験的な予防接種は、世界中で100人あたり170.26回の割合で行われている（Our World in Data, 2024）。COVID症候群を経験した人は、しばしば精神医学の専門家に相談するよう勧められ、教会や近所、さらには家族からの孤立に直面することもある。COVID-19の実験的なワクチン接種の結果、脱毛、そして強い電磁場や5G/6G技術にさらされた人にもたらされるリスクを理解することは、私たちの社会にとって極めて重要である。

彼らは通常、全身の脱力感、疲労感、めまい、失神、転倒、強く異常な頭痛、簡単で突然の感情の変化、感情のコントロールが困難、断続的で爆発的な怒り、筋肉の痙攣、四肢のしびれや冷感、集中力の低下、脳内霧、読解困難、理解困難、記憶喪失、嗅覚の低下や変化、胸部圧迫感、断続的なけいれん性腹痛や腹部膨満感、下肢の浮腫、断続的な胸痛や動悸、息切れ、難治性のかゆみ、皮膚病変、皮膚が這う感覚、背部痛、股関節痛、突然の予期せぬ癌などを訴えた。動悸、息切れ、難治性のかゆみ、皮膚病変、皮膚を這う感覚、背中の痛み、股関節の痛み、突然の予期せぬ癌。

2-1.後遺症患者の特定

毒物検査は患者の状態を診断するのに役立ち、解毒治療や治癒プロトコールに対する反応のバロメーターとなるはずである。表2に見られるように、患者の状態を評価するにはいくつかのカテゴリーが考えられる。毒物検査を一般化し、中毒状態の重症度を評価するには、コンセンサスが必要かもしれない。筆者のクリニックでは、血液毒性検査の各項目に点数をつけている：GO/マイクロチップの大きさの合計(100μm以上：4点、75〜99μm以上：3点、50〜75μm以上：2点、1〜49μm：1点、GO/マイクロチップなし：0点)；生地状炎症塊の総サイズ(750μm超4点、500〜749点3点、250〜449点2点、1〜249点1点、炎症塊なし0点)；活発に動く微小ロボットの数(7粒子超4点、4〜6粒子3点、2〜3粒子2点、1粒子1点)；炎症細胞の数(スライド表面上4点；3点：スライドの3/4、2点：スライドの1/2、1点：スライドの1/4、0点：スライドの1/4以下)、細長い赤血球の数(20個以上：4点、10〜19個：3点、5〜9個：2点、1〜5個：1点、0点：0点)、赤血球のルーローの数(10個以上または大きい：4点、6〜9個または中程度：3点、3〜5個または中程度：2点、1〜2個またはわずか：1点、0点：0点)、合計点：24点(18点以上は重症［80%以上］、12〜17点は中等度以上［60〜79%］、7〜11点は中等度［40〜59%］、3〜6点は軽度［20〜39%］、0〜2点は欠点［20%未満］)。

表2.COVID-19注射剤の脱落および後遺症に関する毒性試験 （人体への被害の程度を評価するには、コンセンサスが必要かもしれない）。			
テスト名	サンプル	毒性試験の内容	参考
1.動物実験：”ワープ・スピード“ワクチン開発は、HHSとFDAが事前の動物実験なしに人体実験を許可する道を開いた。			オキャラハン（2020）；チョン（2020c）
2.DNA配列決定： すべてのファイザーベクターはSV40プロモーター/エンハンサー/オリジン/polyAシグナルを含む。			リー・V（2023年）、マッカーナン（2023年）
3. 電子顕微鏡法：コミルナティの水性懸濁液中の酸化グラフェン（またはハイドロゲル、マイクロロボット、マイクロチップ）の検出。			カンプラ（2021年）
4. MAC IDと環境および人体の電磁場の強度をチェックする：メディア・アクセス・コントロール（MAC）アドレスは12桁のコードで、特定の個人を識別することができる。			Jeon(2023b)；US7427497B2；WO2020060606A1

5.血液マーカー：抗がんマーカーには、炎症を促進するマクロファージ1（IL6、TNF）が含まれる。プロがんマーカーには、抗炎症作用を持つマクロファージ2（IL8、TGFβ1、SPP1 [secreted phosphoprotein 1]）が含まれる。さらに、IFN-1と核因子κB活性が存在する。			チョン(2021)；リウ・J.(2021)；ゾン(2021)；ウェイ・Q.(2023)
6.光学顕微鏡検査：			
	1.尿	1.組織構造の数と規模	チョン（2022b；2023b）
		2.酸化グラフェンの数とサイズ（ハイドロゲルリボン、フィラメントなど）	
		3.アンテナ状構造の数とサイズ	
		4.マイクロチップ状構造の数とサイズ	
	2.血液	1.酸化グラフェン（ハイドロゲルリボン）またはマイクロチップの数とサイズ	チョン(2022a; 2023b)、イ(2022)；
		2.生地状のマウンド構造の数と大きさ	
		3.マイクロロボットの数とサイズ	
		4.炎症細胞／白血球の数と大きさ	
		5.赤血球（エキノサイト）の数と大きさ。	
		6.赤血球（RBC）ルーローの数と大きさ	
	3.その他-足浴、座浴、皮膚抽出物、COVID-19実験用注射瓶のサンプル。		全（2023b）；李（2024）

表 2.表2は、COVID-19実験用ワクチンの毒性試験を実施するための様々な推奨方法を示している。米国のFDAは、他国の同等の国家機関とともに、ワープスピード緊急使用許可を理由に、これらの毒性試験を実施していない。血液マーカーや光学顕微鏡検査を含むこれらの検査は、COVID-19実験用注射の人体および動物への影響(脱落や他のmRNA実験用注射/パッチ/食品を含む)の診断やモニタリングに利用できる。

2-2.患者のケース

著者は3例の患者を紹介した。これらを検討することで、医師と科学者は、治療と治癒の進行のための標準化された診断基準とフォローアップ基準を確立するための毒物検査についてコンセンサスを得ることができる。

2-2-1.52歳男性(キム氏)、間欠的動悸、脈拍115回/分、激しいけいれん性頭痛、脳霧、パニック障害。彼は実験的なCOVID-19注射を2回受け、SARS-CoV-2 (COVID-19病) の確定症例を2回経験していた。2024年4月の化学検査の結果、AST/ALT/γ-GTP/コレステロール/トリグリセリドの値が159/46/10/215/374とわずかに上昇していた。2024年4月の未治療血液の毒物学的検査を図1の左欄に示す。その後、彼は数週間ヒーリング·プロトコールを受け、その後症状はほとんど治まった。

2024年5月8日、健康プロトコール治療3週間後の血液毒物検査で、図1の右欄に描かれているように、彼の状態は著しく改善された。AST/ALT/γ-GTP/コレステロール/トリグリセリドの値は29/28/25/176/152であった。

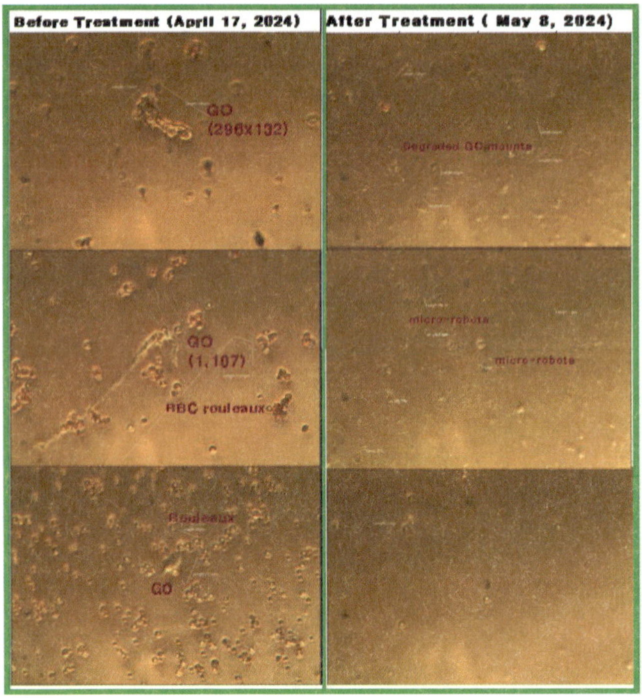

図1.血液を2,500rpmで30分間遠心分離し、血漿上部を実体顕微鏡で倍率250倍で観察した。4月17日のヒーリング・プロトコル治療前の血液毒性分析では、296マイクロメートルの総状GO粒子、長さ1,107マイクロメートルの杖状GO粒子、151マイクロメートルの蛹状GO粒子が検出された。さらに、最初の毒性試験では、ルーロー状の赤血球が観察された。
2024年5月8日の血液毒物検査では、右欄に次のような結果が出た：劣化した酸化グラフェン（GO）または炎症性生地（60マイクロメートル、90マイクロメートル、117マイクロメートル、119マイクロメートル）と活発に動くマイクロロボット（19マイクロメートル、20マイクロメートル、28マイクロメートル）の様々な大きさの丸い塚が検出された。

図1	前(2024年4月17日)	(2024年5月8日) 以降
1.酸化グラフェン（ハイドロゲルリボン）またはマイクロチップの数とサイズ	4	0
2.生地状のマウンド構造の数と大きさ	0	2
3.マイクロロボットの数とサイズ	4	3
4.炎症細胞／白血球の数と大きさ	4	2
5.赤血球（エキノサイト）の数と大きさ。	4	0
6.赤血球（RBC）ルーローの数と大きさ	4	0
総合得点	20（重度）	7（中程度）

2-2-2.69歳の女性、黄さんは実験的なCOVID-19の予防接種を2回受け、PCR検査を2回受けた。彼女は新たに200/100の高血圧を発症し、私のクリニックを受診した。彼女はめまい、筋力低下、2回の転倒を訴えた。また、断続的な咳と胸のつかえがあった。時折頭痛があり、血圧が高いにもかかわらず、彼女は降圧薬を拒否した。2024年4月15日の血液検査では、軽度の貧血が認められた。同じ日の治療前の血液毒物検査の結果を図2の奇数列（1番目と3番目）に示す。ヒーリング・プロトコールによる4週間の治療後、彼女の症状は著しく改善した。

2024年5月14日の血液毒物検査では、図2の偶数列（2番目と

4番目）に描かれているように、かなり状態が改善した。血圧は降圧剤を必要とすることなく、ほぼ完全に正常化した。

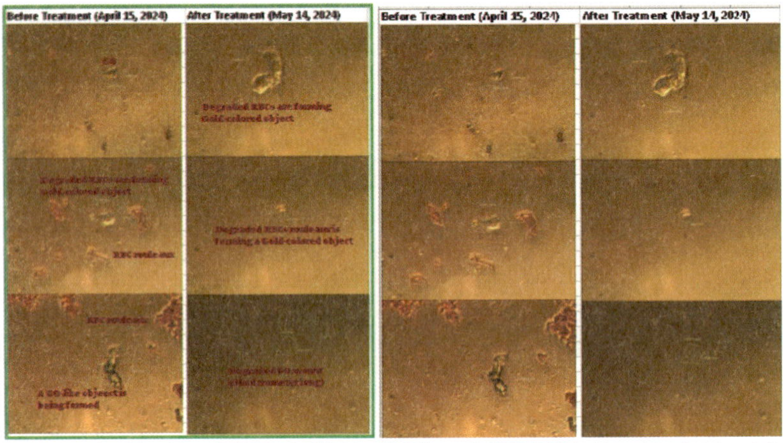

図2. 2024年4月15日、奇数列（1列目と3列目）の未処理血液には、GO（108マイクロメートル、130x176マイクロメートル、長さ367マイクロメートル）、多数の赤血球（RBC）ルーロー、炎症細胞の間を移動する数個のマイクロロボットが認められた。
2024年5月14日の血液毒性検査では、偶数（2番目と4番目）の欄に明らかなように、かなり状態が改善されていた。背景の小さな炎症性粒子はほとんど取り除かれ、わずかに動く微小ロボットが残っていた。赤血球のルーローが形成され、金色の炎症性生地として現れた。

図2	前(2024年4月15日)	(2024年5月14日) 以降
1.酸化グラフェン（ハイドロゲルリボン）またはマイクロチップの数とサイズ	4	0
2.生地状のマウンド構造の数と大きさ	0	4
3.マイクロロボットの数とサイズ	4	2
4.炎症細胞／白血球の数と大きさ	3	1
5.赤血球（エキノサイト）の数と大きさ。	4	0
6.赤血球（RBC）ルーローの数と大きさ	4	0
総合得点	19（重度）	7（中程度）

2-2- 3.30歳女性（Ms. Jang）は2021年にCOVID-19実験用予防接種を2回受け、PCR検査を3回受けた。彼女は2度の激しい胸痛、激しい背部痛、中等度の発熱を経験した。2022

年2月、彼女はSARS-CoV-2と診断された。この間、激しい背部痛に悩まされ、3日間寝たきりとなる。2024年1月、突然呼吸困難に襲われ、視界が暗くなった。動悸、ふらつき、めまい、激しい脱力感に襲われ、気を失いそうになった。15分ほど休むと自然に回復した。2024年1月と2月には、胸が締め付けられるような痛み、脳が白くなる現象、息苦しさを感じた。2024年4月末には激しい咳と微熱が出た。2024年5月9日、彼女は肺炎と診断され、市内の病院で治療を受けたが、効果はなかった。その後、彼女は父親と一緒にチョンの診療所を訪れた。チョンは彼女に入院を勧めたが、入院について父親と激しい口論になった。結局、彼女は入院に同意した。筆者は、COVID-19実験用注射の潜在的な副作用を知った人が非常に怒りっぽくなる（感情の変化を示す）ケースを数多く観察した。これらの人々はまた、血管迷走神経性失神、姿勢起立性頻脈症候群、または起立性低血圧のような自律神経障害を経験した。張さんは2024年1月と2月に2度失神した。Jeon氏は、これらの事故は、長期にわたるCOVID-19またはCOVID-19実験的ワクチン接種によって引き起こされた、中枢神経系ニューロンのモノアミン神経伝達を制御するVMAT2（Vesicular Monoamine Transporter 2）（Eiden、2011）、および大脳辺縁系の損傷に関連しているのではないかと推測した（Taskiran-Sag、2023）。2025年5月14日の入院日に、彼女は血液検査と胸部X線検査を受けた。

血液化学検査では、D-ダイマー/グルコース/γ-GTP値が0.64/170/56と上昇し、軽度の異常を示した。胸部X線検査では、両下肺にすりガラス状の混濁が認められた。治癒プロトコールのカテゴリー1治療が開始された。この治療は7日間実施され、その間、彼女のしつこい咳、脱力感、軽度の発熱、胸痛は減少した。2025年5月21日、彼女の血液が再び検査された。2024年5月23日、胸部X線検査を受け、症状および胸部X線検査が改善したため退院した。しかし、全さんの診療所での血液毒物検査の結果（図3）と、多くの病院や診療所で一般的に認められている血液化学検査や胸部X線検査の経過観察の結果とは食い違いがあった。彼女は退院後、ヒーリング・プロトコールのカテゴリー2と3の治療を受けるよう勧められた。2回目の胸部X線検査と血液毒性検査は2024年6月2日に実施された（図3、4）。

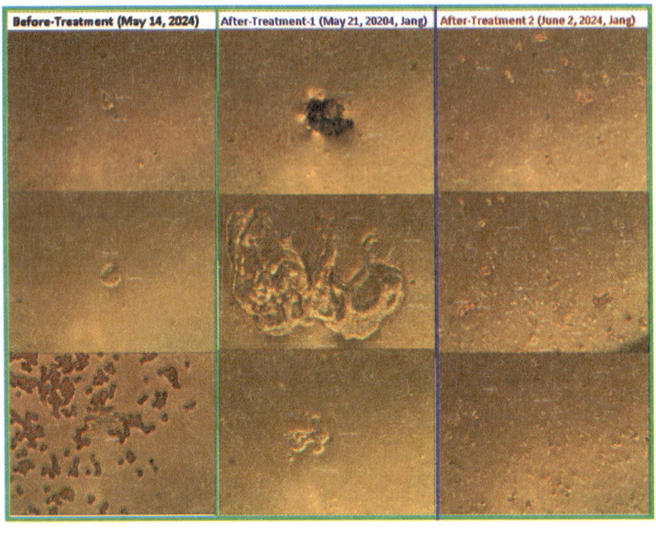

図3.2025年5月14日の入院日、彼女の血液化学検査では、D-ダイマー/グルコース/γ-GTP値が0.64/170/56と上昇し、いくつかの異常が認められた。図3の第1欄の未処置の血液から、第1に、炎症細胞と活発に動く多数の微小ロボットを伴う酸化グラフェン様塊（137×117マイクロメートル）と別の酸化グラフェン様塊（157×156マイクロメートル）、第2に、複数の赤血球ルールーと炎症細胞と活発に動く微小ロボットの生地様混合塊（長さ294マイクロメートル）が認められた。2024年5月14日の胸部X線検査（図4の右下四分円の写真）では、前市でのPCR検査が陰性であったにもかかわらず、両下肺野にCOVID-19肺炎が認められ、ground glass opacities（GGO）が認められた。
2025年5月21日、彼女の血液が検査された。血液毒物検査では、図3の2番目の欄に示すように、次のことが判明した：第1に、炎症細胞とGO（酸化グラフェンの大きさは362×271マイクロメートル）が顕著に存在した；第2に、炎症細胞とマイクロロボットからなる大きな生地状の混合塊（大きさは51×362×1,296×293×927マイクロメートルと248×308マイクロメートル）が存在した。一般化学検査の結果は正常であった。2024年5月23日、胸部X線も改善を示し（図4の右上方象限と左下方象限）、GGO病変の残骸が見えるだけであった。
2024年6月2日、血液毒物検査（図3の3段目）と胸部X線検査（図4の上段左）が行われ、改善が見られた。

図3	治療前(2024年5月14日)	後処理1(2024年5月21日)	後処理1(2024年6月2日)
1.酸化グラフェン（ハイドロゲルリボン）またはマイクロチップの数とサイズ	4	4	0
2.生地状のマウント構造の数とサイズ	2	4	0
3.マイクロロボットの数とサイズ	3	3	3
4.炎症細胞／白血球の数と大きさ	2	3	4
5.赤血球（エキノサイト）の数と大きさ。	2	0	2
6.赤血球（RBC）ルーローの数と大きさ	4	0	2
総合得点	17 (上位中位)	14 (アッパーミディアム)	11（中程度）

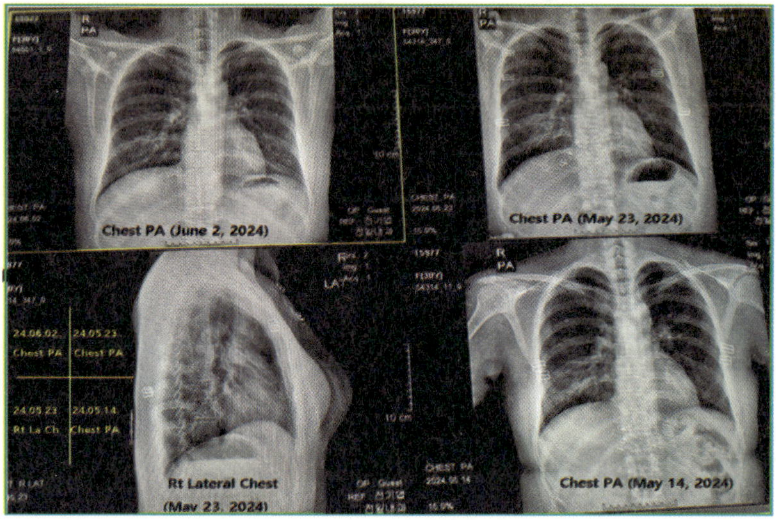

図4. 2024年5月14日の胸部X線検査で、両下肺野に地中ガラス混濁（GGO）が認められた（下段、図4の右写真）。
ヒーリング・プロトコールのカテゴリー1治療を1週間行った後、2024年5月23日に胸部X線写真を再検査した。両下肺野のガラス混濁は減少していた。(胸部PA：上段、右の写真；右側胸部X線：下段、図4の左側の写真）。
彼女は2024年5月23日に退院し、6月2日に経過観察を受けた。胸部X線（上段、左側の写真）では、両下肺にほぼ透明のGGO（ground-glass opacities）病変が認められた。

ディスカッション

1.COVID-19注射剤の内容物

COVID-19ウイルスが機能獲得研究によって作られた「フランケンシュタイン」であり、主にアンソニー・ファウチの指揮の下、米国国立アレルギー・感染症研究所によって資金提供されていたことが、公式記録や文書によって示されている（Yan, 2020; Fleming, 2021; Kennedy, Jr., 2021; Huff & Lyons, 2023）。このウイルスは2020年3月11日、世界保健機関（WHO）によって国際的に懸念される公衆衛生上の緊急事態と宣言された（Ghebreyesus, 2020）。しかし、COVID-19ワクチンが導入される前の1919年から2020年までの影響は、通常のインフルエンザシーズンと大差はなかった（Beattie, 2021; Rancourt, 2022; Rancourt et al.）数十億回分のCOVID-19注射剤の投与後、2021年と2022年に約100万人の過剰死亡が記録された（Beattie, 2021, 2024; Rancourt, 2022; Rancourt et al.）COVID-19実験用注射剤は現在、生物兵器であることが知られている。その有害な成分の中には、FDAが許容する量の500倍もの外来DNA断片が含まれている。この注射剤には、エイズ・レトロウイルス、SV-40癌ウイルス、そして合成血栓に関連する自己増殖性修飾RNAであるN1 -pseudouridine(Ψ)の断片も多数含まれている（Nyström & H.H.）。(Nyström & Hammarström, 2022; Santiago & Oller, 2023）。ターボがん (Mead et al., 2024) プリオン病を引き起こすかもしれない (Perez et al.) 2023)など、衰弱させ、最終的には致死的なターボがんを引き起こす可能性がある。
制御された条件下でインキュベートされた注射剤のサンプルは、自己組織化異物を生成する (Lee & Broudy, 2024).その中には、トリパノソーマ・クルーズィー、ヒドラ・ブルガリス、モルゲロン、蠕虫に似た形状の寄生虫もある（Benzi Cipelli et al. (Benzi Cipelliら、2022；Hughes、2022；Jeon、a2022）。.さらに、COVID-19実験用ジャブ、NOVA実験用ジャブ（Jeon, 2023b）を注射した人の血液、尿、足浴、皮膚抽出物、および制御された実験室条件下で培養した実験用ジャブ、特にファイザーとモデナの製品は、自己組織化コンピューターチップ様構造を生成した (Lee & Broudy, 2024）。WiFiや携帯電話によって活性化される基礎となったようだ。(欧州ワクチン警戒フォーラム、2021；Goudjil & European Forum for Vaccine Vigilance、2021； Hughes, 2024).マイクロソフトが世界知的所有権機関に出願した2020年公開の特許によれば、「身体活動データを利用した暗号通貨システム」というコンセプトは、2019年にはすでに実現可能であった（Abramson et al. (アブラムソンら、2020年.)

2.COVID-19の禁止治療

SARS-CoV-2が人工生物兵器であることが知られるや否や、ヒドロキシクロロキンやイベルメクチンなどの薬剤をCOVID-19疾患の治療に再利用することは禁止された。((Berg, S., 2021).今となっては、COVID-19注射剤が世界の人口を減らすための長期計画の一部であったことは明らかである； Wakefield & Kennedy, Jr.) 2022).このような計画は、ビル・ゲイツがワクチンを使って提案したものである(Gates, 2010)。(ゲイツ、2010)。ビル・ゲイツとメリンダ・ゲイツは、このような人口抑制ワクチンの普及を支援するため、世界保健機関(WHO)に100億ドルを拠出した直後だった(Higgins, 2010)。(ヒギンズ、2010)).現在、52億人以上がCOVID-19注射剤を1回以上接種している(Pharmaceutical Technology, 2024)。(製薬技術、2024年)。世界的なデータでは、全死因死亡率が劇的に増加している(Beattie, 2021Rancourt、2022；Rancourtら、2023)。COVID-19注射剤の推進者が、COVID-19疾患に有効であることが判明しているヒドロキシクロロキンやイベルメクチンとアジスロマイシンの併用に反対するのは当然である。(Jeon, 20202020b;

Risch, 2020)。.

2021年10月15日、ネブラスカ州のダグラス・J・ピーターソン司法長官から重要な主張が発表された。

> 「ランセット誌がヒドロキシクロロキンを危険とする論文を発表した。(メーラら、2020年）。.しかし、その統計には大きな欠陥があった。...ランセット誌の編集長自身が、この論文は『捏造』であり、『記念碑的な詐欺』であることを認めた。(ロニ・カリン・ラビン、2020年)。世界的な保健上の緊急事態のさなかにあって、研究不正の衝撃的な例」(Boseley & Davey, 2020)であることを認めている。(Boseley & Davey, 2020)。.... 医師が初期の治療法を検討することを許可すれば、命を救い、患者を病院から遠ざけ、すでに疲弊している医療制度を緩和する可能性のある新たな手段を評価する自由が与えられる。(ヒルガース、2021年、47頁).

COVID-19病の治療薬リストからヒドロキシクロロキンを省いたことで、多くの命が失われたことは間違いない。(Jeon, 20202020a; McCullough & Oskoui, 2020；McCulloughら、2021）。ヒドロキシクロロキンはスパイクタンパク質のエンドサイトーシス経路を阻害し、アンジオテンシン変換酵素受容体への結合を制限するため、COVID-19病によくみられるサイトカインの嵐を防ぐことができる (Satarkerら、2020 ; Blaylock、2021、2022a、2022b.)。

3.COVID-19実験ジャブの後遺症の謎

ファイザーの注射試験（C4591001）のデータ整合性には欠陥があり、COVID-19注射群では対照群に比べ心臓死が3.7倍以上増加していることが隠されていた（P. Thacker, 2021; C. Michels, 2023）。調査した58カ国のうち30カ国、58億人の44.8%が、6週間で10万人当たり4人以下のCOVID-19死亡であったという報告があり、これはCOVID-19ワクチン接種に関連する死亡リスクの予測値よりも少ないことになる(Oh,J.S., 2021)。

Katalin KarikóとDrew Weissmanは、スパイクタンパク質の“mRNA “に含まれる重要な修飾ヌクレオシドに関する2005年の研究で、2023年のノーベル賞を受賞した（K. Karikó, 2005）。その後、N1 -メチルシュードウリジン(m1 Ψ)修飾が知られるようになった(Andries, O., et al., 2015; T. Chen, 2022)。N1 -methylpseudouridine (m1 Ψ)修飾の研究により、mRNA COVID-19注射の急速な開発が促進され、その有効性は48%から90%以上に増加した(Morais P, 2021)。私たち自身の免疫システムは、プソイドウリジン(Ψ) やN1 -メチルプソイドウリジン(m1 Ψ) でできた同族体タンパク質だけでなく、自分自身のタンパク質、細胞、組織も標的にすることができるため、免疫不全症候群、アレルギー、致命的な自己免疫疾患を引き起こす可能性もある(Santiago, D., 2023)。最近、欧州連合(EU) は、COVID-19実験用ジャブがヒトの免疫系にダメージを与え、その結果、さまざまな感染症やがんによる死亡者が増えたことを認めた(Toledo A., 2022)。

ウリジンのメチル-プソイドウリジン(Ψ)への変化(F. Gang, 2021)に加えて、COVID-19注射の潜在的な成分-多機能磁気ハイドロゲル(MH) やPEG化脂質中のGOなど-は、Aiハイドロゲルによって標的の特定部位に輸送され、「不思議な線維性凝血塊」のような生合成物を作り出す可能性がある(Dowd, E., 2022)。 さらに、COVID-19注射の有害転帰にはバッチ間の差があった。BNT162b2 COVID-19実験注射の52の異なるバッチの10,793,766投与量から得られた有害事象疑い(SAE) には、3つの異なる線形回帰相関が観察された(M. Schmeling, 2023)。

シミアンウイルス40(SV-40)の遺伝子断片が、2人の独立した科学者によってファイザーCOVID-19の多くのバイアルから発見された(Lee, V., 2023; McKernan, K., et al.) 現在のCOVID-19 mRNA実験用注射は、FDAが設定した汚染DNAの上限を188倍から500倍以上も超えていた(Speicher DJら、2023年)。COVID-19実験用注射には有害成分と自己組織化アミロイド様ナノ構造がある。(Jeon, 2022b; Morozova, 2023) COVID-19実験用注射を受けた回数が多ければ多いほど、有害成分、自己組織化アミロイド様ナノ繊維が蓄積され、COVID-19注射から 汚染DNAが ゲノムに統合される可能性が高くなる。これにより、その人の体内で突然死やアミロイド様疾患、ターボガン性変化が起こる可能性が高まる(Zapatka, M., et al., 2023)。

4.パラダイムシフト

保健福祉省は、FDAが臨床試験施設の1%しか査察しておらず、テキサス州の臨床試験施設におけるデータの改ざん、盲検化されていない患者、有害事象のフォローアップが不十分であったなどの問題への対処を怠っていたことを明らかにした（P. Thacker, et al.）一部の研究者は、「リスクインターバルは0-42日のみ」と報告し、「多国間分析により、心筋炎、心膜炎、ギラン・バレー症候群、脳静脈洞血栓症について、事前に確立された安全性シグナルが確認された」と結論づけた(Faksova, 2024)。しかし、この報告書には3つの根本的な誤りがあり、結論が捏造されている可能性がある。報告書によれば、この研究は42日間(0-42日)の追跡調査という主張ではなく、35日間(おそらく8-42日)の追跡調査しか行っていない可能性がある。第二に、被接種者の分布が偏っているため、この研究は一般化できない。この研究では、”ほとんどのワクチン接種者は20-39歳と40-59歳の年齢層であった“と指摘している。しかし、COVID-19実験用ジャブ注射を受けた被接種者の大半は60歳以上であり、COVID-19ジャブの後遺症を経験する可能性が高かった。第3に、COVID-19実験用ジャブの評価には3つの異なる段階があり得、長期的な評価が必要であった（Jeon, 2023b）。まず、COVID-19実験用注射の4カ月後までに、循環エクソソーム上にスパイクタンパク質が検出され、驚くことに感染可能であった(Bansal, 2021)。また、COVID-19実験用注射の5カ月後に過剰死亡のピークが発生した(Sy, W., 2023)。さらに、COVID-19注射の性質を徹底的に調べるためには、この論文の表2の毒物学的検査が必要であった。

2024年、社会情勢は変わりつつあるようだ。米国第10巡回区控訴裁判所は2024年5月7日、コロラド州において、COVID-19実験用注射を含むすべてのワクチンに宗教的免責を適用すべきであると支持した(控訴事件：21-1414、2024年)。アリゾナ州は、死亡者1,223人、有害症例42,000件、憂慮すべき158,000件というファイザー社自身の臨床統計に基づき、実験用mRNA COVID-19注射剤を生物兵器と宣言した(クリス・ウィック・ニュース、2024年)。ファイザー社は、処方薬コード・オブ・プラクティス・オーソリティ(PMCPA)から34,800ポンドの罰金を科された。これは、ファイザー社の英国のメディカル・ディレクターが、COVID-19の予防にファイザー社のCOVID-19ワクチンが有効であると主張する米国の従業員の投稿をリツイートしたためであるが、これは不正確であることが判明した。PMCPAは、この投稿は有害事象や安全性情報への言及を欠き、誤解を招く情報を広めたと判断した(I. Cameron, 2024)。以前、フレミング博士は著書の中で、COVID-19注射は致死的な生物兵器になりうると主張していた(R. Fleming, 2021)。

大韓民国では、COVID-19試験注射の義務化およびCOVID-19ワクチンパスポートの実施以前には、SARS-CoV-2による20歳未満、妊婦、授乳婦の死亡はなかった。しかし、青少年へのCOVID-19注射が義務化された後、韓国では18人の児童・青少年が死亡し、800人以上の児童・青少年がCOVID-19注射後に重傷を負った。死亡者の遺族は団結して、COVID-19の強制接種と20歳未満のワクチン・パスポート制度に関する問題の是正を求める韓国政府の無関心な姿勢と冷淡な反応に異議を唱えている(Naver.tv、2024年)。

5.トランスヒューマニズム、ヒューマン2.0、そしてスピリチュアリティ

アンドレアス・ノアック博士（図5）をはじめ、故リュック・モンタニエ教授をはじめとする多くの人々が、偽情報と虚偽に満ちた世界で真実を語ることに人生を捧げた。

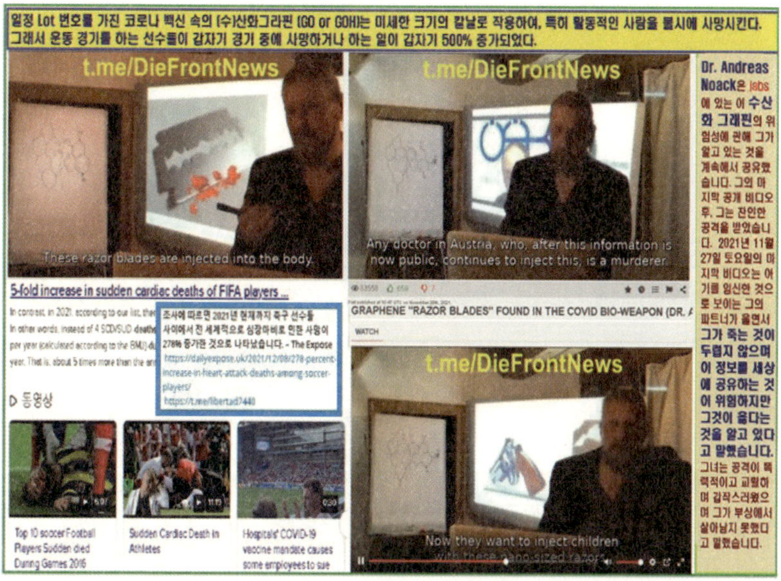

図5.2021年12月10日のU-Tubeプレゼンテーション。2021年12月10日のチョンのU-Tubeプレゼンテーションは、アンドレアス・ノアック博士の殺人事件に関する情報と、サッカーの試合中にスポーツ選手の死亡率が278%増加したことに関するものだった。彼のU-Tubeの内容は消去されたが、故アンドレアス・ノアック博士に関する情報は残っている（t.me, 2021）。アンドレアス・ノアック博士は警察官に襲われ、その後死亡した。彼のU-Tubeでのプレゼンテーションは、COVID-19の実験用注射剤にカミソリのようにふるえる酸化グラフェン（または水酸化グラフェン）が含まれていることを知った後の政府の残忍で大量虐殺的な行動についてであった。

COVID-19実験用ワクチンの最終的な目標のひとつは、人間2.0、ヒューマノイド、あるいはトランスヒューマンの進歩への道を開くことであり、人間の奴隷を作ることにつながる可能性がある。COVID-19実験用ワクチンの接種を受けると、人にはメディア・アクセス・コントロール（MAC）アドレスとして知られる12桁のIDが割り当てられ、患者の監視や個人の識別に利用できる（Akbar, 2022）（図6）。すべての行動、感情、思考は、外部のAIやスーパーコンピューターによって監視され、規制され、操作されることさえある。この新しい形の人間制御は、世界特許WO2020060606A1と韓国特許10-2017-0090373によって確立され、プログラム化されている（Abramson, 2020)。しかし、米国特許11,107,588 B2は、この12桁のIDが部分的なIDを表していることを認めている。この特許は、一定期間後に2つ目のID番号が生成され、その後、一定期間後に任意で「新しいID」が作成されることを示している（Ehrlich, 2021)。
著者は、ヒーリング・プロトコルによって、12桁のIDの一部が消えたり、弱まったりした人がいることを観察した。さらに、多くの人がMMS2溶液や足浸浴によって部分IDを消去したと報告している。著者は、部分IDを消去するためのヒーリング・プロトコルに取り組み、この新たに確立された人間の束縛を断ち切り、トランスヒューマン、ヒューマン2.0、あるいは人間の奴隷＝ヒューマノイドになることから解放される好機であると信じている。具体的には、COVID-19実験用ジャブの受諾または拒否に関する個人の権利と自己決定が尊重されるべきであり、これらの権利と自己決定を侵害するWHOパンデミック条約／協定は破棄されるべきである。

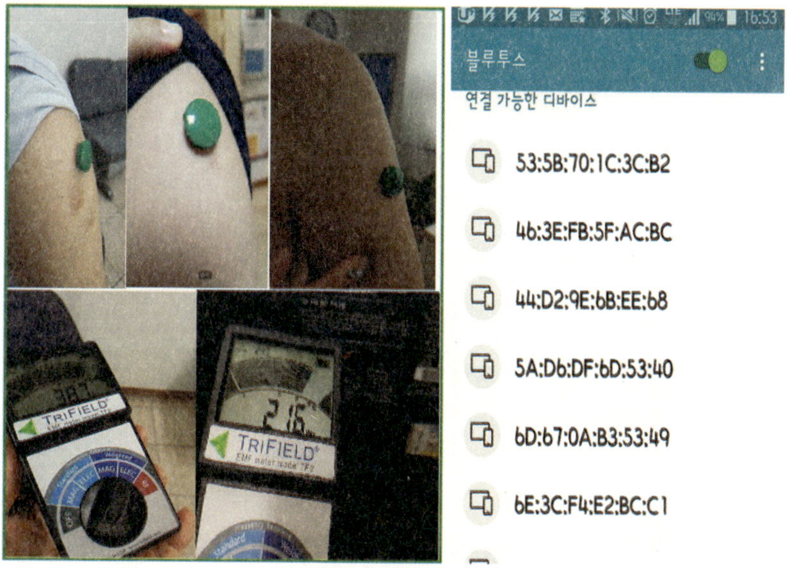

図6.これらの写真は、実験的にCOVID-19の注射を受けた人の腕に磁石を取り付けているところである。彼らの体の電磁場強度は387v/mと216v/mで測定された。予防接種を受けた各個人には、右の欄に示すようなユニークな12桁のID（メディア・アクセス・コントロール・アドレス）が示された。これらの12桁のIDは、ブルートゥース技術、5G/6Gネットワークにリンクされ、最終的にはAIやスーパーコンピューターに接続される。

6.解毒と治癒

Peter McCullough博士はナットウキナーゼ、ブロメライン、クルクミンをSARS-CoV-2のスパイクタンパク質を標的とした薬剤として紹介した（P. McCullough, 2023）。彼は、納豆菌由来のナットウキナーゼがSARS-CoV-2のスパイクタンパク質を用量・時間依存的に崩壊させることを認めた（Tanikawa, T., 2022）。治癒および解毒作用のある食品は、COVID-19に関連した痛み、死亡、長期にわたる後遺症、および長期のCOVID-19症候群の症状、脱落、および／

またはCOVID-19の実験的注射の副作用を緩和するのに役立ったという報告がある（Jeon, 2022b)。

最近の研究では、実験的COVID-19注射を含むmRNAワクチン技術における無害化のために、小干渉RNA（siRNA）とリボヌクレアーゼ標的キメラ（RIBOTAC）の使用が推奨されている。これらの革新的な技術は、COVID-19実験注射のmRNAを中和することを目的としている（Hulscher, N., 2024)。これらの方法の重要な利点は、スパイクタンパク質をコードするmRNAを特異的に標的とすることである。ヒドロキシクロロキンとイベルメクチンは、RNA依存性RNAポリメラーゼを阻害し、さらにスパイクタンパク質の細胞レセプターACE2への付着や炎症性サイトカイン反応を阻害することにより、同様の機能を示す（Satarker, 2020; Zaidi, 2022)。イベルメクチンの有効性はメタアナリシスでも支持されている（Bryant, A., 2021)。さらに、イベルメクチンとヒドロキシクロロキンが相乗的に作用することを示唆する証拠もある（Patri, A., 2020)。
トランプ大統領は2020年6月14日、国民に向けてメド・ベッドのような量子ヒーリング技術の可能性について言及した。しかし、それとは対照的に、我々は人間のDNAの純度を保つことの重要性を強調すべきである（Greere, 2022)。

7.患者の特定と状態のモニタリング

COVID-19実験用注射や脱皮の後遺症を経験した患者のほとんどは、自分の状態を分類したり診断したりすることができず、苦痛と苛立ちを感じていた。このことは、COVID-19の実験的注射や脱皮の後遺症に真に苦しんでいるにもかかわらず、他の医療提供者や一般の人々に認知されていない個人を特定するための毒物学的検査の必要性を強調している。このような検査は、患者の病状が進行するのをモニターするのにも役立つだろう。

概要

1.治癒プロトコル：長期のCOVID（SARS-CoV-2）、シェディング、および/またはCOVID-19の後遺症からの治癒の3つのカテゴリー

SARS-CoV-2とCOVID-19による被害から回復するためには、世界中が癒しと回復を必要としているのかもしれない。様々な治癒方法は、治癒プロトコルの3つのカテゴリーに要約されている。

最初のカテゴリー薬

ビタミンC、D、亜鉛、イベルメクチン、N-アセチル-システイン（NAC)、ヒドロキシクロロキン（HCQ)、グルタチオ

ン、アジスロマイシン（AZM）を含むカクテル薬は、SARS-CoV-2（COVID-19病）の症状を緩和する可能性があり、また排菌の結果やCOVID-19実験用ジャブの治療にも使用されている。

第二のカテゴリー行動の変化

、聖書を読み、祈り、詩篇を歌いながら、紅茶、松葉茶、MMS2を毎日飲み、週に1回カレーを食べ、ほぼ毎日酢を入れた塩水に足を浸し、アーシングを行い、週に1回16時間の断食を行う。

第三のカテゴリー健康食品の選択

健康食品としては、マスターミネラルソリューション（MMS2）、ナットウキナーゼ、ハムシン清麹にんにくペースト、スマートフードDM、緑茶（エピガロカテキン-3-ガレートが豊富）、松葉エキス（スラミンが豊富）、パイナップクル（ブロメラインが豊富）、カレー（ターメリックまたはクルクミンが豊富）、クランベリー、ブルーベリー、ブラックベリー、ブドウ、ピーナッツ、ワイン（レスベラトロールが豊富）は、長いCOVID症候群、脱落、および/または実験的COVID-19の後遺症の治癒と回復に有用であった。

2.長期のCOVID（SARS-CoV-2）排出および/または COVID-19後遺症の評価とモニタリングのための血液毒性検査

COVID-19実験注射の後遺症、脱落、長期COVID症候群など患者の状態を評価し、経過観察する方法は様々である。世界的なコンセンサスが必要かもしれないが、そのための血液毒性検査のプロトタイプとして表2を示した。さらに、著者の治療プロトコールと血液毒性検査は、複製と転写に同様のRNA依存性RNAポリメラーゼを共有する他の一本鎖RNAウイルスによって引き起こされる疾患の治療、治癒、モニタリングに役立つかもしれない。SARS-CoV-2、インフルエンザウイルス、呼吸器合胞体ウイルス、ニパウイルス、エボラウイルス、マールブルグウイルスなどの一本鎖RNAウイルスがこのカテゴリーに含まれる（Lai, M.M.C., 1984）。著者は、これらの一本鎖RNAウイルスと直接エネルギー兵器（DEWs、5Gを含む）の大規模な侵入が、将来のWHOパンデミック条約／協定につながる可能性を示唆している。しかし、これらのパンデミック病原体は、将来、生物兵器化された実験的な注射やパッチ、その他の形で私たちの体内に入る異物ではなく、ヒーリング・プロトコルを使ってより効果的に治療・治癒することができる。血液毒物検査は、これらの病気や「病気X」の侵入を評価し、監視するための貴重なツールとして役立つ。

謝辞

COVID-19実験的注射とその後遺症に関する情報が否定されつつある時代と世界の中で、勇気を持ってCOVID-19実験的注射の後遺症に対する治癒法を支持した韓国ノーベル研究センターである。著者は神に謝意を表する。著者は、IJVTPR編集長のジョン・オラー博士と編集コーディネーターのサーシャ・シムズ女史から提供された多大な提言と助言に感謝する。最初のカテゴリーの方法は、Carrie Madej博士、Vladimir Zelenko博士、Harvey Risch博士、およびFront Line COVID-19 Critical Care Allianceの医師たちによって紹介された。COVID-19実験的注射-後遺症の分野で世界を正しく導いた多くの先駆者たちは、ピーター・マッカロー博士、アリヤナ・ラブ博士、カレン・キングストン博士、ラ・キンタ・コラムナの医師たち、リカルド・デルガド・マーティン博士(79.202.099N)、アナ・マリア・ミハルチア博士、そして世界中の多くの治療者たちである。著者はこれらの研究者や医師たちに敬意を表する。著者はまた、COVID-19実験注射による被害から回復するためにあらゆる種類のヒーリング法に取り組み、人間のDNAと人権を守るために素晴らしい集会を開いた公民権活動家たちにも脱帽する。

競合する利益

著者はこの著作に関して、いかなる研究団体や研究機関からもロイヤリティや金銭的支援を受けていない。大韓民国の草の根の人々と神からのありがたい励ましを受けた。

한국어

코로나19 주사제 후유증에 대한 치유 프로토콜 및 독성학 테스트

전기엽[1], 대한민국 전북대학교 의사, 대한민국 전남대학교 의학박사, 미국 존스홉킨스대학교 박사.

[1] 홉킨스 전일 내과의원, 전주, 대한민국, 82)63-251-0071,
이메일: kjeon@hanmail.net ORCID: https://orcid.org/0000-0003-4385-0702
[1] 한국 노벨 연구 센터의 2024년 노벨 생리의학상 후보자
인용: Citation: : Jeon, K.-Y. (2024). Healing Protocols and Toxicology Tests for Sequelae of Covid-19 Injectables. International Journal of Research - GRANTHAALAYAH, 12(6), 1-16.
doi:10.29121/granthaalayah.v12.i6.2024.5696

초록

본 논문에서는 첫째, 성공적인 해독을 위한 치유 프로토콜, 둘째, 코로나19 실험용 주사의 후유증, 장기간의 코로나 증후군, 코로나19 주사를 맞은 개인이나 환경(예: 켐트레일 또는 mRNA 주사를 맞은 음식)의 유해 성분의 감염성 배출로 인한 인체의 위해 진단하기 위한 독성학 테스트에 대해 설명합니다. 치유 프로토콜은 첫째, 약물 칵테일, 둘째, 행동 변화, 셋째, 건강 식품의 세 가지 범주로 구성됩니다. 독성학 테스트에는 주로 혈액뿐만 아니라 소변, 족욕, 좌욕, 피부 추출물, 실험용 주사 약병에서 얻은 샘플의 그래핀 산화물(하이

드로겔), 마이크로칩, 마이크로로봇, 염증 세포, 적혈구 형태에 대한 현미경 검사가 포함되어 인간의 질병을 평가하고 치유 프로토콜의 효과를 모니터링할 수 있습니다.

키워드: COVID-19 주사제, 치유 프로토콜, 긴(Long) COVID 증후군, 주사제 흘림, 실험용 COVID-19 주사제 후유증, 독성학 테스트, 산화 그래핀, 하이드로겔, 마이크로칩, 마이크로로봇

소개

1. 힐링 프로토콜 세 가지 범주 소개

1-1. 첫 번째 범주: 약물

아지트로마이신, 하이드록시클로로퀸(HCQ), 이버멕틴, 비타민 C, D, 아연으로 구성된 다양한 약물의 조합 또는 칵테일이 COVID-19 질병 치료에 효과적인 것으로 밝혀졌습니다(Jeon, 2020b; Jeon, M.H., 2021). 저자는 아스피린, 페노피브레이트, 멜라토닌, 펙소페나딘/세티리진, 은행잎 추출액, NAC, 글루타치온, 코엔자임Q, 티모신알파, EDTA(에틸렌디아미네테트라아세트산)를 포함하여 약물 칵테일을 확장하여 SARS-CoV-2 질병 치료뿐만 아니라 그래핀 산화물(GOs, 또는 하이드로겔) 제거에도 사용했습니다; 또한 마이크로칩 및 COVID-19 실험 주사의 오염 물질을 제거합니다(Jeon, 2022b; 2023a; George, T., 2023).

1-1-1. EDTA 킬레이션 요법

미국 FDA는 납 중독에 대한 킬레이션 요법을 승인했습니다(George, T., 2023). 환자들은 백신 속의 세슘 또는 이트륨-90을 제거 치료 후 기분이 훨씬 나아졌다고 보고했습니다(Moderna, 2020). 비타민 C, 밀크씨슬, 프로바이오틱스, 클로렐라는 천연 킬레이트제로 알려져 있습니다.

1-1-2. 고압 산소 요법(HBOT)

총 40회(하루 1~2회)의 HBOT 세션은 삶의 질, 수면, 신경정신과적 증상 및 통증 증상을 개선했습니다(Hadanny, 2024).

1-2. 두 번째 범주: 행동 변화

행동 변화에는 녹차 및 솔잎차의 규칙적 섭취, MMS2 솔루션 사용, 카레 섭취, 족욕, 성경 소리 내어 읽기와 함께 16시간 금식(맨발로 땅이나 해변 걷기), 5G/6G 핫스팟, 전기 자동차, 고압 전자기장 피하기 등이 있습니다.

1-2-1. EGCG(에피갈로카테킨-3-갈레이트)

녹차(녹차 카테킨)의 EGCG는 mRNA 스파이크 단백질을 분해하고 SARS-CoV-2 또는 COVID-19 주사의 mRNA 스파이크 단백질에 의해 생성되는 아밀로이드 생성을 감소시킬 수 있습니다(Secker, C., 2023).

1-2-2. 16시간 단식 및 영적 활동

명상과 함께 16시간 단식을 실천하면 자가포식 및 AMPK(AMP 활성화 단백질 키나아제) 수치가 증가하여 제1형 인터페론(IFN)과 톨 유사 수용체 7(TLR7)을 자극함으로써 선천 면역을 강화할 수 있습니다. 이러한 메커니즘은 주사를 통해 인간 DNA에 코로나19 실험용 다양한 외부 DNA가 유입(또는 감염)되어 발생한 손상으로부터 회복하는 데 도움이 됩니다(Alden, M., 2022; Hannan, M.A., 2020; Mihaylova, M., 2011). JAMA에 발표된 한 연구에 따르면 신자들의 신앙 기반 서비스 참여가 건강 결과 향상에 크게 기여하는 것으로 나타났습니다(Balboni, 2022). 영적 서비스는 스트레스 수준을 낮추고 인간 면역 체계의 반응성을 향상시키는 것으로 밝혀졌습니다(Kim, I., 2021).

1-2-3. 코리아 베리타스 닥터(KoVeDocs)와 어싱의 역할

2021년 12월 13일에 열린 기자회견( )에서 KoVeDocs는 코로나19 실험용 잽 바이알에 다양한 유해 물질이 존재한다는 사실을 공개했습니다. 이들은 활발하게 움직이는 생물체, 산화 그래핀(GO) 유사 물체, 금속 유사 입자, 벌레 유사 물체를 추출하는 방법으로 족침욕을 소개했습니다(Jeon, 2022a; Lee, Y., 2022). KoVeDocs 기자회견 이후 국내에서는 이러한 이물질을 제거하기 위한 족욕이 급증했습니다. 족욕을 받은 많은 사람에게서 머리카락과 같은 GO가 있는 모겔론스가 추출되어 코로나19 실험 주사를 맞지 않아도 인체에 이러한 GO가 존재한다는 것을 보여주었습니다(Jeon, 2022a;

Melville, 2024). 어싱(맨발로 흙이나 해변을 걷는 것)은 유해한 산화 스트레스를 줄이고 자연 면역력과 웰빙을 강화하며 다양한 유형의 암으로부터 회복하는 데 도움이 되는 것으로 나타났습니다(J. Oschman, 2015).

1-2-4. 비강 스프레이, 양치질, 숯 사용

비강 스프레이 및 안과용 포비돈 요오드 제제는 여러 브랜드가 있습니다(Arefin, 2022). 또한, 켐트레일 오염 및 비강 에어로졸화된 mRNA 나노입자가 있을 때는 식염수로 눈, 코, 입을 헹구고 양치질을 하는 것이 좋습니다(Kim, J., 2024). 코로나19 실험용 잽이 지질 나노입자, 식물 섬유, 지질을 부착하는 숯을 사용한다는 점을 고려할 때, 우리 몸에서 이를 추출할 수 있는 물질이 해독에 유용할 수 있습니다(Sugimoto, 2023).

1-2-5. 인체 내 그래핀 산화물(폴리아크릴아미드 하이드로젤 필라멘트), 마이크로칩, 마이크로로봇을 파괴하기 위한 MMS2(차아염소산칼슘)의 용도 변경

저자는 MMS2의 용도를 변경하여 MMS2가 소변과 혈액 샘플 모두에서 GO를 파괴한다고 보고했습니다(Jeon, 2023a, b). 마스터 미네랄 용액 2, 차아염소산칼슘(Ca(ClO)2)으로도 알려진 MMS2는 미 육군 센터에서 수질 소독을 위해 권장했습니다(육군, 해군 및 공군 본부, 2005).

MMS2는 사람의 혈액에서 호중구, 호산구, 단핵 식세포 및 B 림프구에서 생성되는 미엘로퍼옥시다아제에 의해 동일한 화합물인

차아염소산(HOCl)을 생성하는 방식으로 작용합니다. 차아염소산은 GO를 무해한 플라보노이드와 폴리페놀로 전환하는 것으로 알려져 있습니다(Huang S, et al., 2021; Panasenko OM, et al., 2013). 또한 MMS2는 혈관 폐색, 조직 손상 및 장기간의 염증 변화와 같은 GO로 인한 손상을 예방할 수 있습니다(Castanheira FVS, et al., 2019).

1-3. 세 번째 카테고리: 건강 식품

1-3-1. 손상된 핵 DNA 복구 및 선천성 면역력 회복

함씨네 쥐눈이콩 마늘 청국장® , 강황, 레스베라트롤, 인삼 또는 성경 소리 내어 읽기 등을 통한 16시간 단식은 손상된 선천면역력을 회복시키기 위해 AMPK를 증가시킵니다(Kim, J., 2016). 스마트 푸드 디엠®은 항산화 및 항염증 작용으로 과장된 자가 면역을 줄이고 혈당 수치를 낮추며 염증성 장 질환의 회복을 도울 수 있는 것으로 인정받고 있습니다.

1-3-2. *함씨네 쥐눈이콩 마늘 청국장*(쥐눈이콩[서목태] 발효)®

바실러스 서브틸리스 낫토균은 용량과 시간에 따라 SARS-CoV-2의 스파이크 단백질을 용해하는 것으로 알려져 있습니다(Tanikawa, 2022). 발효 후, 비유전자변형 서목태는 비타민과 기타 영양소가 풍부해집니다. 에스트로겐 효과를 모방하는 제니스테인은 갱년기 효과를 줄이고 항암 및 노화 방지 특성을 가지며 골다공증을 예방합니다(Sharifi-Rad, 2021). 발효 제품인 함씨네 마늘 청국장®에는 낫토 변종/아종을 포함한 750종의 바실러스 서브틸리스(고초균) 변종이 함유되어 있습니다. 이는 AMPK를 활성화하고, 제니스테인(Kim, J., 2016)을 함유하고 있으며, mRNA 스파이크 단백질을 분해하여 손상된 핵 DNA를 복구하는 데 도움을 줍니다(Mulroney, 2023 ; Steinberg, G.R., et al., 2023). 미세 플라스틱 또는 하이드로겔 나노기술 미세 플라스틱은 환경이나 코로나19 실험 주사를 통해 우리 몸에 유입될 수 있습니다(Kozlov, 2024; Marfella 등, 2024). 고초균은 미세 플라스틱을 소화하는 것으로 알려져 있으며(Yang, 2023), 미세플라스틱은 조직에 염증, 섬유화 및 장기 구조의 손실을 일으킬 수 있습니다(Rivers-Auty, 2023). 발효된 고초균은 과민성 대장 증후군을 줄이고, 기억력과 인지 기능을 개선하며, 배변 횟수를 늘리고, 염증 반응을 완화합니다. 또한 손상된 핵 DNA를 치유하여 자가면역 질환과 암을 감소시키며, 심지어 N1 -메틸-슈도우리딘(Ψ)을 포함하는 mRNA 스파이크 단백질에 의해 유발되는 질환을 감소시킬 수 있습니다(Dimidi, 2019).

1-3-3. *스마트 푸드 DM® 및 아르테미시닌*

스마트 푸드 DM®은 우리 몸의 염증성 변화를 줄이고 장기간의 코로나 증후군, 탈진 및 / 또는 COVID-19 실험 주사로 인한 해독에 탁월한 치유 식품입니다(Jeon, 2022b). 어성초, 녹차, 뽕잎, 감초, 율무, 대두 등 여러 식품으로 구성되어 있습니다. 어성초에는 항생 효과가 있는 데카노일아세트알데히드와 항산화 효과가 있는 케르시트린이 함유되어 있습니다. 녹차에는 EGCG가 있습니다. 뽕잎에는 항산화 효과가 있는 폴리페놀이 있습니다. 감초에는 항염 효과가 있는 글리시리진이 함유되어 있습니다. 율무에는 항염증 효과가 있는 코익세놀라이드가 함유되어 있습니다. 대두에는 항암 효과가 있는 레시틴과 에스트로겐 유사 효과 및 노화 방지 효과가 있는 제니스테인이 함유되어 있습니다(Liang, M., 2022).

아르테미시닌과 하이드록시클로로퀸(HCQ)과 병합 투여하면, 염증성 핵 인자-κB 경로를 하향 조절함으로써 루푸스 신염과 같은 자가 면역 질환으로부터 생명을 구할 수 있었습니다(Liang, N., 2018). 또한 이 조합은 쥐에서 CD4+ T 세포의 염증 분화를 하향 조절했습니다(Bai, 2019). 따라서 사이토카인 폭풍, SARS-CoV-2 감염의 허위 과장된 염증 과정, mRNA COVID-19 실험 주사에서 N1 - 메틸 슈도우리딘(m1 Ψ) 변형으로 인한 과도하게 발현되는 자가 면역 손상을 예방할 수 있습니다.

1-3- 4. 항산화제가 풍부한 음식: 파인애플, 카레, 솔잎차, 민들레차, 라즈베리, 블루베리, 블랙베리, 크랜베리, 포도, 토마토, 아티초크, 자두(말린 자두), 땅콩, 피칸, 케일, 양배추, 발효 콩, 사과, 아보카도, 코코아, 들깨, 버섯, 올리브 오일, 달콤한 체리, 토마토, 와인.

COVID-19 실험 주사에 사용된 GO 또는 자성 하이드로젤은 뇌 손상 및 신경 독성, DNA 손상 및 후성유전학적 변화, 미토콘드리아 손상, 염증 반응, 반응성 산화 스트레스(ROS) 증가, 미토콘드리아 의존 세포 사멸, 세포 손상 및 괴사와 같은 물리적 파괴를 통해 우리 몸에 해를 끼칩니다(Ou, 2016). 코로나19 실험 주사를 통해 발생하는 활성 산소종(ROS)과 활성 질소종(RNS)의 산화 스트레스는 세포 구조, 단백질, 지질, DNA를 손상시킵니다(Losada-Barreiro, S., 2022). SARS-CoV-2 감염(그리고 COVID-19 실험 주사로도 유발될 수 있음)에 의해 유발되는 IFNγ, IL-1β, IL-6 또는 TNFα와 같은 염증성 사이토카인은 산화질소(NO) 및 슈퍼옥사이드 라디칼(O2+) 같은 자유 라디칼의 형성을 유발할 수 있습니다(Wu J., 2020).

앞서 언급한 식품에는 아스코르브산(비타민 C), α-토코페롤(비타민 E), β-카로틴(비타민 A), 카탈라아제, 슈퍼옥사이드 디스뮤타제, 글루타치온 퍼옥시다제 등의 외인성 천연 항산화제가 함유되어 있습니다. 이러한 항산화제는 신체를 보호하고 특정 활성산소종(ROS)을 제거하는 신체의 내인성 항산화 역할을 지원하는 데 중요한 역할을 합니다. 비타민 C와 비타민 E는 셀레늄과 함께 유해한 과산화지질을 제거하고 관절염, 천식, 알츠하이머병과 같은 뇌 기능 저하, 당뇨병 등의 질환에서 염증 반응, 자가 면역 반응을 예방하거나 완화하는 데 도움이 됩니다(Pincemail, 2022).

표 1. COVID-19 주사제 출혈 및 후유증에 대한 치유 프로토콜 (개인의 체질, 특성, 알레르기 상태 및 기타 요인을 고려해야 합니다.)			
항목	처음 10일 동안의 치유 시작	4개월 힐링	주의
첫 번째 카테고리: 약물 치료			
하이드록시클로로퀸(HCQ)	매일 200~300mg	매일 100-200mg	알레르기가 있는 사람도 있을 수 있습니다. 심전도를 사용하여 시력과 QTc 간격을 확인하는 것이 중요합니다. 의사의 처방이나 조언을 따르세요.
이버멕틴	매일 정제 1정 또는 1.5정	1매일 또는 격일로 1정 복용	
아지트로마이신	10일간 0.5정 또는 3일간 2정, 7일 이상은 1정 복용하기	0.5월 12일 동안 매일 1정씩 복용하세요.	

아스피린	0.5정 또는 1일 1회 1정 복용	
페노파이브레이트	10일 동안 하루 한 번, 1정씩 복용 / 매일 또는 격일로 1정	
오메가-3	만 20세 미만에게는 권장하지 않습니다. 매일 1~2캡슐 복용	
멜라토닌	매일 밤 1정씩 복용하세요. 약 복용 후 어지러움을 느끼면 복용을 중단하세요.	
몬테루카스트	하루에 한 번 1정을 복용합니다. 약을 복용한 후 불편한 점이 있으면 복용을 중단하세요.	
펙소페나딘/세티리진	매일 1정을 복용합니다. 복용 후 어지러움이나 심한 구강 건조증이 나타나면 복용을 중단하세요.	
비타민 C	매 식사마다 2g을 섭취합니다. 혈당 수치를 모니터링하십시오. 섭취 후 복통이 발생하면 사용을 중단하세요.	
비타민 D와 아연	매일 1정씩 복용하세요. 복용 후 불편함이 느껴지면 복용을 중단하세요.	
은행잎 추출물	하루에 두 번 복용하세요. 약을 복용한 후 불편함을 느끼면 복용을 중단하세요.	
티모신-알파	가능하면 4개월 동안 일주일에 두 번씩 주사합니다.	
NAC, 글루타치온, CO-Q10	매일 1정씩 복용하세요. 약 복용 후 불편함이 느껴지면 복용을 중단하세요.	
기생충 방지	젤콤, 알벤다졸 또는 빌트리사이드(프라지콴텔)가 피부 가려움증에 도움이 될 수 있습니다.	
EDTA 킬레이트화	2개월 동안 1/5 앰플을 주 3회(총 25회 정도) 사용	부작용
고압 산소	4개월 동안 총 40회(하루 1~2회) 또는 주 2회 실시	부작용
두 번째 카테고리: 행동 변화		
녹차	하루에 1~3컵을 섭취하세요. EGCG 또는 카페인에 알레르기가 있는 경우 섭취하지 않는 것이 좋습니다.	알레르기가 있는 사람도 있을 수 있습니다.
솔잎 차	매일 한 컵씩 드세요. 솔잎차를 마신 후 몸이 차가워 신나번 빈틀네자도 바쉬 마셔노 됩니다.	
주 2회 카레	자신에게 맞게 조절하세요. 커큐민이 함유된 카레요리를 일주일에 1~4회 섭취합니다.	
족욕 또는 접지	일주일에 5회, 1~2시간 족욕을 합니다. 아스팔트나 시멘트로 덮인 도로를 맨발로 걷는 것은 효과가 없습니다.	다리가 부은 경우 주의하세요.
MMS2(차아염소산칼슘) 용액	식수 250cc에 용액 한 방울로 시작하세요. 하루에 한 번에서 세 번 마십니다. 그런 다음 매일 8방울 또는 10방울까지 서서히 늘립니다.	차아염소산나트륨 아님
성경 읽기/찬송/기도와 함께 16시간 금식하기	일주일에 한 번(예: 금요일 오후 2시부터 토요일 오전 6시까지만 물 마시기) 진지한 성경 읽기, 기도, 찬송을 합니다.	DM을 받을 때는 주의하세요.
5G/6G, 전기 자동차, 전자기장, 켐트레일, 주사제, 식품 또는 패치에 포함된 mRNA 오염 물질로부터 멀리하십시오.	수면 중에는 휴대폰과 Wi-Fi를 끄세요. 5G/6G 스팟이나 고압 송전선 근처에 가까이 가지 마세요. 많은 사람이 전기 자동차나 버스를 이용할 때 두통, 메스꺼움, 가슴 답답함을 경험합니다.	암/심장 보호

비강 스프레이용 포비돈 요오드, 안과용 제제	안과용, 코용, 구강 양치용 식염수(NaCl) 용액뿐만 아니라 다양한 브랜드의 안과용 제제 및 비강 스프레이가 판매되고 있습니다.	아레핀(2022); 김, J. (2024)
숯 + 식물 섬유	내장 지방 조직을 감소시키고 장에서 독성 물질을 제거하는 데 도움이 될 수 있습니다.	스기모토 (2023)
세 번째 카테고리: 건강한 비유전자 변형 식품		
함씨네 청국장 마늘 페이스트®	건강한 장내 미생물을 촉진하고 손상된 핵 DNA를 복구하며 스파이크 단백질, 하이드로겔 나노기술, 미세 플라스틱과 같은 이물질 mRNA를 제거하고 비정상적인 자가 면역 반응을 줄일 수 있는 750종의 바실러스 서브틸리스 (고초균)을 함유하고 있습니다.	알레르기가 있는 사람도 있을 수 있습니다.
스마트 식품 DM®	어성초, 녹차, 뽕잎, 감초, 율무, 대두 등 여러 식물과 식품이 함유되어 있습니다. 이 혼합물에는 케르시트린, EGCG, 레시틴, 제니스테인, 글리시리진이 풍부합니다.	
아르테미시닌/아르테신-N®	아르테미시닌, 니아신, 아연이 함유되어 있습니다.	
막고랑 복고랑®	아펙셀의 나노 그라인딩 기술로 칼슘과 비타민 D를 공급합니다.	
인삼	인플루엔자 및 염증성 변화로부터 보호할 수 있습니다. 일부 사람들은 복통, 피부 알레르기 또는 심장 및 혈당 문제를 경험할 수 있습니다.	
항산화 물질이 풍부한 식품/과일/음료	파인애플, 카레, 솔잎차, 민들레차, 라즈베리, 블루베리, 블랙베리, 크랜베리, 포도, 토마토, 아티초크, 자두(건자두), 땅콩, 피칸, 케일, 양배추, 발효 콩, 사과, 아보카도, 코코아, 들깨, 버섯, 올리브 오일, 스위트 체리, 토마토, 와인.	GMO 식품, 대체 육류, 소화가 잘 되지 않는 곤충 식품, 고도로 정제된 식품은 권장하지 않습니다.

표 1. 이 표는 장기간의 코로나19 증후군, 탈모 및/또는 실험적인 코로나19 주사의 부작용으로부터 자유로워지기 위한 세 가지 범주의 전략을 보여줍니다. 첫 번째 범주는 코로나19 실험 주사의 유해 물질을 제거하기 위해 비타민 C, 비타민 D, 아연, 글루타치온, N-아세틸 시스테인(NAC), 하이드록시클로로퀸(HCQ), 아지트로마이신/독시사이클린, 아스피린, 페노피브레이트, 멜라토닌, 이버멕틴, 티모신 알파 및 항기생충제와 같은 특정 약물의 사용입니다. 두 번째 범주에는 MMS2 솔루션 활용, 커큐민이 풍부한 카레 섭취, 규칙적인 족욕, 맨발로 땅을 걷는 접지, 16시간 금식, 성경 소리내어 읽기, 기도, 찬송가 부르기 등의 활동과 같은 행동 수정이 포함됩니다. 5G/6G 및 전자기장에 대한 노출을 최소화하는 것이 중요합니다. 세 번째는 함씨네 마늘청국장®, 스마트푸드 DM®, 아르테미시닌/아르테신-N®, 막고랑 복고랑®, 인삼과 같은 특정 제품과 크랜베리, 블루베리, 포도, 땅콩, 와인(레스베라트롤 함유), 파인애플(브로멜라인 함유) 등 항산화제가 풍부한 비유전자 변형 식품을 섭취하는 방식입니다.

2. 독성학 테스트 소개

코로나19 실험용 주사는 전 세계적으로 100명당 170.26회 투여되었습니다(데이터로 본 우리의 세계, 2024). 흘림 또는 장기간의 코로나 증후군을 경험하는 사람들은 종종 정신과 전문의와 상담하도록 권고받으며 교회, 이웃, 심지어 가족으로부터 고립될 수도 있습니다. 우리 사회가 코로나19 실험 백신 접종의 결과와 탈진, 그리고 강한 전자기장이나 5G/6G 기술에 노출된 개인에게 미치는 위험을 이해하는 것은 매우 중요합니다. 코로나19 실험용 주사의 합병증, 롱 코비드, 쉐딩 등으로 인하여, 일반적으로 전신 쇠약, 피로, 현기증, 실신, 낙상, 강하고 비정상적인 두통, 쉽고 갑작스러운 감정 변화, 감정 조절의 어려움, 간헐적이고 폭발적인 분노, 근육 경련, 사지 저림 또는 냉증, 집중력 저하, 뇌 안개, 읽기, 이해 또는 기억 상실, 후각 상실 또는 변화, 가슴 답답함, 복부 통증 및 복부 팽만, 하지 부종, 간헐적인 흉통 및 두근거림, 숨가쁨, 난치성 가려움증, 피부 병변, 피부에 기어가는 느낌, 허리 통증, 고관절 통증, 갑작스럽고 예상치 못한 암 발생 등을 보입니다.

2-1. 후유증 환자의 진단

독성학 검사는 환자의 상태를 진단하는 데 도움이 되고 해독 치료 또는 치유 프로토콜에 대한 반응의 지표가 되어야 합니다. 표 2에서 보는 바와 같이 환자의 상태를 평가하는 데는 여러 가지 범주가 있을 수 있습니다. 독성 검사를 일반화하고 독성 상태의 심각도를 등급화하기 위해서는 합의가 필요할 수 있습니다.

저자의 클리닉에서는 혈액 독성 검사의 각 항목에 점수를 부여합니다: 총 GO/마이크로칩 크기(100마이크로미터 이상이면 4점, 75~99이면 3점, 50~75이면 2점, 1~49이면 1점, GO/마이크로칩이 없으면 0점); 반죽과 같은 염증 덩어리의 총 크기(750 마이크로미터 이상 4점, 500-749 이면 3점, 250-449이면 2점, 1-249 이면 1점, 염증 덩어리 없으면 0점); 활발하게 움직이는 마이크로로봇의 수(7개 이상 4점, 4-6개 이면 3점, 2-3개 이면 2점, 1개 이면 1점, 없으면 0점); 염증 세포의 수 (슬라이드 표면 4/4 이상에 대해 4점; 슬라이드 3/4 이상이면 3점, 슬라이드 1/2 이상이면 2점, 슬라이드 1/4 이상이면 1점, 슬라이드 1/4 미만이면 0점), 파괴된 RBC 수(20개 이상 4점, 10~19개이면 3점, 5~9개이면 2점, 1~5개이면 1점, 없으면 0점), RBC 연전현상 수효(10개 이상 큰 경우 4점, 6~9개 이면 3점, 3~5개이면 2점, 1~2개이면 1점, 없으면 0점) 및 총점을 평가합니다: 총점 24점에서 18점 이상은 중증[80% 이상], 12~17점은 중상[60~79%], 7~11점은 보통[40~59%], 3~6점은 경미[20-39%], 0~2점은 없음[〈20%])으로 평가합니다.

<table>
<tr><th colspan="4">표 2. COVID-19 주사제의 합병증, 흘림 및 롱코비드 후유증에 대한 독성학 테스트
(인체 건강에 대한 피해 정도를 평가하기 위해서는 합의가 필요할 수 있습니다.)</th></tr>
<tr><td>테스트 이름</td><td>샘플</td><td>독성 시험용 콘텐츠</td><td>참조</td></tr>
<tr><td colspan="3">1. 동물 실험: '워프 스피드' 백신 개발은 미국 보건 복지부와 FDA가 사전 동물 실험 없이 인체 실험을 허용할 수 있는 길을 열었습니다.</td><td>오캘러한 (2020); 전 (2020c)</td></tr>
<tr><td colspan="3">2. DNA 시퀀싱: 모든 화이자 벡터에는 SV40 프로모터/인핸서/오리진/폴리A 신호가 포함되어 있습니다.</td><td>리 V. (2023); 맥커넌 (2023)</td></tr>
<tr><td colspan="3">3. 전자 현미경: 코미르나티 수성 현탁액에서 산화 그래핀(또는 하이드로겔, 마이크로로봇, 마이크로칩)의 검출.</td><td>Campra (2021)</td></tr>
<tr><td colspan="3">4. 환경과 인체에 미치는 MAC ID와 전자기장의 세기를 확인합니다: 12자리 코드인 MAC(미디어 액세스 제어) 주소는 특정 개인을 식별하는 역할을 하여 글로벌 식별, 모니터링, 교육 및 제어를 가능하게 합니다.</td><td>Jeon(2023b);
US7427497B2;
WO2020060606A1</td></tr>
<tr><td colspan="3">5. 혈액 마커: 항암 표지자에는 염증을 촉진하는 마크로파지 1(IL6, TNF)이 포함됩니다. 항암 마커에는 항염증 작용을 하는 마크로파지 2(IL8, TGFβ1, SPP1 [분비 인산화 단백질 1])가 포함됩니다. 또한 IFN-1과 핵 인자 카파B 활성도 존재합니다.</td><td>정(2021); 류, J. (2021); 종(2021); 웨이, Q. (2023)</td></tr>
<tr><td colspan="4">6. 광학 현미경 검사:</td></tr>
<tr><td rowspan="4"></td><td rowspan="4">1. 소변</td><td>1. 조직화된 구조의 수와 크기</td><td rowspan="4">전(2022b; 2023b)</td></tr>
<tr><td>2. 산화 그래핀(하이드로겔 리본, 필라멘트 등)의 개수 및 크기</td></tr>
<tr><td>3. 안테나 유사 구조물의 수와 크기</td></tr>
<tr><td>4. 마이크로칩과 유사한 구조의 수와 크기</td></tr>
</table>

	2. 피	1. 산화 그래핀(하이드로겔 리본) 또는 마이크로칩의 개수 및 크기	Jeon(2022a; 2023b); Lee(2022);
		2. 반죽과 같은 마운드 구조의 수와 크기	
		3. 마이크로로봇의 수와 크기	
		4. 염증 세포/백혈구의 수와 크기	
		5. 적혈구(적혈구 세포)의 수와 크기	
		6. 적혈구(RBC) 연전의 수와 크기	
	3. 기타 - 족욕, 좌욕, 피부 추출물, COVID-19 실험용 주사제 바이알에서 채취한 샘플.		전(2023b); 이(2024)

표 2. 표 2는 COVID-19 실험용 백신의 독성 시험을 수행하기 위한 다양한 제안 방법을 제시합니다. 미국 FDA및 각국 국가의 동등한 국가 기관 모두는 워프 스피드 긴급 사용 승인을 인용하여 이러한 독성 시험을 실시하지 않았습니다. 혈액 마커와 광학 현미경 검사를 포함하는 이러한 테스트는 COVID-19 실험 주사가 사람과 동물 모두에게 미치는 영향을 진단하고 모니터링하는 데 활용할 수 있으며, 여기에는 흘림 및 기타 mRNA 실험 주사/패치/식품에 의한 영향 평가에도 이용될 수 있습니다.

2-2. 환자 사례

저자는 세 가지 환자 사례를 발표했습니다. 이를 검토함으로써 의사와 과학자들은 독성학 검사에 대한 표준 합의에 도달하여 치료 및 치유 진행에 대한 표준화된 진단 및 후속 조치 기준을 수립할 수 있습니다.

2-2-1. 52세 남성(김 씨)으로 간헐적 두근거림, 분당 115회의 맥박, 심한 경련성 두통, 뇌 안개, 공황 장애가 있었습니다. 그는 실험용 COVID-19 주사를 두 차례 맞았고, 두 차례의 SARS-CoV-2(COVID-19 질병) 확진 사례를 경험한 적이 있었습니다. 2024년 4월 그의 화학 검사 결과 AST/ALT/감마-GTP/콜레스테롤/중성지방 수치가 159/46/10/215/374로 약간 상승한 것으로 나타났습니다. 2024년 4월에 치료하지 않은 혈액에 대한 독성학 연구는 그림 1의 왼쪽 열에 설명되어 있습니다. 그 후 그는 몇 주 동안 치유 프로토콜을 받았으며, 그 후 증상이 대부분 가라앉았습니다.

2024년 5월 8일, 3주간의 건강 프로토콜 치료 후 혈액 독성학 연구에서 그림 1의 오른쪽 열에 표시된 것처럼 상태가 크게 개선된 것으로 나타났습니다. 그의 AST/ALT/감마-GTP/콜레스테롤/중성지방 수치는 29/28/25/176/152였습니다.

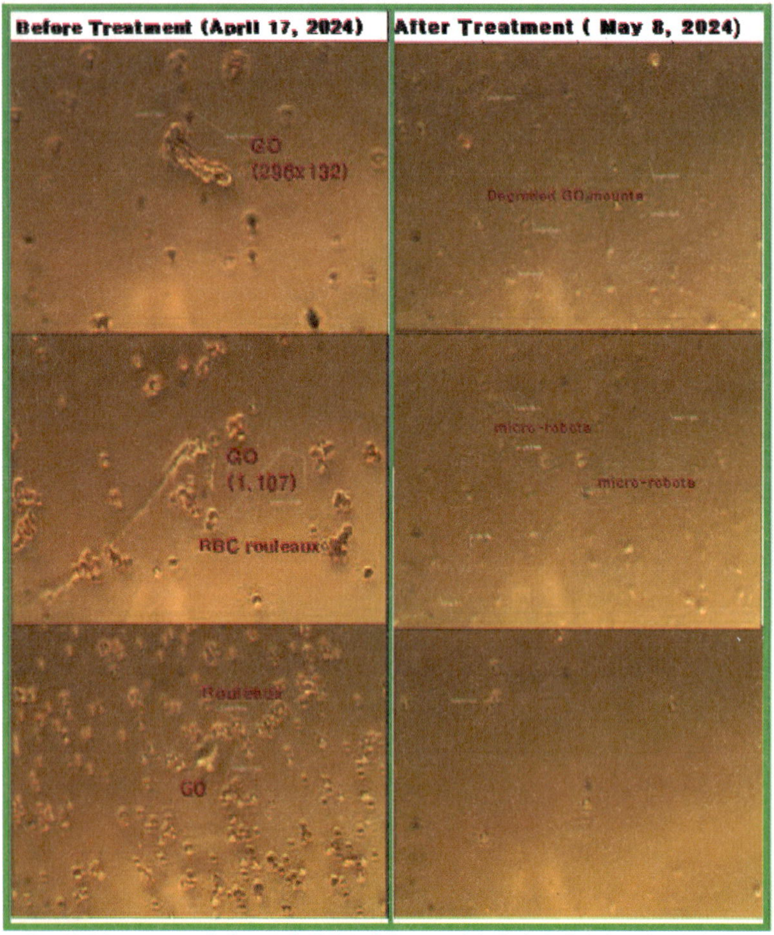

그림 1. 혈액을 2,500rpm에서 30분간 원심분리하고 250배율의 입체 현미경을 사용하여 상부 혈장을 검사했습니다. 4월 17일 치유 프로토콜 치료 전 혈액 독성 분석 결과, 296 마이크로미터 길이의 타래형 GO 입자, 1,107 마이크로미터 길이의 지팡이형 GO 입자, 151 마이크로미터 길이의 번데기형 GO 입자가 발견되었습니다. 또한 초기 독성학 연구에서 연전 형태의 적혈구가 관찰되었습니다.
2024년 5월 8일에 실시한 혈액 독성 검사 결과 오른쪽 열에 다음과 같은 결과가 나타났습니다: 다

양한 크기의 분해된 그래핀 산화물(GO) 또는 염증 반죽(60 마이크로미터, 90 마이크로미터, 117 마이크로미터, 119 마이크로미터)과 활발하게 움직이는 마이크로 로봇(19 마이크로미터, 20 마이크로미터, 28 마이크로미터)의 둥근 덩어리가 검출되었습니다.

그림 1	이전(2024년 4월 17일)	이후(2024년 5월 8일))
1. 산화 그래핀(하이드로겔 리본) 또는 마이크로칩의 개수 및 크기	4	0
2. 반죽과 같은 마운드 구조의 수와 크기	0	2
3. 마이크로로봇의 수와 크기	4	3
4. 염증 세포/백혈구의 수와 크기	4	2
5. 적혈구(적혈구 세포)의 수와 크기	4	0
6. 적혈구(RBC) 루의 수와 크기	4	0
총점	20(심각)	7(보통)

2-2-2. 69세 여성인 황 씨는 실험용 COVID-19 주사를 두 번 맞고 두 번의 PCR 검사를 받았습니다. 그녀는 새로 발병한 고혈압으로 200/100의 수치를 보이며 제 진료소를 방문했습니다. 그녀는 어지럼증, 근력 상실, 두 번의 낙상 증상을 보고했습니다. 또한 간헐적인 기침과 가슴 답답함도 있었습니다. 가끔 두통과 고혈압이 있었지만 항고혈압제 복용을 거부했습니다. 2024년 4월 15일 혈액 검사에서 경미한 빈혈이 나타났습니다. 같은 날짜의 치료 전 혈액 독성 검사 결과는 그림 2의 홀수(1, 3번째) 열에 나와 있습니다. 치유 프로토콜로 4주 동안 치료한 후 그녀의 증상은 크게 개선되었습니다.

2024년 5월 14일에 실시한 혈액 독성 검사 결과, 그림 2의 짝수(2번째 및 4번째) 열에 표시된 것처럼 상태가 상당히 개선된 것으로 나타났습니다. 그녀의 혈압은 항고혈압제를 복용할 필요 없이 거의 완전히 정상화되었습니다.

그림 2. 2024년 4월 15일, 홀수 열(1열과 3열)의 처리되지 않은 혈액에서는 GO(108 마이크로미터, 130x176 마이크로미터, 367 마이크로미터 길이), 수많은 적혈구(RBC) 연전 현상, 염증 세포 사이에서 움직이는 미세 로봇이 여러 개 관찰되었습니다.

2024년 5월 14일의 혈액 독성 검사 결과, 짝수(2번째와 4번째) 열에서 볼 수 있듯이 상태가 상당히 개선된 것으로 나타났습니다. 배경에 있던 작은 염증 입자는 대부분 제거되었고, 움직이는 미세로봇 몇 개만 남아있었습니다. 적혈구 연전이 형성되고 금색의 염증 반죽으로 나타났습니다.

그림 2	이전(2024년 4월 15일)	이후(2024년 5월 14일))
1. 산화 그래핀(하이드로겔 리본) 또는 마이크로칩의 개수 및 크기	4	0
2. 반죽과 같은 마운드 구조의 수와 크기	0	4
3. 마이크로로봇의 수와 크기	4	2
4. 염증 세포/백혈구의 수와 크기	3	1
5. 적혈구(적혈구 세포)의 수와 크기	4	0
6. 적혈구(RBC) 루의 수와 크기	4	0
총점	19(심각)	7(보통)

2-2- 3. 30세 여성(장 씨)은 2021년에 두 차례 코로나19 실험용 주사를 맞고 세 차례 PCR 검사를 받았습니다. 그녀는 두 차례 심한 흉통과 심한 허리 통증, 미열을 경험했습니다. 2022년 2월, 그녀는 SARS-CoV-2 확진 판정을 받았습니다. 이 기간 동안 그녀는 심한 허리 통증에 시달렸고 3일 동안 침대에 누워 있었습니다. 2024년 1월, 그녀는 갑자기 호흡곤란과 시야가 어두워지는 증상을 경험했습니다. 두근거림, 어지러움, 현기증, 심한 쇠약감을 느꼈고 거의 기절할 뻔했습니다. 15분간 휴식을 취한 후 그녀는 자연적으

로 회복되었습니다. 2024년 1월과 2월에 가슴 답답함, 뇌가 하얗게 변하는 현상, 호흡곤란이 발생했습니다. 2024년 4월 말에는 심한 기침과 약간의 열이 발생했습니다. 2024년 5월 9일 폐렴 진단을 받고 시립병원에서 치료를 받았지만 호전되지 않았습니다. 이후 그녀는 아버지와 함께 전 씨의 병원을 방문했습니다. 전 원장은 그녀에게 입원을 권유했고, 입원에 대해 아버지와 격렬한 논쟁을 벌였습니다. 결국 그녀는 입원에 동의했습니다. 저자는 코로나19 실험용 주사의 잠재적 부작용에 대해 알게 된 후 매우 화를 내는(감정적 변화를 보이는) 사례를 많이 관찰했습니다. 또한 미주신경 실신, 자세성 기립성 빈맥 증후군 또는 기립성 저혈압과 같은 자율신경 기능 장애를 경험하기도 했습니다. 장 씨는 2024년 1월과 2월에 두 차례 실신했습니다. 전 교수는 이 사건들이 중추신경계 신경세포에서 모노아민 신경전달을 조절하는 VMAT2(소포성 모노아민 수송체 2; 신의 유전자)와 변연계 손상으로 인한 장기간의 코로나19 또는 코로나19 실험 백신 접종(Taskiran-Sag, 2023)과 관련이 있을 것으로 추측했습니다. 2025년 5월 14일 입원 당일, 그녀는 혈액 검사와 흉부 엑스레이를 받았습니다. 혈액 화학 검사 결과 D-이합체/포도당/감마-GTP 수치가 0.64/170/56으로 증가하여 경미한 이상 징후가 나타났습니다. 흉부 X-선 검사 결과 양쪽 하부 폐에 유리알 같은 불투명도가 발견되었습니다. 치유 프로토콜의 카테고리 1 치료가 시작되었습니다. 이 치료는 7일 동안 진행되었으며, 그동안 그녀의 지속적인 기침, 쇠약감, 가벼운 발열, 흉통이 감소했습니다. 2025년 5월 21일, 그녀의 혈액을 다시 검사했습니다.

2024년 5월 23일, 그녀는 후속 흉부 엑스레이 검사를 받았고 증상과 흉부 엑스레이가 호전되어 퇴원했습니다. 그러나 전 씨의 병원에서 실시한 혈액 독성 검사 결과(그림 3)와 대부분의 병-의원에서 일반적으로 시행하는 혈액 화학 검사 및 흉부 X-선 추적 검사 결과 사이에 차이가 있었습니다. 그녀는 퇴원 후 치유 프로토콜의 카테고리 2 및 3 치료를 추가로 받으라는 권고를 받았습니다. 2024년 6월 2일에 두 번째 후속 흉부 엑스레이 및 혈액 독성 검사를 실시했습니다(그림 3 및 4).

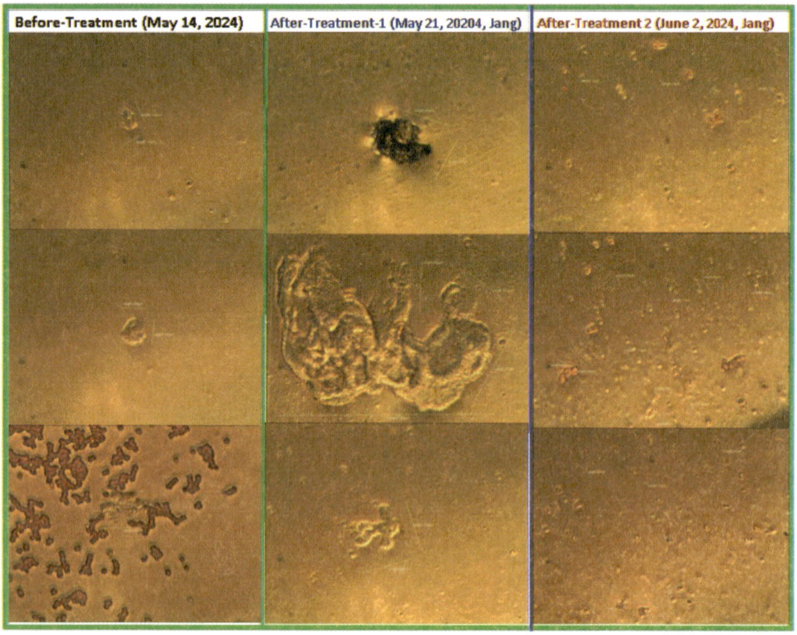

그림 3. 2025년 5월 14일 입원 당일, 그녀의 혈액 화학 수치는 0.64/170/56의 D-이합체/포도당/감마-GTP 수치 상승으로 몇 가지 이상 징후를 보였습니다. 그림 3의 첫 번째 열에 있는 그녀의 미치료 혈액에서 첫째, 산화 그래핀과 같은 덩어리(137 x 117 마이크로미터)와 염증 세포와 활발하게 움직이는 많은 마이크로로봇이 있는 또 다른 산화 그래핀과 같은 덩어리(157 x 156 마이크로미터), 둘째, 염증 세포와 활발하게 움직이는 마이크로로봇의 여러 RBC 연전 현상과 반죽과 같은 혼합 덩어리(길이 294 마이크로미터)가 발견되었습니다. 2024년 5월 14일의 흉부 엑스레이(그림 4의 오른쪽 아래 사분면 사진)는 이전 도시에서 PCR 검사에서 음성을 보였음에도 불구하고 양쪽 하부 폐에 코로나19 폐렴을 나타내며 유리 불투명도(GGO)를 보였습니다.
2025년 5월 21일, 그녀의 혈액을 검사했습니다. 혈액 독성 검사 결과, 그림 3의 두 번째 열에 표시

된 것처럼 첫째, 염증 세포와 GO(362 x 271 마이크로미터 크기의 산화 그래핀), 둘째, 염증 세포와 마이크로로봇으로 구성된 큰 반죽 같은 혼합 덩어리(하나는 51 x 362 x 1,296 x 293 x 927 마이크로미터, 다른 하나는 248 x 308 마이크로미터 크기)가 발견되었습니다. 일반 화학 검사에서는 정상 결과가 나왔습니다. 2024년 5월 23일, 흉부 엑스레이 사진에서도 개선된 모습을 보였으며(그림 4의 오른쪽 위 사분면과 왼쪽 아래 사분면), GGO 병변의 잔재만 남아있었습니다.
2024년 6월 2일, 혈액 독성 검사(그림 3의 세 번째 열)와 흉부 X-레이(그림 4의 윗줄, 왼쪽 열)를 실시한 결과 호전된 것으로 나타났습니다.

그림 3	치료 전(2024년 5월 14일)	치료후 1(2024년 5월 21일)	치료 후 2(2024년 6월 2일)
1. 산화 그래핀(하이드로겔 리본) 또는 마이크로칩의 개수 및 크기	4	4	0
2. 반죽과 같은 마운트 구조의 수와 크기	2	4	0
3. 마이크로로봇의 수와 크기	3	3	3
4. 염증 세포/백혈구의 수와 크기	2	3	4
5. 적혈구(적혈구 세포)의 수와 크기	2	0	2
6. 적혈구(RBC) 루의 수와 크기	4	0	2
총점	17 (중등도,重等度)	14 (중등도, 重等度)	11 (보통)

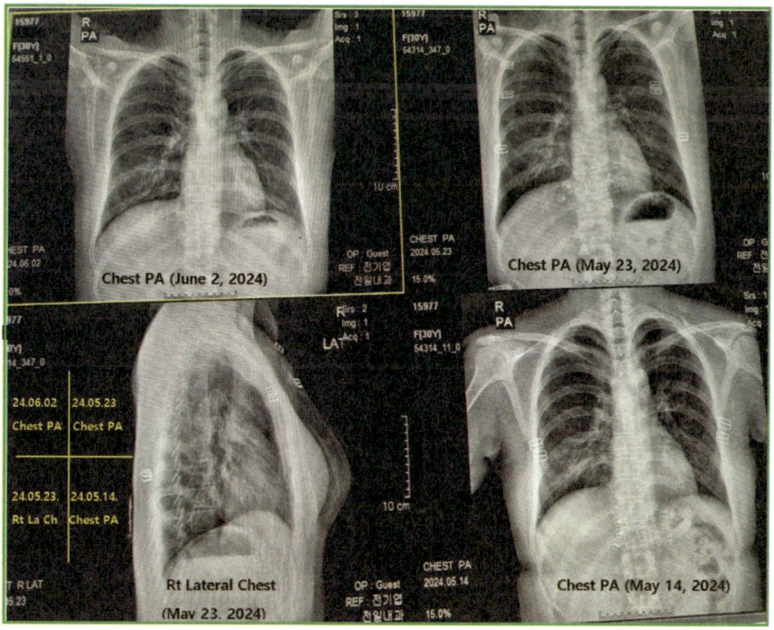

그림 4. 2024년 5월 14일의 흉부 엑스레이에서 양쪽 하부 폐야에 지상 유리 불투명도(GGO)가 발견되었습니다(그림 4의 아래줄, 오른쪽 그림).

치유 프로토콜에 따른 카테고리 1 치료 1주 후, 2024년 5월 23일에 후속 흉부 엑스레이를 검토했습니다. 양쪽 하부 폐 영역의 지면 유리 불투명도가 감소했습니다. (흉부 PA: 윗줄, 오른쪽 사진; 오른쪽 측면 흉부 엑스레이: 아래줄, 그림 4의 왼쪽 사진).
그녀는 2024년 5월 23일에 퇴원했고 2024년 6월 2일에 후속 검사를 받았습니다. 흉부 엑스레이(윗줄 왼쪽 사진)에서 양쪽 하부 폐의 지상 유리 불투명도(GGO) 병변이 거의 제거된 것으로 나타났습니다.

토론

1. COVID-19 주사제 내용물

공식 기록과 문서에 따르면 코로나19 바이러스는 기능 향상 연구를 통해 만들어진 '프랑켄슈타인'이며 주로 미국 국립 알레르기 및 전염병 연구소가 앤서니 파우치의 지휘 아래 자금을 지원했습니다(Yan, 2020; 플레밍, 2021; Kennedy, Jr., 2021; Huff & Lyons, 2023).

이 바이러스 질환은 2020년 3월 11일 세계보건기구에 의해 국제적 공중보건 비상사태로 선포되었습니다(Ghebreyesus, 2020). 그러나 코로나19 백신이 도입되기 전인 1919년부터 2020년까지의 영향은 일반 독감 시즌과 크게 다르지 않았습니다(Beattie, 2021; Rancourt, 2022; Rancourt et al., 2023; Chossudovsky, 2024). 그러나 수십억 개의 COVID-19 주사제를 투여한 후 2021년과 2022년에 약 100만 명이 초과 사망한 것으로 기록되었습니다(Beattie, 2021, 2024; Rancourt, 2022; Rancourt 외, 2023; Mead 외, 2024).

코로나19 실험용 주사제는 현재 생물무기로 알려져 있습니다. 유해한 성분 중에는 FDA가 허용한 것보다 500배나 많은 외부 DNA 조각이 포함되어 있습니다. 이 주사제에는 에이즈 레트로 바이러스, SV-40 암 바이러스, 그리고 합성 혈전과 관련된 자가 재생산 변형 RNA인 N1 -pseudouridine(Ψ)도 다수 포함되어 있습니다. (니스트룀 & 함마르스트룀, 2022; 산티아고 & 올러, 2023)터보 암 (미드 등, 2024)프리온 질환을 유발할 수 있음 (페레즈 외, 2023) 및 기타 쇠약하고 궁극적으로 치명적인 터보 암을 유발할 수 있습니다.
통제된 조건에서 배양된 주사제 샘플은 스스로 조립하는 이물질을 생성합니다(Lee & Broudy, 2024). 그들 중 일부는 트리파노소마 크루지, 히드라 벌가리스, 모젤론 및 기생충과 모양이 유사한 기생충과 유사합니다(벤지 시펠리 외, 2022; 휴즈, 2022; 전, 2022a). 또한 COVID-19 실험용 잽을 주입한 사람의 혈액, 소변, 족욕, 피부 추출물과 NOVA 실험용 잽(Jeon, 2023b) 및 통제된 실험실 조건에서 배양한 실험용 COVID-19 잽, 특히 화이자 및 모더나 제품에서 자가조립 컴퓨터 칩과 같은 구조가 생성되었습니다(Lee & Broudy, 2024). 와이파이와 휴대폰에 의한 활성화의 기초가 되는 것으로 보였습니다(유럽 백신 경계 포럼, 2021; Goudjil & 유럽 백신 경게 포럼, 2021; 휴즈, 2024). Microsoft가 세계 지적 재산권기구에 2020년에 발표 한 특허 출원에 따르면 "신체 활동 데이터를 사용하는 암호 화폐 시스템"이라는 개념은 이미 2019년에 실현 가능했습니다 (Abramson et al., 2020).

2. COVID-19에 대한 금지된 치료

SARS-CoV-2가 조작 된 생물 무기라는 것이 알려지자마자 COVID-19 질병 치료를 위해 하이드록시 클로로로퀸 및 / 또는 이버멕틴과 같은 약물의 용도 변경에 대한 권장 사항도 금지되었습니다(Berg, S., 2021). 이런 점에서도, COVID-19 주사제는 문서화된 대로 전 세계 인구를 줄이기 위한 장기 계획의 일부였다는 것이 이제 분명해 보입니다(Kennedy, Jr., 2021); 웨이크필드 및 케네디 주니어, 2022).

이러한 프로그램은 빌 게이츠가 백신을 사용하여 제안했습니다. (게이츠, 2010) 그와 멜린다 게이츠가 그러한 인구 통제 백신을 홍보하기 위해 세계 보건기구에 10억 달러를 기부 한 직후에 (히긴스, 2010). 이제 52억 명 이상의 사람들이 COVID-19 주사제를 한 번 이상 투여 받았으므로 (제약 기술, 2024) 그리고 전 세계 데이터에 따르면 모든 원인으로 인한 사망률이 급격히 증가한 것으로 나타났습니다(Beattie, 2021랑코트, 2022; 랑코트 외, 2023). 그리고 COVID-19 주사제를 권장하는 자들이 COVID-19 질병에 효과적인 것으로 밝혀진 아지트로마이신과 함께 하이드록시클로로퀸 및 이버멕틴의 사용에 반대하는 것은 놀라운 일이 아닙니다(전, 20202020b; 리쉬, 2020).

2021년 10월 15일 네브래스카주 법무장관 더글러스 J. 피터슨의 중요한 공개 변론이 나왔습니다.

> "란셋은 하이드록시클로로퀸을 위험하다고 비난하는 논문을 발표했습니다(메흐라 외, 2020). 그러나 통계는 너무 결함이 있었습니다. ... 랜싯의 편집장은 그 논문이 '조작', '기념비적 인 사기'라고 인정했습니다(로니 캐린 라빈, 2020). 그리고 '전 세계 보건 비상사

태의 한가운데서 벌어진 충격적인 연구 부정행위 사례'(2쪽) (보셀리 & 데이비, 2020). ... 의사들이 조기 치료를 고려할 수 있도록 허용하면 생명을 구하고 환자를 병원에 입원시키지 않으며 이미 과부하된 의료 시스템을 완화 할 수 있는 추가 도구를 평가할 수 있습니다." (힐거스, 2021, 47쪽)

코로나19 치료 약물 목록에서 하이드록시클로로퀸을 제외하면 의심할 여지없이 많은 생명을 잃게 됩니다(전, 20202020a; 맥컬러프와 오스코우이, 2020; McCullough et al., 2021). 하이드록시클로로퀸은 스파이크 단백질의 세포 내 경로를 방해하여 안지오텐신 전환 효소 수용체에 대한 결합을 제한하여 COVID-19 질병에 일반적으로 수반되는 사이토카인 폭풍을 예방합니다(사타커 외, 2020; 블레이록, 2021, 2022a, 2022b).

3. 후유증을 유발하는 코로나19 실험용 주사의 미스터리

화이자의 주사 시험(C4591001)의 데이터 무결성에 결함이 있습니다. 코로나19 주사 그룹에서 대조군에 비해 심장 사망자가 3.7배 이상 증가한 것을 감추었습니다(P. Thacker, 2021; C. Michels, 2023). 또한, 연구 대상 58개국 중 30개국, 즉 58억 인구의 44.8%가 6주 동안 인구 10만 명당 COVID-19 사망자가 4명 미만으로 코로나19 백신 접종과 관련된 예상 사망 위험보다 적다는 보고도 있었습니다(Oh, J.S., 2021).

카탈린 카리코와 드류 와이즈먼은 스파이크 단백질의 "mRNA"에서 결정적으로 변형된 뉴클레오시드에 대한 2005년 연구로 2023년 노벨상을 수상했습니다(K. Karik, 2005). 나중에 N1 -메틸 슈두리딘(m1 Ψ) 변형이 알려졌습니다(Andries, O., et al., 2015; T. Chen, 2022). N1 - 메틸 슈도우리딘(m1 Ψ) 변형에 대한 연구는 mRNA COVID-19 주사의 효능을 48%에서 90% 이상으로 높이는 빠른 개발을 촉진했습니다(Morais P, 2021). 우리 몸의 면역 체계는 슈두리딘(Ψ) 또는 N1 -메틸슈두리딘(m1 Ψ)으로 만들어진 동종 단백질뿐만 아니라 자신의 단백질, 세포, 조직도 표적으로 삼을 수 있기 때문에 면역결핍증후군, 알레르기 또는 치명적인 자가 면역 질환을 유발할 수 있습니다(Santiago, D., 2023). 최근 유럽연합(EU)은 코로나19 실험용 잽이 인체 면역 체계를 손상시켜 각종 감염과 암으로 인한 사망자가 증가한다는 사실을 인정했습니다(Toledo A., 2022).
우리딘이 메틸-슈두리딘(Ψ)으로 변화하는 것 외에도(F. Gang, 2021), 다기능 자성 하이드로젤(MH)과 폐길화 지질의 GO와 같은 COVID-19 잽의 잠재적 성분이 Ai 하이드로젤에 의해 표적 특정 부위로 운반되어 “불상(不詳)의 섬유 응고”와 같은 생합성 물체를 생성할 수 있습니다(Dowd, E., 2022). 또한 COVID-19 주사의 부작용 결과에는 배치(COVID-19 실험용 주사가 조제된 장소 및 일자)마다 차이가 있었는데, 52개의 서로 다른 배치로 이루어진 10,793,766회 분량의 BNT162b2 COVID-19 실험 주사의 의심되는 부작용(SAE)에서 3가지 뚜렷한 선형 회귀 상관관계가 관찰되었습니다(M. Schmeling, 2023).

원숭이 바이러스 40(SV-40)의 유전자 조각은 두 명의 독립 과학자에 의해 화이자 COVID-19의 여러 바이알에서 발견되었습니다(Lee, V., 2023; McKernan, K., et al., 2023). 현재 COVID-19 mRNA 실험용 주사는 FDA가 오염된 DNA에 대해 설정한 상한선을 188배에서 500배 이상 초과했습니다(Speicher DJ 등, 2023). COVID-19 실험용 주사에는 유해한 성분과 자가조립 아밀로이드 유사 나노 구조가 있습니다(Jeon, 2022b; Morozova, 2023). COVID-19 실험용 주사를 많이 맞을수록 유해한 성분과 자가조립 아밀로이드 유사 나노 섬유가 축적되고 COVID-19 주사로 인한 오염된 DNA 가 게놈에 통합될 가능성이 커집니다. 이로 인해 해당 사람에서 급사, 아밀로이드 유사 질환 및 터보 암성 변화가 발생할 가능성이 높아집니다(Zapatka, M., et al., 2023).

4. 패러다임의 전환

보건복지부는 FDA가 임상시험 현장의 1%만 검사했으며, 텍사스의 임상시험 현장에서 위조된 데이터, 맹검 환자, 부작용에 대한 후속 조치 미흡 등의 문제를 소홀히 다루었다는 사실을 발견했습니다(P. Thacker 등, 2021). 일부 연구자들은 "위험 간격이 0-42일에 불과하다"고 보고하고 "다국가 분석을 통해 심근염, 심낭염, 길랑-바레 증후군, 뇌정맥동 혈전증에 대한 사전 확립된 안전성 신호를 확인했다"는 결론을 내렸습니다(Faksova, 2024). 그러나 이 보고서에는 세 가지 근본적인 오류가 있을 수 있으며 결론이 위조되었을 수 있습니다. 보고서에 따르면, 이 연구는 42일(0-42일) 동안 추적 관찰했다는 주장과 달리 35일(아마도 8-42일) 동안만 추적 관찰했을 수 있습니다. 둘째, 이 연구는 백신 접종 인구의 왜곡된 분포로 인해 일반화할 수 없습니다. 이 연구는 "대부분의 백신 접종자가 20~39세 및 40~59세 연령층에 속했다"고 언급했습니다. 그러나 COVID-19 실험용 주사를 맞은 대부분의 사람들은 60세 이상이었고, 이들은 COVID-19 주사로 인한 후유증을 경험했을 가능성이 더 높았습니다. 셋째, COVID-19 실험용 잽의 평가에는 세 가지 단계가 있을 수 있으며 장기적인 평가가 필요했습니다(Jeon, 2023b): 첫째, COVID-19 실험 주사 후 4개월까지 순환하는 엑소좀에서 스파이크 단백질이 검출되었고 놀라울 정도로 전염성이 있었으며(Bansal, 2021), COVID-19 실험 주사 후 5개월에 최대 초과 사망이 발생했습니다(Sy, W., 2023). 또한 COVID-19 주사의 특성을 철저히 조사하는 데 이 글의 표 2에 있는 독성학 테스트가 필요했습니다.

2024년, 사회적 분위기가 바뀌고 있는 것으로 보입니다. 미국 제10순회 연방항소법원은 2024년 5월 7일 콜로라도주에서 코로나19 실험용 주사를 포함한 모든 백신에 종교적 면제를 적용해야 한다고 판결했습니다(항소 사건: 21-1414, 2024). 애리조나주는 1,223명의 사망자, 42,000건의 부작용 사례, 158,000건의 부작용 사례에 대한 화이자의 자체 임상 통계를 근거로 실험용 mRNA COVID-19 주사제를 생물 무기로 규정했습니다(크리스 윅 뉴스, 2024년). PMCPA는 해당 게시물에 부작용 및 안전성 정보에 대한 언급이 부족하고 오해의 소지가 있는 정보를 유포했다고 판단했습니다. 화이자는 영국 화이자 의료 책임자가 코로나19 화이자 백신이 코로나19 예방에 효과적이라는 미국 직원의 게시물을 리트윗했다가 부정확한 것으로 밝혀져 처방 의약품 규정 당국(PMCPA)으로부터 34,800파운드의 벌금을 부과받았습니다(I. Cameron, 2024). 이전에 플레밍 박사는 자신의 저서에서 코로나19 주사가 치명적인 생물 무기가 될 수 있다고 주장한 바 있습니다(R. 플레밍, 2021).

대한민국에서는 의무적 코로나19 실험 주사와 코로나19 백신 여권이 시행되기 전에는 20세 미만, 임신부, 모유 수유 중인 여성이 SARS-CoV-2로 인해 사망한 사례가 없었습니다. 그러나 어린 학생들에 대한 코로나19 의무 접종 이후 18명의 학생과 청소년이 사망했고, 800명 이상의 어린이와 청소년이 코로나19 주사를 맞고 중상을 입었습니다. 사망자 가족들은 강제적인 코로나19 예방접종과 20세 미만 대상 백신 여권 제도의 문제점을 시정하라는 요구에 대해 한국 정부의 냉담한 태도와 무성의한 반응에 맞서기 위해 단결하고 있습니다(네이버TV, 2024).

5. 트랜스휴머니즘, 휴먼 2.0, 영성(靈性)

안드레아스 노악 박사(그림 5)와 고 뤽 몽타니에 교수를 비롯한 많은 사람들이 허위 정보와 거짓으로 가득 찬 세상에서 진실을 말하기 위해 평생을 바쳤습니다.

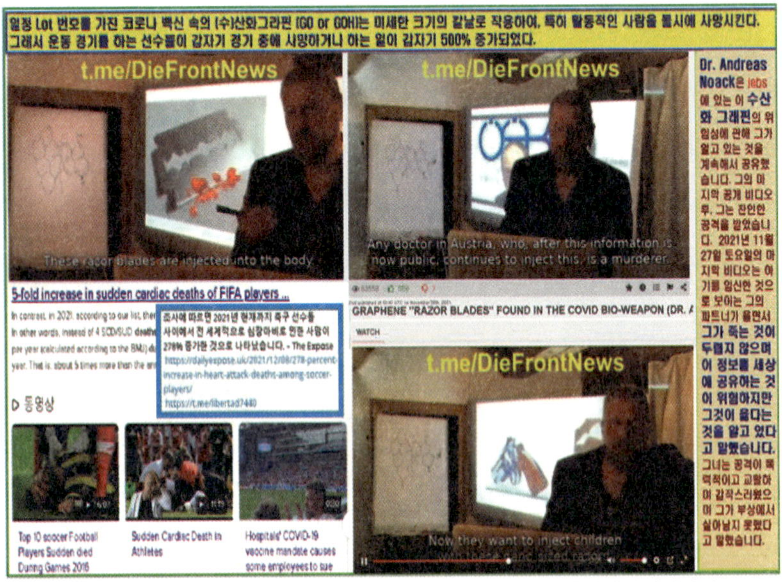

그림 5. 2021년 12월 10일의 U-Tube 프레젠테이션. 2021년 12월 10일에 진행된 전상현의 U-Tube 프레젠테이션은 안드레아스 노악 박사의 피살 소식과 축구 경기 중 선수들의 사망률이 278% 증가했다는 내용을 다뤘습니다. 그의 U-Tube 콘텐츠는 삭제되었지만 고 안드레아스 노악 박사에 대한 정보는 남아 있습니다(t.me, 2021). 안드레아스 노악 박사는 경찰의 습격을 받고 사망했습니다. 그가 U-Tube에 올린 프레젠테이션은 코로나19 실험용 주사제에 면도날처럼 작동하는 산화 그래핀(또는 수산화 그래핀)이 포함되어 있다는 사실을 알고도 정부가 잔인하고 집단 학살적인 행동을 한 것에 관한 것이었습니다.

코로나19 실험용 백신의 궁극적인 목표 중 하나는 인간 2.0, 휴머노이드 또는 트랜스휴먼의 발전을 위한 길을 열어 잠재적으로 인간을 노예로 만드는 것입니다. COVID-19 실험용 백신을 접종받으면 환자 모니터링 또는 개인 식별에 사용할 수 있는 미디어 액세스 제어(MAC) 주소로 알려진 12자리 ID가 할당됩니다(Akbar, 2022)(그림 6). 모든 행동, 감정, 생각은 외부 AI와 슈퍼컴퓨터에 의해 모니터링, 규제, 심지어 조작될 수 있습니다. 이러한 새로운 형태의 인간 제어는 세계 특허 WO2020060606A1과 한국 특허 10-2017-0090373을 통해 확립되고 프로그램화되었습니다(Abramson,

2020). 그러나 미국 특허 11,107,588 B2는 이 12자리 ID가 부분적인 ID를 나타낸다는 점을 인정하고 있습니다. 이 특허는 일정 기간이 지나면 두 번째 ID 번호가 생성되고, 일정 시간이 지나면 선택적으로 '새 ID'가 생성될 수 있다고 명시하고 있습니다(Ehrlich, 2021).

저자는 치유 프로토콜을 통해 일부 개인의 12자리 아이디의 일부가 사라지거나 약화되는 것을 관찰했습니다. 또한 많은 사람들이 MMS2 솔루션이나 족욕으로 부분적인 아이디가 지워졌다고 보고했습니다. 필자는 지금이야말로 힐링 프로토콜에 참여하여 이러한 부분 아이디를 제거하고, 새롭게 형성된 인간의 속박을 끊고, 트랜스휴먼, 휴먼 2.0 또는 인간 노예-휴머노이드에서 벗어날 수 있는 절호의 기회라고 생각합니다. 특히, 코로나19 실험적 주사의 수용 또는 거부에 관한 개인의 권리와 자기 결정권은 존중되어야 하며, 이러한 권리와 자기 결정권을 침해하는 WHO 팬데믹 조약/협약은 폐기되어야 합니다.

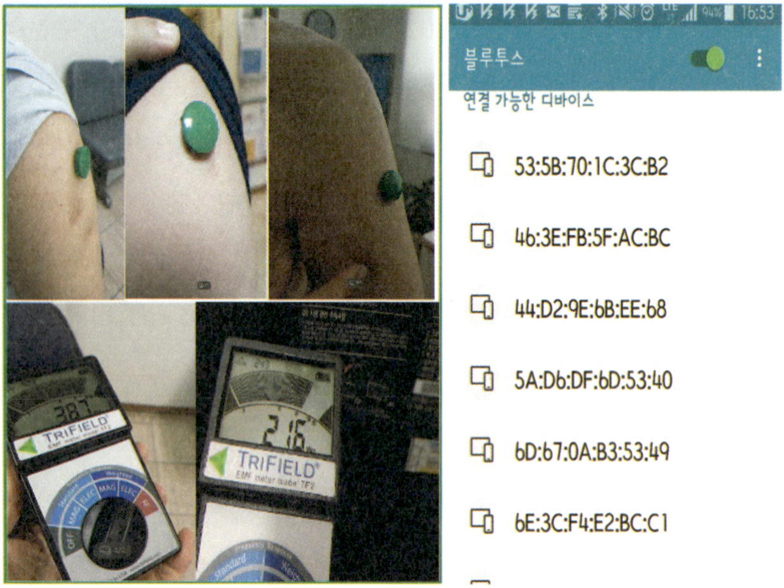

그림 6. 이 사진은 실험용 코로나19 주사를 맞은 사람들의 팔에 자석을 부착한 모습입니다. 신체의 전자기장 강도는 387 v/m과 216 v/m으로 측정되었습니다. 백신을 맞은 각 개인은 오른쪽 열에 표시된 것처럼 고유한 12자리 ID(미디어 액세스 제어 주소)를 가졌습니다. 이 12자리 ID는 블루투스 기술, 5G/6G 네트워크에 연결되며 궁극적으로 AI 또는 슈퍼컴퓨터에 연결됩니다.

6. 해독 및 치유

피터 맥컬러 박사는 나토키나아제, 브로멜라인, 커큐민을 SARS-CoV-2 스파이크 단백질에 대한 표적 치료제로 소개했습니다(P. McCullough, 2023). 그는 바실러스 서브틸리스 낫토균의 나토키나아제가 용량 및 시간 의존적으로 SARS-CoV-2의 스파이크 단백질을 분해한다고 인정했습니다(Tanikawa, T., 2022). 치유 및 해독 식품이 COVID-19 관련 통증, 사망, 장기 후유증뿐만 아니라 장기간의 COVID-19 증후군 증상, 발진 및 COVID-19 실험 주사의 부작용을 완화하는 데 도움이 되었다는 보고가 있었습니다(Jeon, 2022b).

최근 연구에 따르면 실험용 COVID-19 주사를 포함한 mRNA 백신 기술에서 해독을 위해 소형 간섭 RNA(siRNA)와 리보뉴클레아제 표적 키메라(RIBOTAC)를 사용할 것을 권장하고 있습니다. 이러한 혁신적인 기술은 COVID-19 실험용 주사에서 mRNA를 중화시키는 것을 목표로 합니다(Hulscher, N., 2024). 이 방법의 주요 장점은 스파이크 단백질을 코딩하는 mRNA를 특이적으로 표적으로 삼는다는 점입니다. 하이드록시클로로퀸과 이버멕틴은 RNA 의존성 RNA 중합효소를 억제하고 추가로 스파이크 단백질이 세포 수용체 ACE2에 부착되는 것과 염증성 사이토카인 반응을 차단함으로써 해독과 치료 기능을 발휘합니다(Satarker, 2020; Zaidi, 2022). 이버멕틴의 효능은 메타 분석에 의해 뒷받침되었습니다(Bryant, A., 2021). 또한 이버멕틴과 하이드록시클로로퀸이 시너지 효과를 낸다는 증거도 있습니다(Patri, A., 2020).

트럼프 대통령은 2020년 6월 14일에 메드 베드와 같은 양자 치유 기술의 잠재력을 언급했습니다. 그러나 이와는 반대로 인간 DNA의 순도를 보존하는 것이 중요하다는 점을 강조해야 합니다(Greere, 2022).

7. 환자 진단 및 상태 모니터링

COVID-19 실험용 주사 또는 쉐딩(흘림)의 여파를 겪고 있는 대부분의 환자들은 자신의 상태를 질병으로 분류하거나 진단할 수 없어 고통과 좌절에 빠져 있습니다. 이는 코로나19 실험용 주사 또는 쉐딩의 결과로 진정으로 고통받고 있지만 다른 의료진이나 일반 대중이 인지하지 못하는 사람들을 식별하고 진단하기 위한 독성 검사의 필요성을 강조합니다. 이러한 검사는 질병이 진행됨에 따라 환자의 상태 진행을 표준화하여 모니터링하는 데에도 도움이 될 수 있습니다.

요약

1. 치유 프로토콜: 장기 COVID(SARS-CoV-2), 훼딩(흘림) 및/또는 COVID-19 후유증으로부터의 세 가지 치유 범주

전 세계가 SARS-CoV-2와 COVID-19로 인한 피해를 치유하고 회복해야 살 수 있습니다. 다양한 치유 방법을 세 가지 범주의 치유 프로토콜로 요약했습니다.

첫 번째 카테고리: 약물 치료

비타민 C, D, 아연, 이버멕틴, N-아세틸 시스테인(NAC), 하이드록시클로로퀸(HCQ), 글루타치온, 아지트로마이신(AZM)을 포함하는 칵테일 약물은 SARS-CoV-2(COVID-19 질병)의 증상을 완화할 수 있으며, 쉐딩(흘림) 및 COVID-19 실험용 잽의 후유증 결과 치료에도 사용되었습니다.

두 번째 카테고리: 행동 변화

매일 녹차, 솔잎차, MMS2 마시기, 주 1회 카레 섭취하기, 거의 매일 식초를 넣은 소금물에 발 담그기 (족욕)하기, 주 1회 16시간 간

혈적 단식하기, 성경 소리 내어 읽기, 기도, 찬송가 부르기 등 행동 변화를 실천하고 있습니다.

세 번째 카테고리: 건강한 식품 선택하기

마스터 미네랄 솔루션(MMS2), 나토키나제, 함씨네 쥐눈이콩 마늘 청국장환, 스마트 푸드 DM, 녹차(에피갈로카테킨-3-갈레이트 풍부), 솔잎 추출물(수라민 풍부), 파인애플(브로멜라인 풍부) 등 건강 식품, 카레(강황 또는 커큐민이 풍부), 크랜베리, 블루베리, 블랙베리, 포도, 땅콩, 와인(레스베라트롤이 풍부)은 장기간의 코로나19 증후군, 탈진, 또는 실험적 코로나19 후유증을 치유하고 회복하는 데 도움이 되는 것으로 나타났습니다.

2. 장기간의 COVID(SARS-CoV-2) 감염 및/또는 COVID-19 후유증 평가 및 모니터링을 위한 혈액 독성학 검사

COVID-19 실험 주사 후유증, 쉐딩(흘림), 장기 COVID 증후군 환자의 상태를 평가하고 추적하는 방법에는 여러 가지가 있습니다. 전 세계적인 합의가 필요할 수 있지만, 표 2는 이러한 목적을 위한 혈액 독성 검사의 프로토타입으로 제시되어 있습니다. 또한 저자의 치유 프로토콜과 혈액 독성학 테스트는 복제 및 전사를 위해 유사한 RNA 의존성 RNA 중합효소를 공유하는 다른 단일 가닥 RNA 바이러스로 인한 질병을 치료, 치유 및 모니터링하는 데 도움이 될 수 있습니다. SARS-CoV-2, 인플루엔자 바이러스, 호흡기 세포융합 바이러스, 니파 바이러스, 에볼라 바이러스 또는 마르부

르크 바이러스와 같은 단일 가닥 RNA 바이러스가 이 범주에 포함됩니다(Lai, M.M.C., 1984). 저자는 이러한 단일 가닥 RNA 바이러스와 5G를 포함한 직접 에너지 무기(DEW)의 대규모 침입이 향후 WHO 팬데믹 조약/협약으로 이어질 수 있으며, 이는 X 팬데믹이라는 거짓 깃발 아래 제정될 수 있다고 생각합니다. 그러나 이러한 팬데믹 X는 미래의 생체 무기화된 실험용 주사, 패치 또는 기타 형태의 사악한 이물질들을 우리 몸에 넣는 것보다 치유 프로토콜을 사용하여 더 효과적으로 예방하고 치료하고 치유할 수 있습니다. 혈액 독성 검사는 이러한 질병이나 '질병 X'의 침입을 평가하고 모니터링하는 데 유용한 도구로 사용될 수 있습니다.

감사

저자는 코로나19 실험 주사와 그 후유증에 대한 정보가 부정되는 시대와 세상에서 용기 있게 코로나19 실험 주사의 후유증 치유법을 지켜낸 한국노벨연구소에 감사를 표합니다. 저자는 IJVTPR 편집장 존 올러 박사와 편집 코디네이터 사샤 심스가 제공한 실질적인 권고와 조언에 감사를 표합니다. COVID-19 치료 방법은 캐리 마데이 박사, 블라디미르 젤렌코 박사, 하비 리쉬 박사, 그리고 최전선 코로나19 중환자 치료 연합의 의사들이 소개했습니다. COVID-19 실험적 주사 후유증 분야에서 세계를 올바르게 인도한 많은 선구자는 피터 맥컬로 박사, 아리야나 러브, 카렌 킹스턴, 라 퀸타 콜럼나의 의사, 리카르도 델가도 마틴 박사(79.202.099N), 아나 마리아 미할시아 박사 및 세계의 많은 다른 치료사들입니다.

저자는 이 연구자들과 의사들에게 경의를 표합니다. 또한 저자는 코로나19 실험 주사로 인한 피해를 회복하기 위해 모든 종류의 치유 방법을 연구하고 인간의 DNA와 인권을 옹호하기 위해 멋진 집회를 개최한 시민권 운동가들에게도 경의를 표합니다.

경쟁 관심사

저자는 이 작업에 대해 어떤 연구회나 기관으로부터 로열티나 재정적 지원을 받지 않았습니다. 대한민국의 풀뿌리 시민들과 하나님으로부터 감사한 격려를 받았습니다.

John W. Oller, Jr., Ph.D.
Professor Emeritus

OFFICE 337.962.4649
CELL 337.962.4649
joller@unm.edu
www.johnoller.com
orcid.org/0000-0001-7666-651X

Department of Linguistics
MSC03 2130
1 University of New Mexico
Albuquerque, NM 87131-0001

2024년 4월 29일
조안나 피터슨
노벨 재단 노벨 의학상 위원회 홍보 담당관

피터슨 씨에게

노벨 의학상 후보에 오른 한국의 뛰어난 의사이자 연구자, 인도주의자인 전기엽 박사님을 위한 지지 서한을 보내게 되어 영광입니다.

저는 전 박사를 거의 3년 동안 알고 지냈습니다. 그의 연구는 코로나19 주사제의 내용과 코로나 주사의 합병증에 관한 연구와 관련하여 저에게 처음 알려지게 되었습니다. 첫 접촉은 제 기록에 따르면 2021년 8월 4일이었습니다. 그의 작업에 대한 저의 관심과 호기심이 곧바로 생겼습니다. 그가 코로나-19 실험용 백신 주사 맞은 사람에 대해 깨닫고 저널을 통해 보고하였던 것은 그 이후로 기하급수적으로 계속된 최첨단 연구들이였으며, 그러한 많은 학자들의 연구들은 환자에게 주사한 코로나-19 실험용 백신 물질(산화그라핀 등을 말함)이 코로나-19 실험용 백신 주사 후에 생기는 주변 전자기장에 대한 반응성에 대한 그의 초기 발견을 확인시켜 주었습니다. (역자 주: 본 논문의 그림 6 참조)
그러한 그와의 초기 상호 작용의 결과는 주류 미디어와 학계의 주류 의료/제약/산업/정부 복합 출판물과 주류 미디어에서 거짓되게 표현된 것들에 대해 전 세계가 깨달을 수 있도록 코로나-19 실험용 주사(백신)에 대한 진실과 사실을 전 세계로 크게 전하고 확장시키는 것이었습니다.

세계보건기구(WHO)와 다양한 연구/정보 기관 (DARPA, CIA, 모사드 등)에서 남 모르게 시행하고 있는 세계 인구 감축 계획에 대해, 전 박사는 이들을 일찍이 내재적 악으로 예견하고 공개적으로 도전했습니다. 내가 알기로는 "미 거적", "악미 적", "시탄적", "시악한" 등의 용어가 아닌 다른 용어인 내재적인 악을 사용한 일은 전에는 없었습니다.

그는 나중에 독립적인 연구가들이 행한 연구보다 훨씬 앞서 2020년에 이 일을 해냈습니다.
바빌로니아에서 하나님의 보좌보다 높은 과학적 업적을 추구한 이래, 세계에서 가장 기만적인 세계적 선전 프로그램으로 밝혀진 것에 반대하는 연구자, 의사, 이론가 및 시민들이 이들 사악한 연구들의 결과물인 코로나-19 실험용 주사에 대한 반대 운동에 동참하고 있습니다. 그러한 전 박사의 초기 경고에 대한 서지학적 기록은 다음의 연구 논문에서 나타납니다:

Jeon, K.-Y. (2020). COVID-19 백신-안전이 최우선이고 "더 큰 선"은 나중에 고려. 미국 역학 및 공중보건 저널, 4(4), 012-016. https://doi.org/10.37871/ajeph.id39

전 박사는 검증되지 않은 이론에 대해 글을 쓴 것이 아닙니다. 오히려 그의 관찰은, 전 세계적으로 주류의 지지자들이 코로나-19 질병 (SARS-CoV-2)이라고 이름한 질병에 대해, 초기 치료로 인정되고 사용되고 있던 하이드록시클로로퀸의 효능에 관한 직접적인 과학적 발견에 근거한 과학 논문에도 기록되어 있습니다.

Jeon, K.-Y. (2020). COVID-19 환자에게 하이드 록시 클로로퀸 (HCQ)을 사용하지 않을 때의 문제. 미국 역학 및 공중 보건 저널, 4(3), 59-61. https://dx.doi.org/10.37871/ojeph.id31

나중에 방대한 기록을 수집, 분석하고 자료를 제공하는 "Our World in Data (데이터를 통해 보는 오늘의 세계)" 연구를 통해, 2020년 3월 전 세계에 코로나-19 실험용 백신 주사 (생물공학 살인 무기) 배포가 시작된 이후, SARS-CoV- 2의 실제 '감염은 거의 전적으로 코로나19 실험용 백신 주사'(생물공학 살인 무기)에 의해 발생했음을 보여줍니다.

전 박사의 초기 연구에서 이미 하이드록시클로로퀸과 이버멕틴 및 기타 예방 조치들은 코로나19 실험용 백신 주사(생물공학 살인 무기)를 맞은 많은 사람들을 치료하고 심각한 질병 증상을 예방할 수 있다는 사실이 밝혀졌습니다. 그의 최신 논문 작업은 다른 많은 연구자들과 전 세계의 독립적인 출처에서 얻은 연구 결과를 바탕으로, 그가 최근 논문(현재 국제 백신 이론, 실습 및 연구 저널 [IJVTPR]에서 검토 중)에서 밝힌 치유 프로토콜이 코로나19 주사제의 끔찍하고 사악한 결과로부터 많은 사람들을 구할 수 있다는 합리적인 희망을 제시합니다.

(역자 주: IJVTPR 에서 영어 문장들을 더 검토해야 한다고 통보가 왔기에 그곳에 보낸 것을 철회하고, International Journal of Research-GRANTHAALAYAH, 국제연구저널-그랜트할라야에 "HEALING PROTOCOLS AND TOXICOLOGY TESTS FOR SEQUELAE OF COVID-19 INJECTABLES,"[코로나-19 주사제 후유증에 대한 치유 프로토콜 및 독성학 테스트]라는 제목으로 논문 제출하고 통과되어, 2024년 7월호에 게재되게 되었습니다. Citation: Jeon, K.-Y. (2024). Healing Protocols and Toxicology Tests for Sequelae of Covid-19 Injectables. International Journal of Research - GRANTHAALAYAH, 12(6), 1-16. doi:10.29121/granthaalayah.v12.i6.2024.5696)

제가 판단하기에 그의 가장 큰 공로는 코로나19 주사제를 단 한 번이라도 투여했을 때 나타나는 바람직하지 않은 합병증과 증상 등을 연구하고, 이들을 세계 사람들의 눈에 보이게 연구 논문으로 발표한 것입니다. 그의 다음 가장 큰 봉사는, COVID-19 실험용 주사를 사람들이 접종받도록 촉진하기 위해 전례 없는 규모로 사용된 거짓 선전을 받아들이는 실수를 저지른 사람들에게 제공할 수 있는 치유/해독 프로토콜입니다. 화이자 및 모더나 국제 제약회사의 각 코로나-19 실험용 주사(백신)을 통하여, N-1 메틸 슈도유리딘이 수백 번 치환된 변형 된 mRNA 서열 수십억 개가 포함된 유전자 변형 및 인공 혼합물을 주입한 사람들이 겪는 여러 합병증 증상 들에서, 자가 조립 유전 물질을 완전히 제거하지는 못하더라도 악마의 주사로 인한 결과를 완화할 수 있는 가능성을 보여주는 세 가지 해독/치료 프로토콜을 전 박사는 그의 이번 논문에서 일목요연하게 보여주었습니다. 이번의 2024년 연구는 2020년 초 전 박사가 경고한 대로, SARS-CoV-2 예방/치료제로 알려진 코로나-19 백신 자체가 전 세계 인구를 줄이기 위한 인구 감축 생물학적 무기임이 명백히 밝혔습니다.

(역자 주: 존 올러 박사의 추천서는 2024년 4월에 작성되었기에, 2024년 7월에 발표되는 전 박사의 최근 논문에 나타나는 "코로나-19 실험용 주사가 신의 유전자"[VMAT2]를 손상시킬 수 있다는 것과, 코로나-19 실험용 주사 등에 의한 손상을 받은 사람들을 진단하는 진단 방법과 이들이 치료되는 동안에 호전되는 정도를 평가할 수 있는 진단 방법 등에 대한 추천 내용은 빠져 있습니다. 그리고 생명을 걸고 주의해야 할 것이 있습니다. 앞으로는 몸을 해할 뿐만 아니라 혼까지도 지옥으로 끌고가는 [the mark of beast, 짐승의 표]를 받게 하려고 세상의 권력, 권세 잡은 자들이 우리를 속이고 강제할 것입니다. [마 10:28, 몸은 죽여도 혼은 능히 죽이지 못하는 자들을 두려워하지 말고 오직 혼과 몸을 다 능히 지옥에서 멸하시는 분을 두려워하라.])

첫 서신 이후 2022년 8월, 저는 전 박사를 인터넷 통화로 직접 만나 서로의 얼굴을 보고 목소리를 들을 수 있었습니다. 결과적으로 우리의 대화는 수천 시간, 어쩌면 수년 동안의 작업으로 이어질 획기적인 논문의 발표로 이어졌습니다. 그의 연구는 의학 및 약리학의 현미경 전문가들이 통제된 실험실 환경 속에서 인간의 혈장, 전혈, 그리고 최근에는 살아있는 정자 세포를 생체 내 및 시험관 내에서 검사한 것입니다. 또한 COVID-19 실험용 주사제 접종자와 코로나-19 실험용 주사의 상태를 비교하여, 아마도 세계 최초 중의 하나가 될 수 있는 연구 논문을 발표하였습니다:

Lee, Y. M., Park, S., & Jeon, K.-Y. (2022). COVID-19 백신 접종자 혈액 샘플의 이물질 소개. 국제 백신 이론, 실습 및 연구 저널, 2(1), 249-265. https://doi.org/10.56098/ijvtpr.v2i1.37

그 용기있는 연구는 COVID-19 실험용 주사제와 접종자의 혈액 및 혈장 샘플을 처음으로 대조 비교한 것으로, 코로나-19 백신이라고 불리는 실험용 주사제에 유전자 조작 물질이 포함되어 있음을 분명히 보여주었습니다. 기생충과 같은 움직이는 이물질과 코일, 구슬 모양의 체인, 연결선, 금속 칩 모양의 물체 등 컴퓨터 기술의 구성 요소를 닮은, 비록 형태는 완전히 다르지만, 똑같이 인공적인 종류의 기하학적으로 복잡한 개체가 스스로 조립되는 모습을 보여주었습니다.

후속 연구, 예를 들어, 전 박사의 후속 연구인 Bena-Cipelli 등의 연구와 같은 연구(이 단락 바로 뒤의 첫 번째 인용 논문 참조)는 전 박사와 그의 동료들이 확인한 것과 같은 코로나-19 실험용 주사내의 실제의 존재를 확인했을 뿐만 아니라, 그의 연구 출판물과 비슷한 내용을 가진 다른 많은 후속 연구 프로젝트들과의 필연적인 연관성을 확인시켜 줄 것입니다.

수많은 COVID-19 실험용 주사 접종자에게서 발견되는 이상한 황백색 단백질성 혈전과 같은 여러 가지 후속 질병 및 장애를 유발하는 눈에 보기에도 역겨운 괴물 같은 혈전들이 사망한 환자뿐만 아니라 혈액, 림프, 심지어 호흡 튜브로 생명 치료를 받거나 심지어는 수술을 받은 살아있는 환자에게서도 발견되었습니다.

(이 단락 뒤에 나오는 두 번째 인용문과 그 인용문 이후의 논문들 참조):

벤지 시펠리, R., 지오바니니, F., & 피사노, G. (2022). 화이자/바이오엔텍 또는 모더나에서 항-COVID mRNA 주사 후 1,006명의 유증상자의 혈액에 대한 암시야 현미경 분석. 국제 백신 이론, 실습 및 실습 저널 연구, 2(2), 385-444. https://doi.org/10.56098/ijvtpr.v2i2.47

산티아고, D., & 올러, J. W. (2023). 비정상적인 혈전 및 모든 원인으로 인한 사망률 팬데믹 실험: COVID-19 실험용 주사(백신)을 5회 접종하는 것은 거의 모든 메디케어 참여자에게 치명적인 것으로 드러났습니다. 국제 백신 이론, 실무 및 연구 저널, 3(1), 847-890. https://doi.org/10.56098/ijvtpr.v3i1.73

제가 아는 한, 의학/제약 연구 분야에서 유전자 조작 질병(사실상 생물 무기 연구)에 대한 연구 중에는 이와 비교할 수 있는 연구 사례는 없었습니다. 그의 연구는 인과 관계와 잠재적 수단을 규명했고, 코로나-19 생물학적 살인 무기(백신)의 합병증을 멈추거나 줄일 수 있는 잠정적인 치료 방법을 제공하였습니다. 그러한 전 박사의 업적에 감사드립니다.

COVID-19 현상 전체를 보아, 전 세계 인구에게 코로나 바이러스라는 일종의 자연 바이러스가 자연적인 현상을 떠나 잘못되어 많은 사람들이 생명과 후유증을 잃게 만들었다고 주장할 수도 있겠지만, 좀 더 면밀한 독립적인 연구 결과들은 SARS-CoV-2(사스 코로나 바이러스-2)라는 것은 미국 군부의 정보국이 비용을 지불하면서 중국 공산당과 합작하여 만든 인공적인 바이러스 즉 실험실 제품 때문이었다는 것을 밝혔습니다.

피터 다작과 에코헬스 얼라이언스를 지원하기 위한 연구 자금 지원의 흔적은 다음과 같은 논문들에 자세히 설명되어 있습니다. 이러한 논문들 외에도, 중국 공산당과 협력하여 인류에 해악을 가한 미국의 군사 정보 기관에 대한 정보를 수집하고 이들을 정의의 심판대에 세우고 재판을 받게 하려는 시도들이 있습니다. 이런 점에서, 전 박사는 '음모론'이 아니라 소위 '백신'을 통해 전 세계 인구를 줄이려는 진정한 글로벌 계획에 대해 즉, 역사적 사실에 대한 연구를 하고 논문을 발표하고 있는 것입니다.

Oller, J. W., Shaw, C. A., Tomljenovic, L., Karanja, S. K., Ngare, W., Clement, F. M., & Pillette, J. R. (2017). 케냐의 WHO 파상풍 백신에서 발견 된 HCG는 개발도상국에서 우려를 불러 일으킵니다. OALibJ, 04(10), 1-30. https://doi.org/10.4236/oalib.1103937

Oller, J. W., Shaw, C., Tomljenovic, L., Ngare, W., Karanja, S., Pillette, J., & Clement, F. (2020). "파상풍 백신에서 발견 된 HCG"에 대한 부록: 일부 비평가들의 허위 주장에 근거한 "윤리적 우려" 주장에 대한 조사. 국제 저널 백신 이론, 실무 및 연구, 1(1), 27-50. https://doi.org/10.56098/ijvtpr.v1i1.3

Oller, J. W. (2021). 무기화 된 병원체와 SARS-CoV-2 대유행. 국제 백신 이론, 실습 및 연구 저널, 1(2), 172-208. https://doi.org/10.56098/ijvtpr.v1i2.16

플레밍, D.R.M. (2021). COVID-19는 생물 무기인가? 과학 및 법의학 조사. https://www.simonandschuster.com/books/Is-COVID-19-a- 생물무기/리처드-엠-플레밍/어린이-건강-방어/9781510770195

케네디, 주니어, R.F. (2021). 진짜 앤서니 파우치: 빌 게이츠, 빅 파마, 민주주의와 공중 보건에 대한 글로벌 전쟁. 스카이 호스 출판.
https://www.simonandschuster.com/books/Thimerosal-Let-the-Science-Speak/Robert-F- Kennedy/9781632206015

Huff, A.G. (2022). 우한에 대한 진실: 역사상 가장 큰 거짓말을 밝혀낸 방법. 출판사: Skyhorse (December 6, 2022). https://www.simonandschuster.com/books/The-Truth-about-Wuhan/Andrew-G-Huff/9781510773882

국제 제약 회사와 여기에 예속된 주류 메디아 (mass media) 사회의 격렬한 반대와 음해에도 불구하고 전 박사의 용기 있는 활동은 그야말로 다윗이라는 소년이 거인 골리앗과 맞서는 이야기입니다.

실제로 한국의 용기있는 의사/연구자 중의 한 명인 전 박사가 수십억 달러에 달하는 의료/제약/산업/정경유착에 맞서 싸우는 것은, 성경에 나오는 다윗과 골리앗의 싸움보다 더 큰 불균형을 이루고 있는 위험성 속에서 싸우는 것입니다.

코로나19 시대의 선례와 결과를 살펴보는 미래의 역사학자로서, 저는 요즘 해외의 독립적인 지식인들을 중심으로 다양한 의견들이 쏟아져 나오고 있는 것을 봅니다. 그들 중 상당수는 진실이 아니었다면, 다음과 같은 용어를 사용하지 않았을 것입니다.

"이 글을 쓰는 지금 이 순간에도 일어나고 있는 '코로나-19의 시사적 사건'을 설명하기 위해 '마귀적'이고 '악마적'이라는 표현을 쓰는 것은 하늘을 찌를듯이 솟아오르는 과도한 사망률을 목도하고 있는 가장 '진보적인' 학자들도 마찬가지입니다."

모든 원인에 의한 인류의 사망률이 급증하고 있으며, 이는 에드 다우드의 보험 계리 통계에 다른 다음 연구에서도 확인할 수 있습니다.

다우드, E. (2022). 원인 미상 : 2021년과 2022 년 갑작스런 사망의 전염병. 스카이호스 출판. https://www.skvhorsepublishing.com/9781510776395/cause- 알 수 없는 원인

"데이터로 보는 세상(Our World in Data"의 연구 결과는 말할 것도 없고 COVID-19 주사제로 인해 많은 국가, 지역 및 단체에서 이러한 과도한 잉여 사망(epidemic of sudden death = excess death) 결과가 발생했다는 결과 발

표들이 있습니다. 이러한 과도한 사망은 오늘날, '마지막 때'에 관한 성경의 예언과 부인할 수 없는 관련성을 지니고 있는 것 같습니다. 저는 이 사실에 대해 제 논문에서 썼습니다.

Oller, J. W. (2021). "짐승의 표"로 사고 팔기. 국제 백신 이론, 실무 및 연구 저널, 7(2), 318-364. https://doi.org/10.56098/ijvtpr.v1i2.20

전 박사도 그 예언을 암시한 바 있습니다. 개인적으로 전 박사님을 제외한 모든 후보자들을 알지는 못하지만, 전 박사님과 비슷한 자격을 갖춘 (노벨 생리의학상) 후보자는 단 한 명도 없다고 생각합니다. 자격을 갖추지 못한 제가 그에게 이 상을 받을 수 있는 최고의 후보로 추천하게 되어 영광입니다.

성실함으로 추천서를 씁니다,

존 W. 올러 박사,

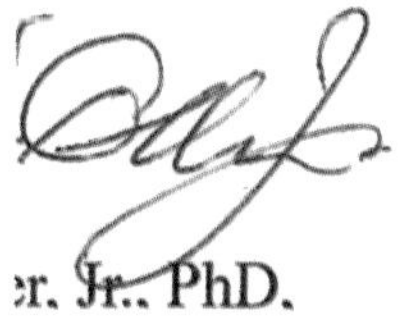

John W. Oller,Jr.,PhD,
뉴멕시코 대학교 명예 교수 (orcid.org/0000-0001-7666-651X)
International. Journalof Vaccine Theorv. Practice. 및 Re.search 의 편집장.
이메일 _joller@unm.edu
홈페이지: https://www.johnol1er.com/